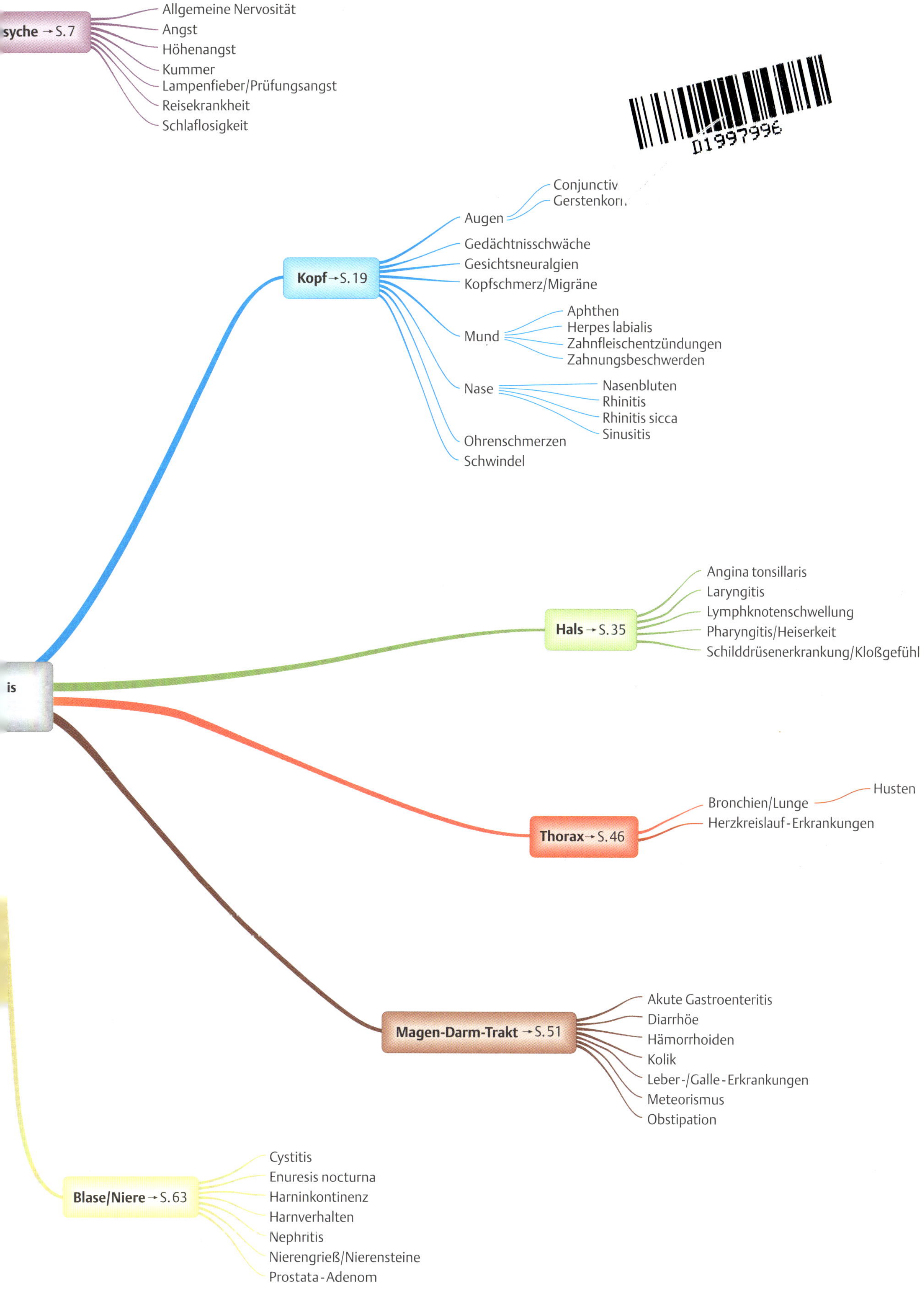

syche → S. 7
Allgemeine Nervosität
Angst
Höhenangst
Kummer
Lampenfieber/Prüfungsangst
Reisekrankheit
Schlaflosigkeit
Kopf → S. 19
Augen
Conjunctiv
Gerstenkor
Gedächtnisschwäche
Gesichtsneuralgien
Kopfschmerz/Migräne
Mund
Aphthen
Herpes labialis
Zahnfleischentzündungen
Zahnungsbeschwerden
Nase
Nasenbluten
Rhinitis
Rhinitis sicca
Sinusitis
Ohrenschmerzen
Schwindel
is
Hals → S. 35
Angina tonsillaris
Laryngitis
Lymphknotenschwellung
Pharyngitis/Heiserkeit
Schilddrüsenerkrankung/Kloßgefühl
Thorax → S. 46
Bronchien/Lunge
Husten
Herzkreislauf-Erkrankungen
Magen-Darm-Trakt → S. 51
Akute Gastroenteritis
Diarrhöe
Hämorrhoiden
Kolik
Leber-/Galle-Erkrankungen
Meteorismus
Obstipation
Blase/Niere → S. 63
Cystitis
Enuresis nocturna
Harninkontinenz
Harnverhalten
Nephritis
Nierengrieß/Nierensteine
Prostata-Adenom

Hippokrates

Mind-Maps® für die homöopathische Praxis

Ute Boeddrich

444 Abbildungen

Hippokrates Verlag · Stuttgart

Bibliografische Information der Deutschen Nationalbibliothek

Die Deutsche Nationalbibliothek verzeichnet diese Publikation in der Deutschen Nationalbibliografie; detaillierte bibliografische Daten sind im Internet über http://dnb.d-nb.de abrufbar.

Anschrift der Autorin:
Dr. med. Ute Boeddrich
Frankfurter Str. 64
65428 Rüsselsheim

Wichtiger Hinweis: Wie jede Wissenschaft ist die Medizin ständigen Entwicklungen unterworfen. Forschung und klinische Erfahrung erweitern unsere Erkenntnisse, insbesondere was Behandlung und medikamentöse Therapie anbelangt. Soweit in diesem Werk eine Dosierung oder eine Applikation erwähnt wird, darf der Leser zwar darauf vertrauen, dass Autoren, Herausgeber und Verlag große Sorgfalt darauf verwandt haben, dass diese Angabe **dem Wissensstand bei Fertigstellung des Werkes** entspricht.

Für Angaben über Dosierungsanweisungen und Applikationsformen kann vom Verlag jedoch keine Gewähr übernommen werden. **Jeder Benutzer ist angehalten,** durch sorgfältige Prüfung der Beipackzettel der verwendeten Präparate und gegebenenfalls nach Konsultation eines Spezialisten festzustellen, ob die dort gegebene Empfehlung für Dosierung oder die Beachtung von Kontraindikationen gegenüber der Angabe in diesem Buch abweicht. Eine solche Prüfung ist besonders wichtig bei selten verwendeten Präparaten oder solchen, die neu auf den Markt gebracht worden sind. **Jede Dosierung oder Applikation erfolgt auf eigene Gefahr des Benutzers.** Autoren und Verlag appellieren an jeden Benutzer, ihm etwa auffallende Ungenauigkeiten dem Verlag mitzuteilen.

Unsere Homepage: http://www.hippokrates.de

Printed in Germany

Zeichnungen: Angelika Brauner, Hohenpeißenberg
Umschlaggestaltung: Thieme Verlagsgruppe
Umschlagfoto: Christian Nockemann, mineralium.com, Halver; PixelQuelle.de; Dr. Roland Spohn, Uhingen-Holzhausen
Umschlaggrafik: Angelika Brauner, Hohenpeißenberg
Satz: Druckhaus Götz GmbH, Ludwigsburg
Satzsystem: 3B2 Version 6.05
Druck: appl · aprinta Druck GmbH, Wemding

ISBN 3-8304-5344-2
ISBN 978-3-8304-5344-4 2 3 4 5 6

Danksagung

Dank möchte ich meinen großen Vorbildern und Lehrern aussprechen – allen voran meinem Vater **Dr. med. Fritz Suffrian**, der mich mit den von ihm als „Atom-Kügelchen" bezeichneten homöopathischen Potenzen bei allen Krankheiten und Befindlichkeitsstörungen ohne chemische Medikamente aufwachsen ließ.

Dr. med. Robert Römer führte mich nach dem Tod meines Vaters in seiner Praxis und im Rüsselsheimer Homöopathie-Arbeitskreis lange durch die lebendige Materia Medica mit „learning by doing".

Dr. med. Michael K. H. Elies zeigt mir in diversen Fortbildungen, Vorträgen und Gesprächen häufig „meine Grenzen" auf, wofür ich wegen der jeweils positiven Anstöße im großen homöopathischen und lebenslang beschäftigenden Areal besonders dankbar bin.

Dank gilt natürlich auch allen Kollegen, an deren Wissen und Erfahrung ich in zahlreichen Fortbildungskursen im In- und Ausland partizipieren durfte und die meine berufliche Laufbahn und die Vorliebe zur Homöopathie weiterhin nähren.

Frau **Gabriele Müller, Ulrike Marquardt, Claudia Güner** und Herrn **Dr. Sverre Klemp** von der Thieme Verlagsgruppe möchte ich für die sehr positive Unterstützung bei den organisatorischen Vorbereitungen danken, die zur Umsetzung der Idee beigetragen haben.

Meiner Tochter **Olivia** für ihre Mithilfe bei den Schreibarbeiten und Diplom-Kaufmann **Heinz-Jürgen Boeddrich**, der mich durch seine Tätigkeiten als Kreativ-Management-Trainer zu diesem innovativen Gedanken der „anderen Lern-Idee" inspirierte, ein großes Dankeschön.

Vorwort

Die Motivation, dieses Buch in vorliegender Form zu schreiben, ist die Homöopathie einmal in „anderer Form" darzustellen. Um eine größere Akzeptanz unter Anfängern zu finden, habe ich die Form der Gedächtnis-Landkarte („Mind-Map®") gewählt, da diese Art des Lernens besser im Kopf abrufbar ist.

Es werden praxisrelevante häufige Diagnosen aus der Sicht des Praktikers behandelt, die nicht den Anspruch der Vollständigkeit erheben, aber einen Großteil der täglichen Arbeit einer allgemeinmedizinischen Praxis homöopathisch abdecken können. Der Schwerpunkt dieses Buches sind akute Krankheiten, wobei einige chronische Diagnosen erwähnt werden. Es handelt sich um eine Beschäftigung mit so genannten homöopathischen Einzelmitteln mit organotropem Einsatz.

Die Homöopathie kann als „Perle" der Therapie chronische Krankheiten bezeichnen werden. Es ist allerdings zu bedenken, dass chronische Krankheiten auch einer chronischer Behandlung bedürfen, da es sich bei der homöopathischen Therapie um ein spezifisches Regulationsverfahren handelt.

Die andere Art, die Homöopathie mit fixen Kombinationen (Komplexmitteln – bestehend aus mehreren homöopathischen Einzelmitteln, die sich hinsichtlich ihrer Partialindikation ergänzen), habe ich dabei außer Acht gelassen. Die sog. Konstitutionsbehandlung mit dem Ziel der tief greifenden Umstimmung des Patienten (personotrope Therapie) ist ebenso wenig Thema dieses Buches.

Als Homöopathin der zweiten Generation ist es mir eine große Ehre, im Jahr des 251. Geburtstages von Dr. Samuel Hahnemann und meines zwanzigjährigen Praxis-Jubiläums einen kleinen Beitrag leisten zu dürfen, welcher der Verbreitung der homöopathischen Therapie dienen möge.

Rüsselsheim,
im Sommer 2006 *Dr. med. Ute Boeddrich*

Inhalt

Danksagung ... V

Vorwort ... V

Einführung ... 1

Homöopathie ... 1
Hahnemanns Lehre ... 1
Wirkprinzip ... 1
Die Säulen der Homöopathie ... 2
Arzneimittel ... 2
Potenzierung (Dynamisationsstärke) ... 2
Die Grenzen der Homöopathie ... 3
Mind-Maps® (Heinz-Jürgen Boeddrich) ... 3
Definition ... 3
Kurzer historischer Rückblick ... 3
Mind-Maps® in der Homöopathie ... 5

1 Psyche ... 7

1.1 Allgemeine Nervosität ... 8
1.2 Angst ... 10
1.3 Höhenangst ... 12
1.4 Kummer ... 13
1.5 Lampenfieber/Prüfungsangst ... 15
1.6 Reisekrankheit ... 16
1.7 Schlaflosigkeit ... 17

2 Kopf ... 19

2.1 Augen ... 20
2.1.1 Conjunctivitis ... 20
2.1.2 Gerstenkorn ... 21
2.2 Gedächtnisschwäche ... 22
2.3 Gesichtsneuralgien ... 23
2.4 Kopfschmerzen/Migräne ... 24
2.5 Mund ... 27
2.5.1 Aphthen ... 27
2.5.2 Herpes labialis ... 27
2.5.3 Zahnfleischentzündungen ... 28
2.5.4 Zahnungsbeschwerden ... 28
2.6 Nase ... 29
2.6.1 Nasenbluten ... 29
2.6.2 Rhinitis ... 30
2.6.3 Rhinitis sicca ... 30
2.6.4 Sinusitis ... 31
2.7 Ohrenschmerzen ... 32
2.8 Schwindel ... 33

3 Hals ... 35

3.1 Angina tonsillaris ... 36
3.2 Laryngitis ... 39
3.3 Lymphknotenschwellung ... 40
3.4 Pharyngitis/Heiserkeit ... 41
3.5 Schilddrüsenerkrankung/Kloßgefühl ... 42

4 Thorax ... 45

4.1 Bronchien/Lunge ... 46
4.1.1 Husten ... 46
4.2 Herz-Kreislauf-Erkrankungen ... 48

5 Magen-Darm-Trakt ... 51

5.1 Akute Gastroenteritis ... 52
5.2 Diarrhöe ... 53
5.3 Hämorrhoiden ... 54
5.4 Kolik ... 56
5.5 Leber-/Galle-Erkrankungen ... 58
5.6 Meteorismus ... 60
5.7 Obstipation ... 61

6 Blase/Niere . . . 63

6.1 Cystitis . . . 64
6.2 Enuresis nocturna . . . 66
6.3 Harninkontinenz/Harnverhalten . . . 67
6.4 Harnverhalten . . . 68
6.5 Nephritis . . . 69
6.6 Nierengrieß/Nierensteine . . . 70
6.7 Prostata-Adenom . . . 71

7 Gynäkologie . . . 73

7.1 Amenorrhöe . . . 74
7.2 Beschwerden in der Schwangerschaft . . . 76
7.3 Dysmenorrhöe . . . 78
7.4 Geburt . . . 81
7.4.1 Portio-Rigidität . . . 81
7.4.2 Wehenschmerzen . . . 82
7.4.3 Wehenschwäche . . . 82
7.5 Klimakterium . . . 83
7.6 Mastitis . . . 86
7.7 Mastodynie . . . 87
7.8 Mastopathie . . . 88
7.9 Myome . . . 90
7.10 Wochenbett . . . 91
7.10.1 Lochialfluss . . . 91
7.10.2 Nachwehen . . . 91
7.11 Zysten . . . 92

8 Knochen/Wirbelsäule/Bewegungsapparat . . . 93

8.1 Arthritis . . . 94
8.2 Arthrose . . . 95
8.3 Distorsion . . . 96
8.4 Exostose . . . 97
8.5 Frakturen (siehe Verletzungen- und Notfälle-Map)
8.6 Ischialgie . . . 98
8.7 Knochenhautentzündung . . . 100
8.8 Muskeln . . . 101
8.8.1 Muskelkater . . . 101
8.8.2 Muskelkrämpfe . . . 101
8.8.3 Muskelzuckungen . . . 102
8.9 Rheumatischer Formenkreis . . . 103
8.10 Tendopathie . . . 105

9 Haut . . . 107

9.1 Abszess . . . 108
9.2 Akne vulgaris . . . 110
9.3 Alopezie . . . 111
9.4 Ekzeme . . . 112
9.5 Furunkel . . . 114
9.6 Herpes . . . 115
9.7 Hyperhidrose . . . 116
9.8 Panaritium . . . 117
9.9 Pruritus . . . 118
9.10 Schnittverletzungen . . . 119
9.11 Urtikaria . . . 120
9.12 Verbrennungen . . . 121
9.13 Warzen . . . 123

10 Verletzungen/Notfälle . . . 125

10.1 Blutverlust . . . 126
10.2 Commotio cerebri . . . 127
10.3 Frakturen . . . 128
10.4 Hämatome . . . 129
10.5 Insektenstiche . . . 130
10.6 Nahrungsmittel-Intoxikationen . . . 131
10.7 Prellungen/Quetschungen . . . 132
10.8 Schleudertrauma . . . 133
10.9 Schnittverletzungen der Haut (siehe Haut-Map)
10.10 Schock . . . 134
10.11 Sonnenstich . . . 135
10.12 Verbrennungen (siehe Haut-Map)
10.13 Verrenkungen . . . 136
10.14 Wunden . . . 137

11 Infekte/Fieber/Grippe 139

Anhang 143

Über die Autorin 143
Literatur 143
Abbildungsnachweis 144
Arzneimittelverzeichnis 146
Sachverzeichnis 149

Einführung

Homöopathie

Hahnemanns Lehre

Der deutsche Arzt Dr. Samuel Hahnemann (10. April 1755 – 2. Juli 1843) war ein „Querdenker". **„Aude sapere"** war der Leitgedanke, nach dem Hahnemann in der Schule San Afra erzogen wurde. Mit seinem Ansatz, Menschen zur Gesundheit zu verhelfen, kam er diesem **„wage zu denken/wissen"** in vorbildlicher Weise nach. Ausgangspunkt seiner Gedanken war die Wahrnehmung, dass zu seiner Zeit Arzneimittel in häufig viel zu hohen toxischen Dosierungen verabreicht wurden. Er nutzte seine vielfältigen Kenntnisse als Arzt, Apotheker und Wissenschaftler, um mit äußerster Disziplin ein neues System der Heilkunde auszuarbeiten, das bis heute aktuell geblieben ist und sich zunehmender Beliebtheit erfreut.

Bei seinen Studien zur Senkung des Wechselfiebers kam er durch Nachdenken und Experimentieren (hier auch ein Selbstversuch mit Chinin) zu dem Ansatz, Ähnliches könne mit Ähnlichem geheilt werden. Seine Veröffentlichung *Versuch über ein neues Prinzip zur Auffindung der Heilkräfte der Arzneisubstanzen nebst einigen Blicken auf die bisherigen* in Hufelands *Journal der praktischen Arzneikunde* 1796 gilt als Wegbereiter für die Homöopathie. Erstmals beschrieb er darin sein Ähnlichkeitsprinzip:

> „Similia similibus curentur": Ähnliches möge durch Ähnliches geheilt werden.

Im Unterschied zu Paracelsus' „similia similibus curantur" findet sich bei Hahnemann ein Konjunktiv, so dass hier eine Möglichkeit und kein Axiom aufgezeigt ist.

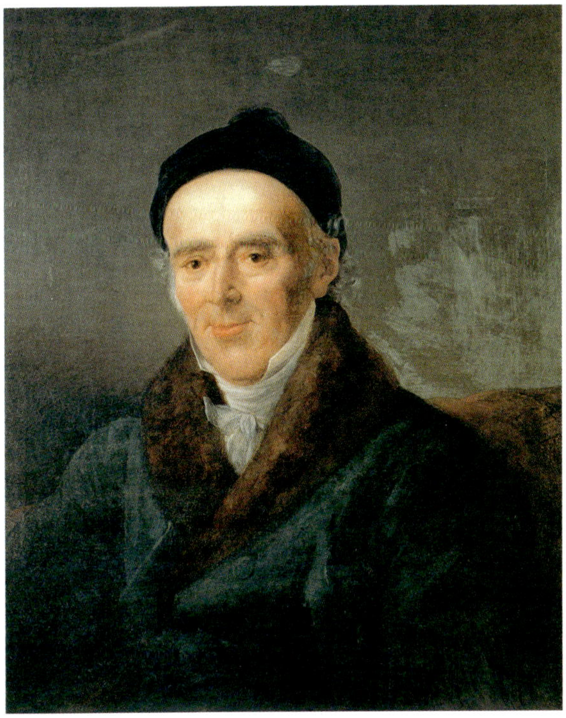

Abb. 1 Hahnemann-Porträt

Wirkprinzip

Im *Organon der Heilkunst* (1810) beschreibt Hahnemann in 291 Paragraphen die Gesetzmäßigkeiten der homöopathischen Therapie: Krankheit ist eine Störung der zentralen, lebenserhaltenden Energie, die er „Dynamis" nennt. „Krankheiten sind nicht mechanische oder chemische Veränderungen der materiellen Körpersubstanz, sondern eine Verstimmung des Lebens." (§32) Daraus leitet sich ab, dass Regulationsvorgänge notwendig sind, um Krankheiten zu heilen. Die Homöopathie kann auch als Regulationsmedizin bezeichnet werden, die zeigt, dass Materie neben ihren stofflichen

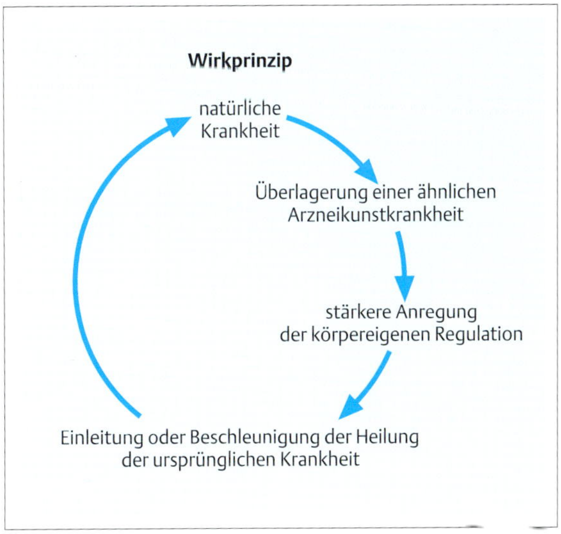

Abb. 2 Wirkprinzip

auch informelle Qualitäten besitzt. Die folgende Definition soll dies verdeutlichen:

> Die Homöopathie ist die Heilkunst, die Arzneien nach der Ähnlichkeit zwischen ihrer Giftmischung einerseits und der jeweiligen Krankheit am Patienten andererseits auswählt und potenziert anwendet, um dem Kranken mit Hilfe seiner Eigenregulation den nötigen Anstoß zur Heilung zu geben.

Jedes wirksame Arzneimittel kann im gesunden menschlichen Körper die Krankheit erzeugen, die es beim daran Erkrankten heilen wird.

Die Säulen der Homöopathie

Der Begriff Homöopathie geht auf griech. **homoion pathos** (= „ähnliches Leiden") zurück und verweist auf die von Hahnemann entwickelte **Ähnlichkeitsregel**. Der Arzt versucht, das Mittel zu finden, das den Reiz erteilt, die Krankheit zu löschen. Der Patient reagiert mit seiner eigenen Körper-Regulation als Antwort auf den gegebenen Reiz.

Die **Arzneimittelprüfung** am Gesunden ist ein wichtiger Teil der homöopathischen Forschung. Hier werden die für das eingenommene Arzneimittel charakteristischen Symptome, die das Arzneimittel am Gesunden hervorruft, beschrieben.

Die **Anamnese** ist ein wesentliches Instrument zur homöopathischen Mittelfindung und sollte umfangreich und sorgfältig durchgeführt werden. Dem Spontanbericht des Patienten folgt die gelenkte Befragung. Eine Fallaufnahme setzt sich zusammen aus:
- Ätiologie (Causa)
- Lokalbefund (vollständiges Symptom/ Empfindungen)
- Modalitäten („<" steht für Verschlechterung; „>" steht für Besserung)
- Allgemeinsymptomen (Begleitbeschwerden)

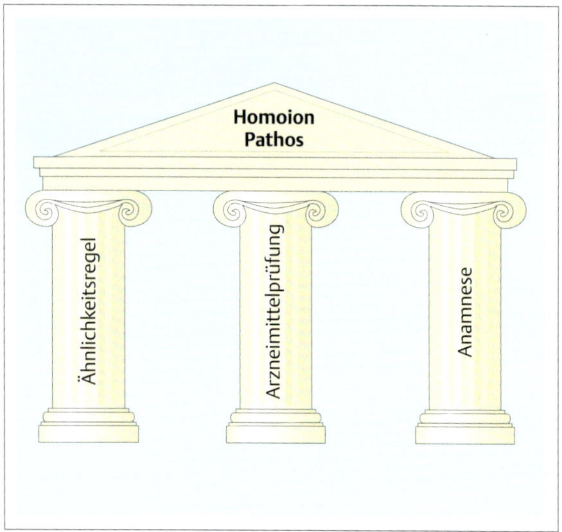

Abb. 3 Die drei Säulen der Homöopathie

Arzneimittel

Bei den Arzneien unterscheidet man organotrope und personotrope Mittel. Die organotropen/histiotropen Mittel wirken auf bestimmte Organe. Sie werden bevorzugt bei akuten Erkrankungen eingesetzt. Die personotrop wirkenden Substanzen beziehen den gesamten Organismus mit ein und werden eher bei chronischen Erkrankungen angewandt. In diesem Buch liegt der Schwerpunkt der Arzneimittelwahl auf den organotropen/histiotropen Medikamenten für den praktischen Einsatz.

Die personotropen oder konstitutionellen Arzneimittel müssen in einer Langzeitbehandlung chronisch kranker Patienten spezifischer herausgearbeitet werden.
Homöopathische Arzneien gibt es in den folgenden verschiedenen Applikationsformen, wobei nicht jedes Mittel in jeder Form hergestellt wird:
- Dilutionen
- Globuli
- Triturationen
- Tabletten
- Ampullen
- Unguenti
- Suppositorien
- Augentropfen
- Nasentropfen

Info: Von der Phytotherapie unterscheidet sich die Homöopathie durch die besonderen Herstellungsprinzipien des Potenzierens, welche im homöopathischen Arzneibuch (HAB 1, 1978) genau definiert und geregelt sind. In der Homöopathie werden nicht nur Pflanzen, sondern auch Mineralien und tierische Bestandteile verwendet, in der Phytotherapie hingegen ausschließlich Pflanzen und Pflanzenteile.

Potenzierung (Dynamisationsstärke)

Zunächst wendete Hahnemann die Arzneien ohne weitere Bearbeitung an. Allerdings war er mit der Wirkung unzufrieden, da die Arzneien teilweise zu stark oder ungenügend wirkten. Das gab ihm den Anstoß nach einer Methode zu suchen, die ihm eine individuelle Anpassung der Dosis ermöglichte. Daraus entstand das Verfahren der Potenzierung. Durch Verreiben und Verschütteln erreichte er eine „Minimierung der Dosis und Steigerung der Wirksamkeit" (Köhler 1994):

- Tiefpotenz: D1–D6 bzw. C1–C6
- Mittlere Potenz: D8–D15 bzw. C8–C15
- Hochpotenz: ab D30 bzw. C30

Die Wahl der richtigen **Potenz** bedarf der Erfahrung. Durch falsche Dosierung oder falsche Mittelwahl kann es zu Wirkungen kommen, die im Sinne einer Arzneimittelbildwirkung nicht erwünscht sind.

Der Therapeut, der noch keine sichere Kenntnis der Arzneimittelbilder hat, sollte mit den *tiefen* und *mittleren Potenzen* arbeiten. Diese weisen eine kürzere Wirkdauer auf, und man vermeidet heftige Erstverschlimmerungen. *Hochpotenzen* wirken tiefer und länger und sollten nur von einem Arzt/Therapeuten verordnet werden, der über die entsprechende Kenntnis der Arzneimittelbilder verfügt.

Die **Dosierung** und Häufigkeit der Einnahme von Globuli, Tropfen oder Tabletten richtet sich nach dem Erscheinungsbild und der Reaktionslage der Patienten.

Bei Sicherheit in der Mittelwahl können Hochpotenzen durchaus mehrmals täglich – zum Beispiel in Wasser gelöst – auch bei akuten Erkrankungen gegeben werden. Meist werden sie jedoch bei chronischen Krankheiten eingesetzt und in größeren Abständen (Wochen bis Monate) verabreicht.

Die Grenzen der Homöopathie

Selbstverständlich sollte der Behandelnde über ein großes medizinisches Basiswissen verfügen, um einschätzen zu können, welche die geeignete Therapie für den Patienten ist. Die Homöopathie kann mit anderen Behandlungsmethoden kombiniert werden, wenn es erforderlich sein sollte.

Als Monotherapie hat sie ihre Grenzen dort, wo die Eigenregulation des Kranken:

- nicht mehr aufgebracht werden kann,
- wegen Gefährdung unzumutbar ist,
- blockiert ist,
- kein Simile zu finden ist,
- eine raschere oder sicherere Therapie zur Verfügung steht.

Das gründliche Studium homöopathischer Fachliteratur, die sich vorwiegend aus Arzneimittellehren, Repertorien, Lehrbüchern und Arbeitsbüchern zusammensetzt, ist zu empfehlen. Es gibt lebenslänglich Neues in dieser lebendigen Lehre zu entdecken, das unsere eigene „Dynamis" aufrecht erhält und für Spannung und Freude bei der Arbeit sorgt.

Mind-Maps®

Definition

Mind-Maps® sind baumartige Strukturierungssysteme, Gedankenlandkarten bzw. Gedankenbäume. Sie wurden Mitte der siebziger Jahre von dem britischen Managementtrainer Toni Buzan unter dem Begriff Mindmapping in das moderne Wissensmanagement eingeführt. In zahlreichen Unternehmen wird Mindmapping zur Strukturierung komplexer Zusammenhänge sowie als Kreativitätstechnik eingesetzt. Da diese „natürliche Art des Strukturierens von Gedanken" enorme Vorteile hat, hat man entsprechende Softwareprogramme entwickelt, die das Arbeiten mit der Methode sowie den Austausch von Wissen und Ideen erleichtern.

Die räumliche Struktur, abgeleitet von einem „Schnitt" durch eine Baumkrone, und das Denken in Symbolen von Mind-Maps®

- aktiviert das Gedächtnis,
- unterstützt die Merkfähigkeit komplexer Zusammenhänge,
- erleichtert die ganzheitliche Darstellung komplexer Wissenszusammenhänge,
- erhöht das Erinnerungsvermögen bei der Wiedereinarbeitung in Themenkomplexe, die bereits längere Zeit zurück liegen,
- verbessert die Kreativität individuell sowie in Gruppen, da nichtlineare Denkressourcen aktiviert werden.

Kurzer historischer Rückblick

Da es sich bei Mind-Maps® um die „natürliche Art des Strukturierens" handelt, sind sie keine Erfindung der Neuzeit, sondern sie blicken schon auf eine lange Geschichte zurück. So berichtet Cicero, dass sich bereits der griechische Dichter Simonides von Keos (557–467 v. Chr.) assoziierter Gedächtnishilfen bedient habe:

„Bei einem Festmahl, das von einem thessalischen Edlen namens Skopas veranstaltet wurde, trug Simonides zu Ehren seines Gastgebers ein lyrisches Gedicht vor, das auch einen Abschnitt zum Ruhm von Kastor und Pollux enthielt. Der sparsame Skopas teilte dem Dichter mit, er

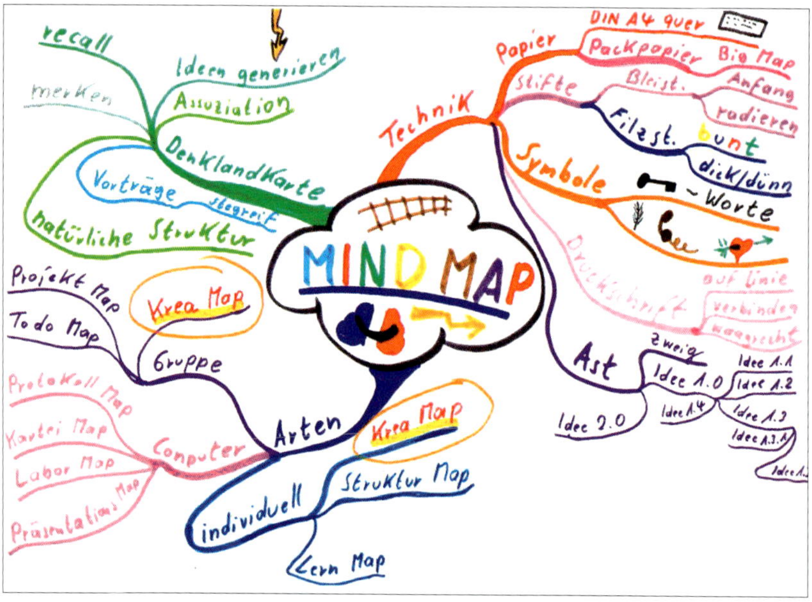

Abb. 4 Gedankenbaum über Anwendung und Nutzung von Mind-Maps® von Heinz-Jürgen Boeddrich.

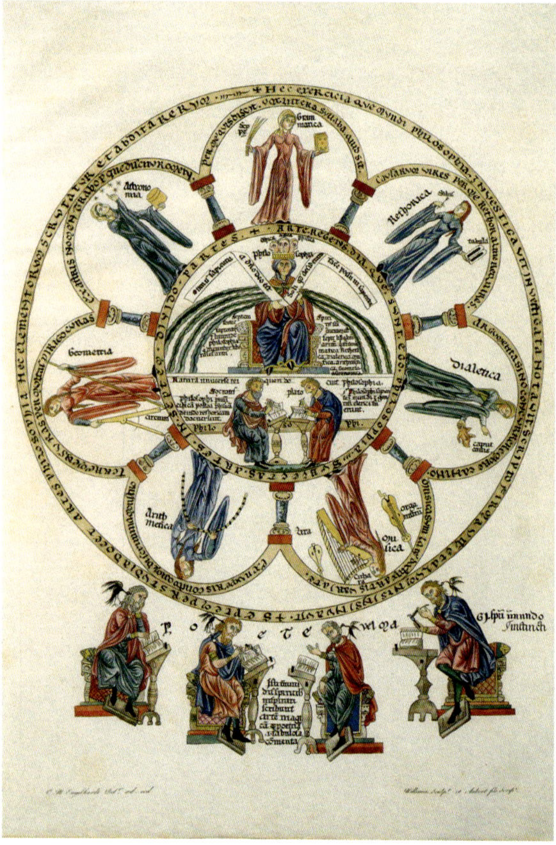

Abb. 5 Die sieben freien Künste von Herrad von Landsberg.

werde ihm nur die Hälfte der für das Loblied vereinbarten Summe zahlen, den Rest solle er sich von den Zwillingsgöttern geben lassen, denen er das halbe Gedicht gewidmet habe. Wenig später wurde dem Simonides die Nachricht gebracht, draußen warteten zwei junge Männer, die ihn sprechen wollten. Er verließ das Festmahl, konnte aber draußen niemanden sehen. Während seiner Abwesenheit stürzte das Dach des Festsaals ein und begrub Skopas und seine Gäste unter seinen Trümmern. Die Leichen waren so zermalmt, dass die Verwandten, die sie zur Bestattung abholen wollten, sie nicht identifizieren konnten. Da sich aber Simonides daran erinnerte, wie sie bei Tisch gesessen hatten, konnte er den Angehörigen zeigen, welches jeweils ihr Toter war. Die unsichtbaren Besucher, Kastor und Pollux, hatten für ihren Anteil an dem Loblied freigebig gezahlt, indem sie Simonides unmittelbar vor dem Einsturz vom Festmahl entfernt hatten." *(Cicero, De oratore, II)*

Der spanische Mönch Raimundus Lullus verfasste um 1295/96 den „Arbor Scientiae", um die Wissenschaften ganzheitlich in einem baumartigen Ordnungssystem darstellen zu können. Ebenfalls aus dem Mittelalter stammt die Darstellung der sieben freien Künste von Herrad von Landsberg (um 1180), die zeigt, dass baumartige und bildliche Struktursysteme in Klostern häufig beim wissenschaftlichen Arbeiten genutzt wurden.

Mind-Maps® in der Homöopathie

Für den homöopathischen Einsteiger ist es anfangs schwierig, sich die zahlreichen Symptome einzuprägen und die Krankheitsbilder mit den entsprechenden Heilmitteln zu vernetzen. Homöopathische Mind-Maps® helfen dabei, sich in diesem Dickicht besser zurechtzufinden.

Mit den homöopathischen Mind-Maps® wird der Versuch gewagt, das nicht-rationale Denken zu nutzen, um das System der Homöopathie, das sich mit rationalen Denkmodellen nicht erklären lässt, zu vermitteln. Gedanken für Problemlösungen des Menschen lassen sich im Wesentlichen in zwei Gruppen unterteilen. Die eine Gruppe entsteht aus „linear-analytischen Denkansätzen" und wird als Produkt aus der linkshirnigen Funktion der Großhirnrinde des menschlichen Gehirns interpretiert. Die andere Gruppe entsteht aus der rechtshirnigen Funktion der Großhirnrinde und wird als „kreativer Denkansatz" zur Lösung von Problemen bezeichnet. Die räumlichen Zuordnungen der Denkprozesse haben sich, entgegen früheren Forschungs- und Erklärungsansätzen, als nicht mehr haltbar erwiesen. Dennoch werden in der Literatur die räumlichen Begriffe (rechtshirniges und linkshirniges Denken) zur Erklärung der beiden unterschiedlichen Verarbeitungsweisen verwendet.

Der tatsächliche Problemlösungsprozess ist eine komplexe Vernetzung von Gehirnzellen im evolutorisch gesehen jüngsten Teil unseres Gehirns, der Großhirnrinde. In Bruchteilen von Nanosekunden werden Zellen miteinander verschaltet. Über den tatsächlichen Verlauf der Verschaltungen wurden gerade in jüngster Vergangenheit unterschiedliche – häufig recht widersprüchliche – Erklärungsmodelle angeboten.

Unter dem Begriff „Problem" sind alle Missstände, Unzufriedenheiten, Wünsche nach Verbesserung etc. zu verstehen, die Menschen aus ihrer Umwelt wahrnehmen und verändern möchten. Bei Hahnemann war dies die toxische Dosierung der Arzneimittel. Speziell im deutschen Sprachraum ist der Begriff zurzeit negativ besetzt. In einigen Organisationen wird anstelle von Problemen nur noch von „Chancen und Herausforderungen" gesprochen. Hintergrund dafür ist das Argument, dass gute Lösungsansätze sich nicht in einem negativen Umfeld entwickeln können. Eine solche Einstellung entsteht allerdings nur, wenn man das reichhaltige Instrumentarium an positiv wirkenden Techniken zur Generierung kreativer Problemlösungen außer Acht lässt.

Für die Lösung komplexer Probleme ist eine Vernetzung beider Hirnfunktionen in Kombination mit unserem natürlichen Gedächtnis notwendig. In jüngster Vergangenheit hat neben diesen biologischen Funktionen eine weitere, künstliche Komponente zunehmend an Bedeutung gewonnen. Der stationäre PC oder der Laptop unterstützt den Menschen als problemlösendes Individuum heutzutage in einem Ausmaß, wie es vor wenigen Jahren kaum vorstellbar war. Allerdings funktioniert diese Unterstützung eher beim linear-analytischen Prozess. Computer können bei der Entweder-oder-Logik schneller und präziser Ergebnisse bereitstellen als das menschliche Gehirn. Allerdings bleibt die treibende Kraft dieses individuellen Netzwerks weiterhin das menschliche Gehirn. Es zeichnet sich durch hohe Flexibilität und die Fähigkeit unlogisch erscheinende Wissenselemente zu kombinieren (Konfrontationen herzustellen) aus. Ungenaues Wissen muss zunächst erst vom menschlichen Gehirn bearbeitet werden (z. B. unerwartete Ergebnisse bei Hahnemanns linear-analytischen Experimenten), bevor es zu einer Computerunterstützung kommen kann. Die Softwareprogramme von Rechnern sind in den Bereichen Wahrnehmung, Erkennen und Zuordnung unterlegen. Sie sind nicht in der Lage, sensible Führungsfunktionen zu erfüllen und so einen wesentlichen Beitrag zur „psychosozialen Kompetenz" zu leisten. Eine Botschaft, die manchem Skeptiker Hoffnung macht und ein wenig die Furcht vor den vermeintlichen „elektronischen Alleskönnern" nimmt.

Auch Hahnemann hat sich über die Grenzen des linear-analytischen Denkens hinweggesetzt und ist einen intuitiven, nicht rational begründbaren Weg zur Lösung seiner Probleme gegangen. Nur so gelang es ihm, die Homöopathie zu erfinden, was als große Innovation bezeichnet werden kann.

Das vorliegende Buch soll den Weg des „aude sapere" weitergehen, indem es praktische Erkenntnisse der traditionellen klassischen Homöopathie mit Elementen des modernen Wissensmanagements kombiniert.

1 Psyche

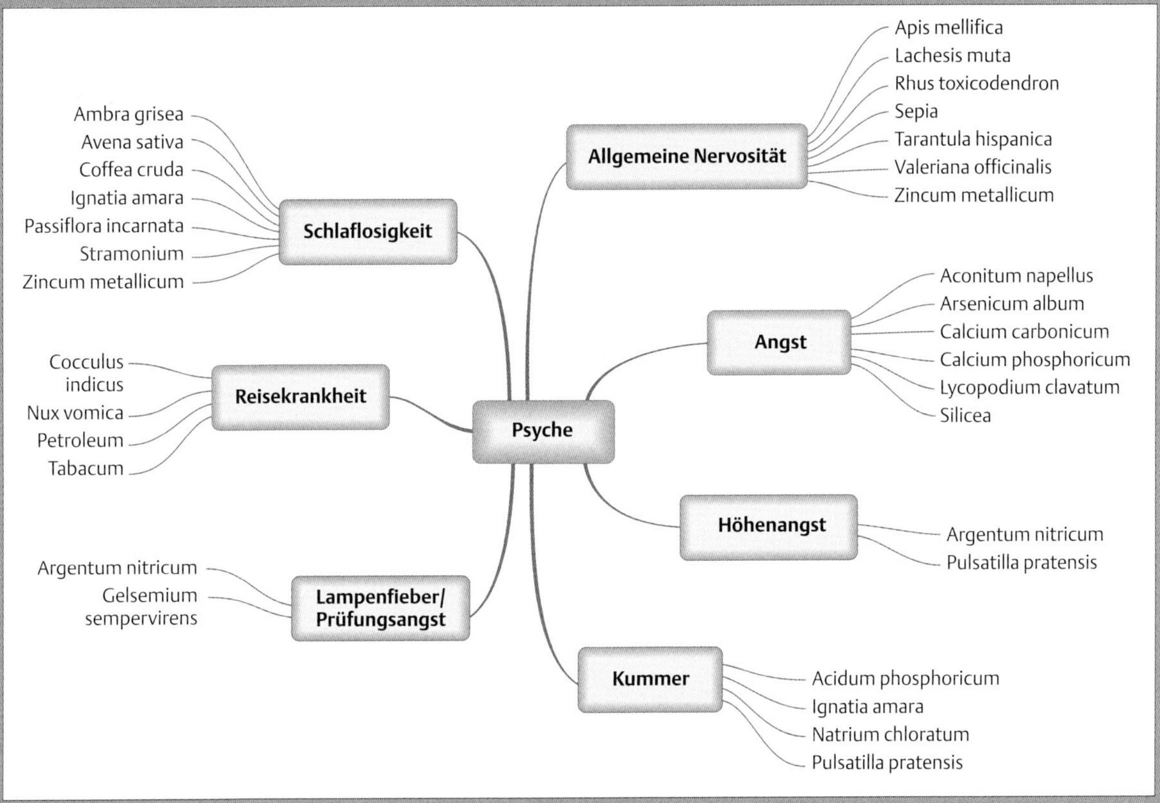

Psyche
Schlaflosigkeit
Ambra grisea
Avena sativa
Coffea cruda
Ignatia amara
Passiflora incarnata
Stramonium
Zincum metallicum
Reisekrankheit
Cocculus indicus
Nux vomica
Petroleum
Tabacum
Lampenfieber/ Prüfungsangst
Argentum nitricum
Gelsemium sempervirens
Allgemeine Nervosität
Apis mellifica
Lachesis muta
Rhus toxicodendron
Sepia
Tarantula hispanica
Valeriana officinalis
Zincum metallicum
Angst
Aconitum napellus
Arsenicum album
Calcium carbonicum
Calcium phosphoricum
Lycopodium clavatum
Silicea
Höhenangst
Argentum nitricum
Pulsatilla pratensis
Kummer
Acidum phosphoricum
Ignatia amara
Natrium chloratum
Pulsatilla pratensis

1.1 Allgemeine Nervosität

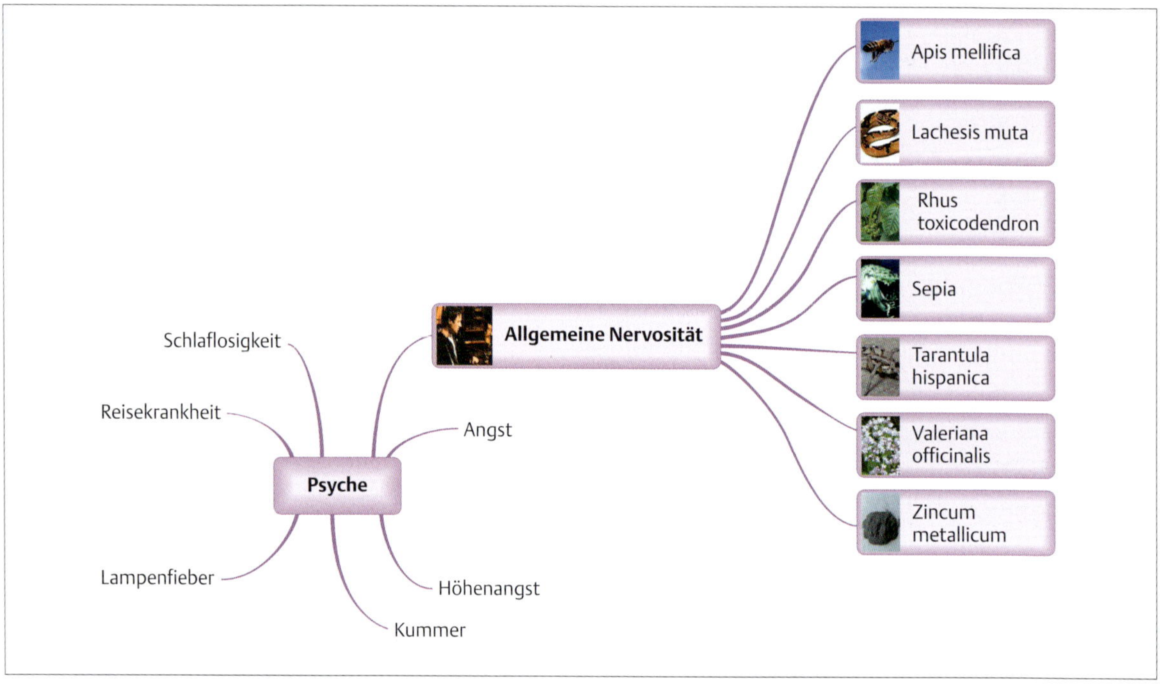

Apis mellifica (Honigbiene)

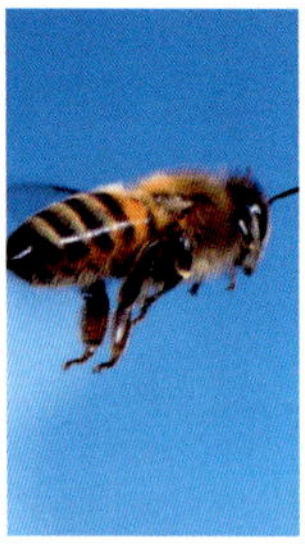

Muss ständig mit irgendetwas beschäftigt sein bei großer Unruhe und Geschäftigkeit. Auffällig ist eine Ungeschicklichkeit, wobei Gegenstände fallen gelassen werden. Reizbarkeit, Nervosität und Unzufriedenheit stehen im Vordergrund und eine überspannte Heiterkeit. Kann aber auch grundlos weinen und ist verzagt. Typisch ist eine extreme Berührungsempfindlichkeit.

< Wärme, geschlossene Räume, Druck und Berührung, nachmittags
> frische Luft, kühle Anwendungen

Lachesis muta (Buschmeister)

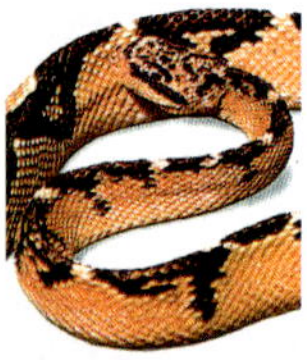

Es sind nervöse, misstrauische, eifersüchtige, erregte, ängstliche Menschen. Ein Leitsymptom ist die Geschwätzigkeit, wozu Neid, Hass und eine Überempfindlichkeit gegenüber Berührung – besonders an Hals und Bauch – kommen.

< am Morgen, nach Schlaf, Hitze
> Einsetzen von Körperabsonderungen, Bewegung, frische Luft

Rhus toxicodendron (Giftsumach)

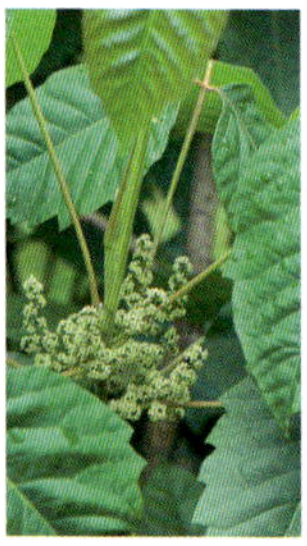

Die Leitsymptomatik von Rhus toxicodendron sind eine extreme Ruhelosigkeit, Bewegungsdrang und die Unfähigkeit, sich zu entspannen. Große Befürchtungen nachts (z. B. um die Kinder, Furcht verletzt zu werden) mit ständigem Lagewechsel im Bett oder Angst, das Bett verlassen müssen.

< nachts, Ruhe, nasskaltes Wetter
> fortgesetzte Bewegung

Sepia (Tintenfisch)

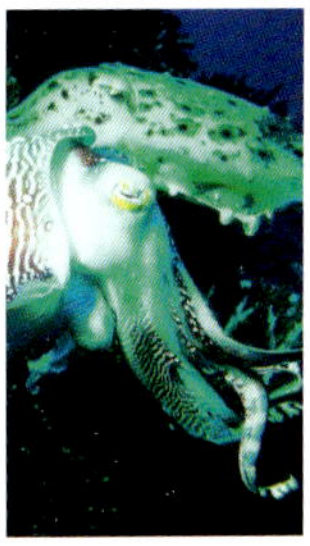

Folge von nervöser Erschöpfung und hormoneller Depression mit Gleichgültigkeit, Abneigung und Hassgefühlen gegenüber anderen Menschen (auch Familie!), gegen Aufgaben und Pflichten. Braucht Distanz und Freiheit, möchte alleine sein, ist erschöpft, gereizt, depressiv und schreckhaft.

< morgens, Kälte, Ruhe, um die Periode, Klimakterium
> körperliche Bewegung (wie beispielsweise Tanzen), durch Wärme

Valeriana officinalis (Baldrian)

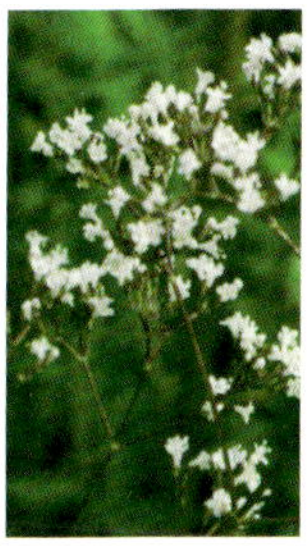

Lebendige Menschen voller Gedankensprünge und Ideen finden in ihrer Unruhe keinen Schlaf. Bei der Überreiztheit der Sinne, den Stimmungsschwankungen und der Übererregbarkeit besteht auch eine Neigung zu Ohnmachten und Globusgefühl sowie weitere Zeichen der vegetativen Dystonie.

< abends und nachts, Anstrengung und Ruhe
> in Bewegung

Tarantula hispanica (Tarantel)

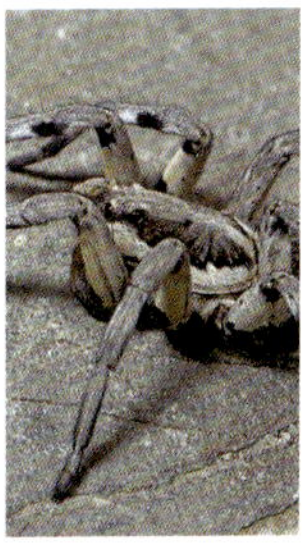

Es finden sich eine hochgradige (manische) Erregung und Unruhe (im Volksmund „wie von der Tarantel gestochen") mit der Überempfindlichkeit aller Sinnesorgane (gegen Geräusche, Licht, grelle Farben und Berührung). Zuckungen, Tremor und Krämpfe können sich einstellen. Sexuelle Übererregbarkeit mit obszönem, zornigem und rasendem Verhalten bei launischem und undankbarem Gemüt.

< Ruhe, Geräusche, nach Koitus, Reizmittel
> Musik, Rhythmus, in Bewegung, nachts, durch Schlaf

Zincum metallicum (Metallisches Zink)

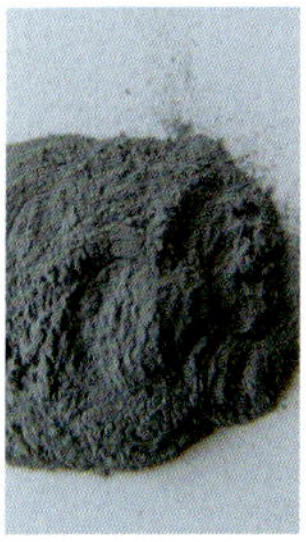

Leitsymptome sind Abgeschlagenheit und Mattigkeit bei innerer Unruhe, ein schwaches Gedächtnis sowie ein ständiges Bewegen der Füße. Tagesschläfrigkeit mit nächtlicher Schlaflosigkeit und evtl. Hochschrecken und Schreien im Schlaf.

< abends, nachts, geistige Anstrengung, nach Essen und Trinken (Wein!)
> fortgesetzte Bewegung, nach Absonderungen

1.2 Angst

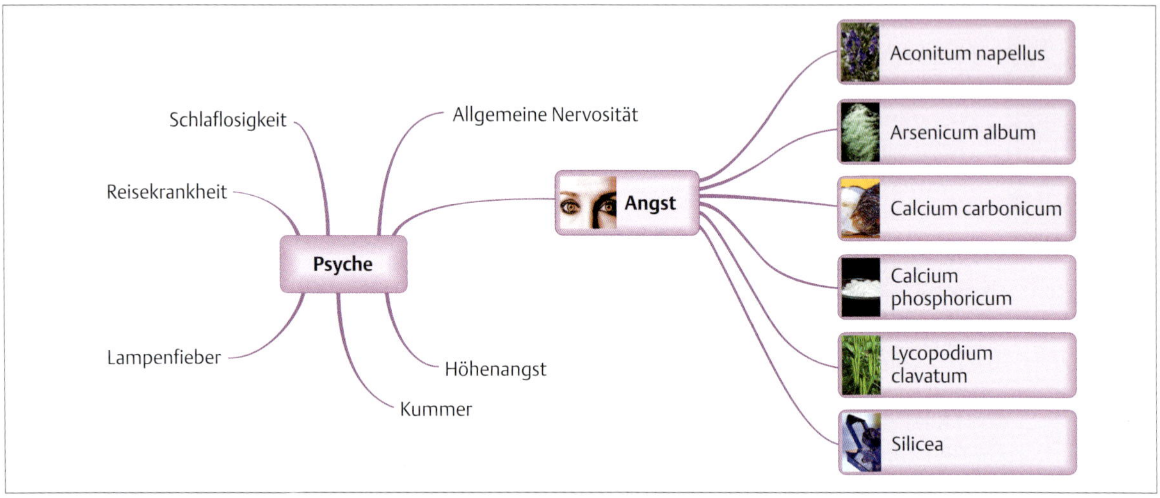

Aconitum napellus (Sturmhut)

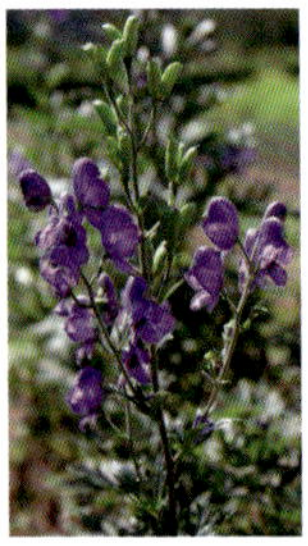

Aconitum napellus ist gut einsetzbar bei Angst (auch Platzangst), Aufregung, Ärger und Schreck. „Starr vor Schreck" haben die Patienten ein rotes oder blasses Gesicht im Wechsel. Alle plötzlich eintretenden Beschwerden der verschiedensten beginnenden Krankheitsbilder werden von großer Unruhe und Furcht begleitet mit hartem Puls.

< Sinneseindrücke, Berührung, Kälte, Schreck und Angst
> nach Absonderung von Körpersekreten

Arsenicum album (Weißes Arsenik)

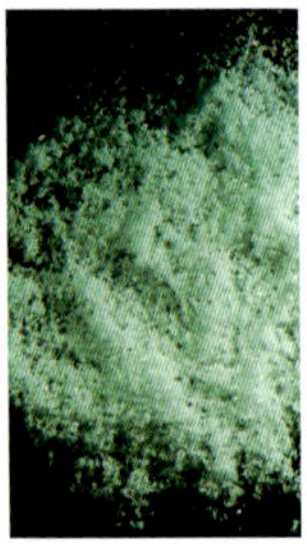

Angst am Abend, nachts, vor dem Alleinsein, Todesangst mit Schwäche, großer Unruhe und Erschöpfung. Die oft asthenischen oder kachektischen Typen – auch im Endzustand chronischer oder konsumierender Erkrankungen – haben Panikattacken mit dem Gefühl, gejagt zu werden und werden „vor Angst getrieben". Brennende Beschwerden begleiten das Krankheitsbild.

< nach Mitternacht, Kälte, periodisch
> kleine Schlucke kalten Wassers, Wärme, frische Luft

Calcium carbonicum (Austernschalenkalk)

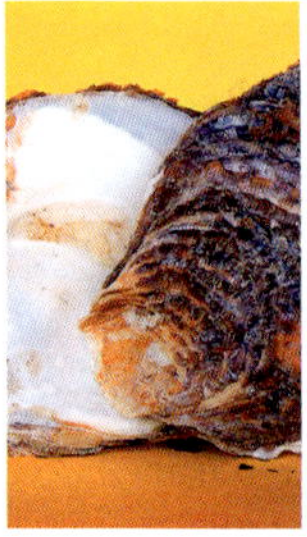

Befürchtungen (vor Unglück, ansteckenden Krankheiten, den Verstand zu verlieren) und ein ängstliches, unbeholfenes, unsicheres Auftreten kennzeichnen die Menschen, die Calcium carbonicum benötigen. Sie sind eher passiv, depressiv und nicht belastbar.

< Alleinsein, abends, Kälte und geistige und körperliche Anstrengungen
> Geborgenheit, Ruhe und Wärme

Calcium phosphoricum (Kalziumhydrogenphosphat)

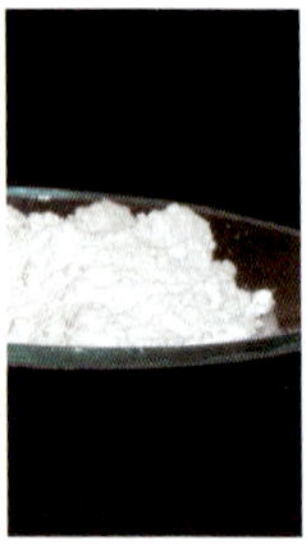

Nervöser, ängstlicher, schreckhafter und sehr sensibler Typ. Asthenischer, sehr unruhiger Körper, der schnell erschöpft ist, aber trotzdem nicht ruhig sitzen kann. Angst um andere, vor Zurückweisung, vor Trennung, um die Gesundheit, vor Dunkelheit, Alleinsein, Gewitter, Hunden. Heimweh.

< Anstrengung, Kälte, Trost
> Wärme, Aufenthalt am Meer, Essen

Lycopodium clavatum (Bärlapp)

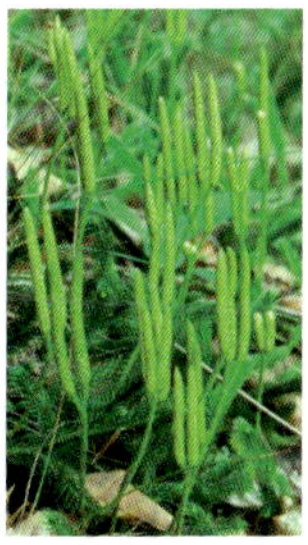

Typische Geistessymptome sind die Angst vor Einsamkeit, Melancholie und mangelndes Selbstvertrauen. Einerseits besteht eine aufbrausende Herrschsüchtigkeit (cholerischer Mensch), dann aber auch eine rührselige Weinerlichkeit (Hypochondrie) mit der Schwierigkeit, klare Gedanken zu fassen.

< nachmittags von 16 – 18 Uhr, Ruhe, schwüle Wärme
> Bewegung, kühle, frische Luft

Silicea (Kieselsäure)

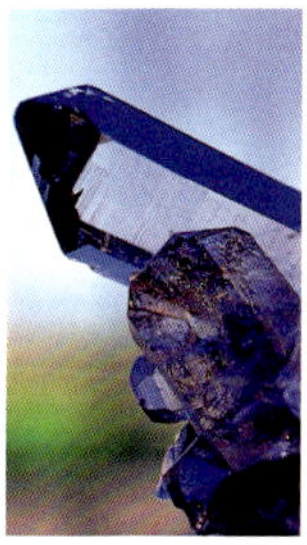

Silicea-Patienten sind scheu, furchtsam, weinerlich und schwach. Hoffnungslosigkeit, Mangel an Selbstbewusstsein und Selbstvertrauen stehen im Vordergrund. Weitere Leitsymptome sind eine starke Frösteligkeit, ängstliche Träume mit Hochfahren im Schlaf, Schreckhaftigkeit, eine Überempfindlichkeit und Erschöpfung.

< Kälte, Geräusche
> Wärme

1.3 Höhenangst

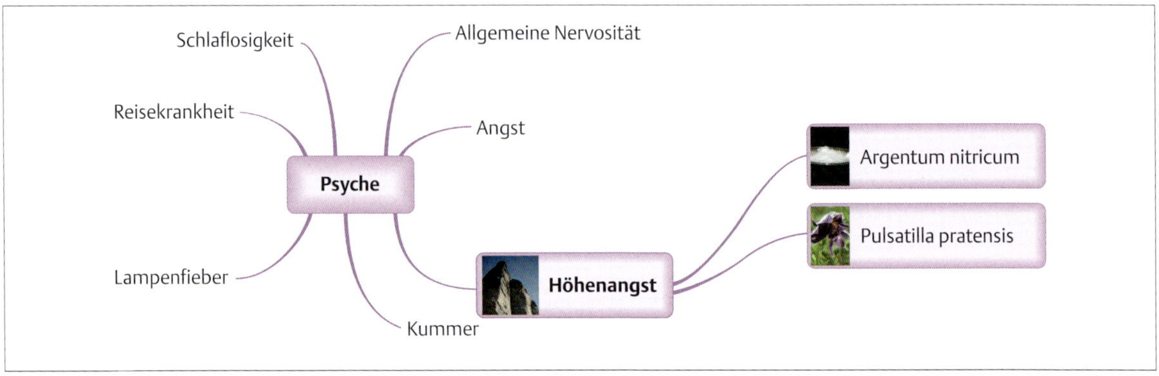

Argentum nitricum (Silbernitrat)

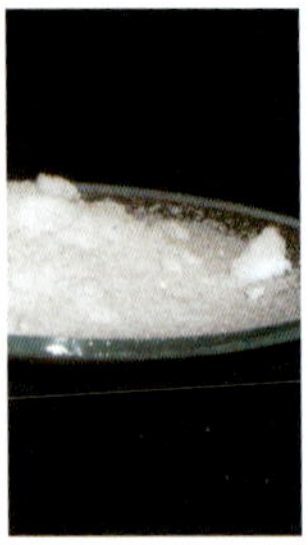

Argentum nitricum lässt sich bei diffuser Angst und bei Angst vor konkreten Ereignissen wie z.B. Höhenangst und Flugangst hervorragend einsetzen. Das psychosomatische Beschwerdebild zeigt u.a. Gliederzittern, Durchfälle und Schwindel. Der Schwindel fehlt fast nie, wenn das Heilmittel angezeigt ist und wird oft von Ohrensausen begleitet.

< Darandenken, nachts und morgens nach schlaf- und traumgestörten Nächten
> im Freien

Pulsatilla pratensis (Wiesenküchenschelle)

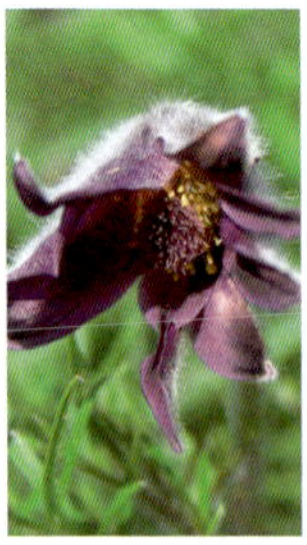

Die zaghafte, mimosenhafte Natur mit der Neigung zum Weinen hat diverse Ängste. Die Angst, verlassen zu werden und die Höhenangst verbessern sich deutlich, wenn Personen in der Nähe sind.

< Wärme und Unterkühlung, abends, bei Frauen vor Periode
> durch fortgesetzte Bewegung, Zuspruch

1.4 Kummer

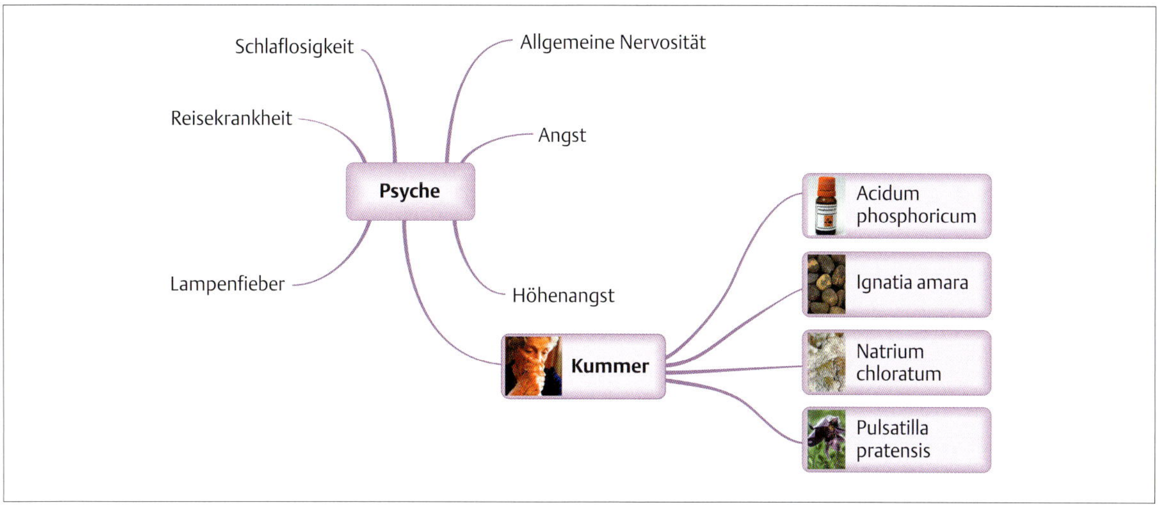

Acidum phosphoricum (Phosphorsäure)

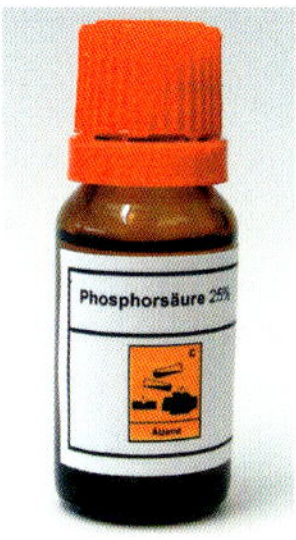

Psychische und physische Schwächezustände mit Apathie, Weinerlichkeit und depressiver Verstimmung. Zustand nach unglücklicher Liebe und Enttäuschung. Typischerweise finden sich schwächende Schweiße, eine sexuelle Übererregbarkeit, Müdigkeit und Konzentrationsprobleme sowie eine Kreislauflabilität im Sinne eines Cor nervosum.

< nachts, Kälte, durch Sinneseindrücke wie Lärm, Licht, Musik
> Trost, Schlaf, Wärme

Ignatia amara (Ignazbohne)

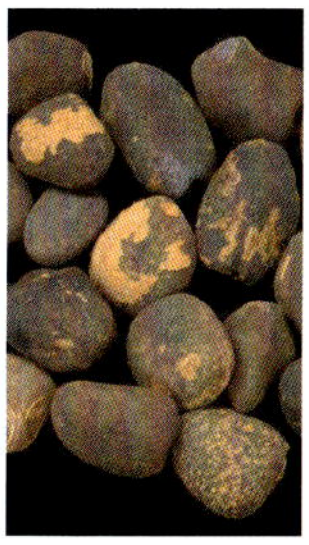

Ignatia amara ist ein Stimmungsmittel für die Persönlichkeit voller Widersprüche mit wechselnden Symptomen von psychischer Labilität, Seufzen, Stöhnen und hysterischen Zuständen. Die nervösen Patienten können Wein- oder Lachkrämpfe mit häufigem Globusgefühl im Hals haben und bevorzugen das Alleinsein.

< Kummer, Aufregung, Genussmittel, Denken an die Beschwerden, am Morgen
> beim Essen und Trinken (Herunterschlucken)

Natrium chloratum (Natriumchlorid)

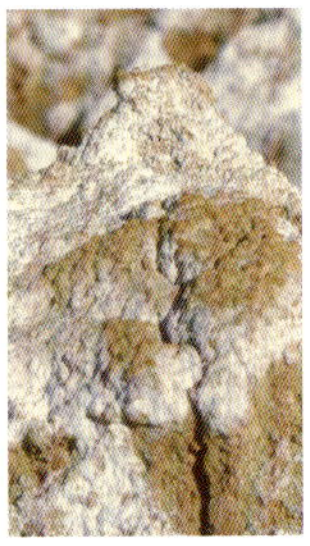

Introvertierte, depressive, müde und abgemagerte Menschen, die sich als Folge von Kummer und psychischen Ereignissen (auch aus der Vergangenheit!) gern zurückziehen. Sie sind nachtragend, abweisend, nervös und überempfindlich. Tränen kommen nur in der Einsamkeit, oder sie können gar nicht mehr weinen. Es besteht ein großer Durst bei trockenen Schleimhäuten und sehr trockener Haut. Verlangen nach sehr gewürzten Speisen mit der Tendenz des Nachsalzens.

< Hitze, Kälte, Aufenthalt am Meer, morgens; Trost, Ärger, Musik, geistige Anstrengung
> im Freien, ab nachmittags

Pulsatilla pratensis (Wiesenküchenschelle)

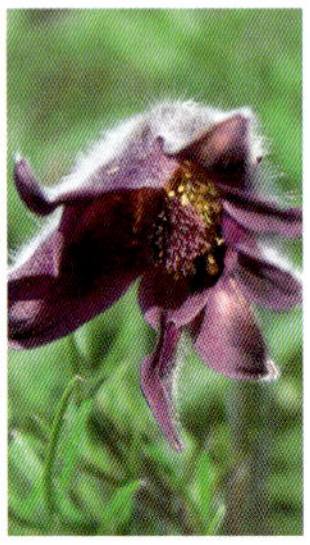

Durch den Bezug zum weiblichen Hormonsystem wird Pulsatilla pratensis bevorzugt bei Mädchen und Frauen eingesetzt. Sie zeigen ein mimosenhaftes weinerliches Gemüt mit Launenhaftigkeit, Verzagtheit und Depression. Es besteht ein Verlangen nach Mitgefühl. Leitsymptome sind Frieren mit einer Unverträglichkeit von Wärme, Durstlosigkeit sowie eine Abneigung gegen und Unverträglichkeit von Fettem.

< vor und während der Periode, abends, Hitze, fettes Essen
> im Freien und Kühlen, Bewegung, Trost

1.5 Lampenfieber/Prüfungsangst

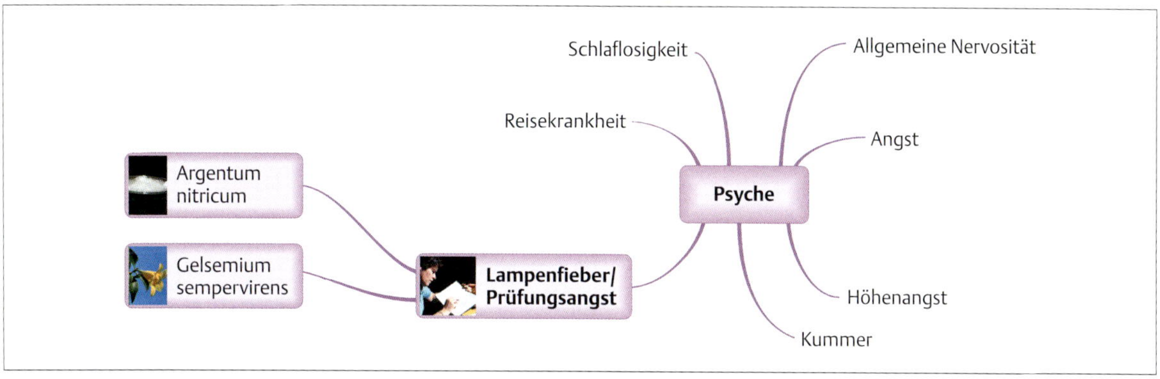

Argentum nitricum (Silbernitrat)

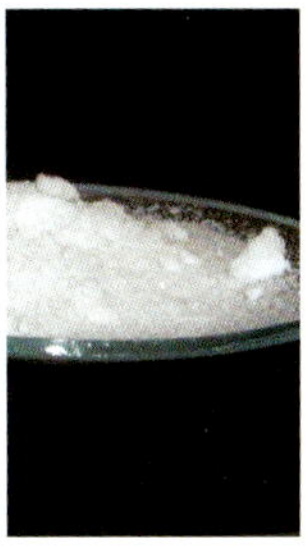

Prüfungs-, Erwartungs- und Versagensangst, wobei die Zeit davonläuft und alles zu groß und nicht zu bewältigen erscheint. Bevorstehende Ereignisse lassen den Menschen grübeln, nervös, ängstlich und zittrig werden. Im Vordergrund stehen die Gedächtnis- und Konzentrationsschwäche mit Herzklopfen und Diarrhöen vor Eintritt der Geschehnisse.

< nachts und morgens, Darandenken
> frische Luft

Gelsemium sempervirens (Gelber Jasmin)

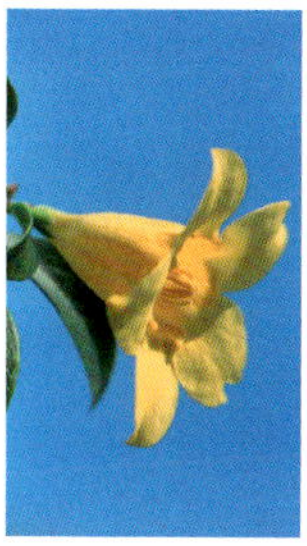

Gelsemium sempervirens hat Beschwerden durch Erwartungsspannung mit großer Erschöpfung. Es ist ein wichtiges Zitter-Mittel in der Materia medica. Die schüchternen und sensiblen Menschen haben mit geringem Selbstvertrauen, Lampenfieber und Examensängsten sowie Durchfällen vor Prüfungen zu kämpfen. „Brett vor dem Kopf" und „Blackout" kommen in der Prüfungssituation vor.

< Erregung, Angst und Schreck
> durch reichliche Urin-Entleerung, Reizmittel und Alkohol

1.6 Reisekrankheit

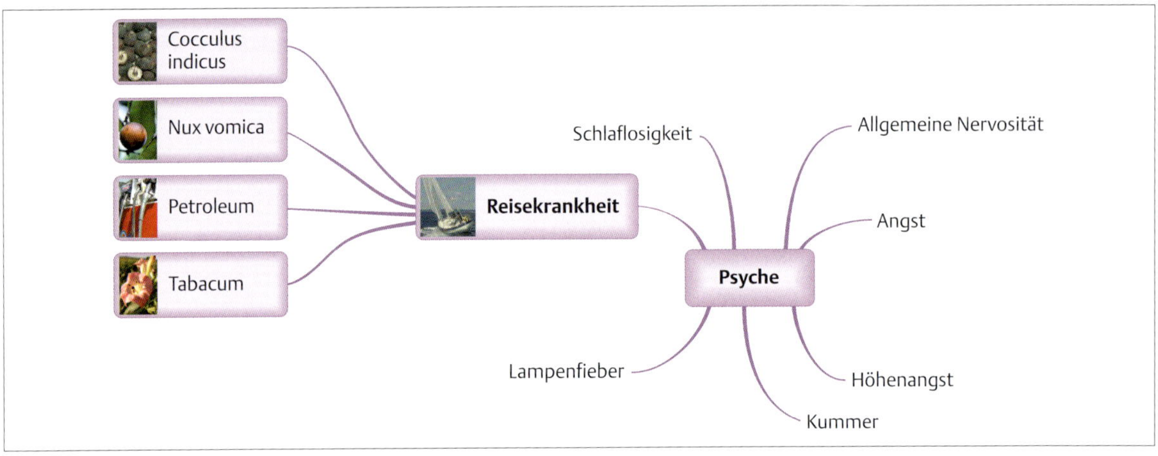

Cocculus indicus (Indische Kockelskörner)

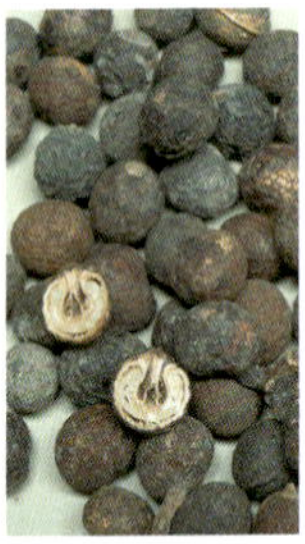

Angriffspunkt ist das zentrale Nervensystem und das Gleichgewichtsorgan mit Schwindel, Übelkeit und Brechreiz – im Sinne einer Kinetose – beim Fahren. Es besteht ein Schwindelgefühl bei jeder Bewegung.

< Fahren, Schlafmangel, Essen
> Augenschluss, Hinlegen, Kurzschlaf

Nux vomica (Brechnuss)

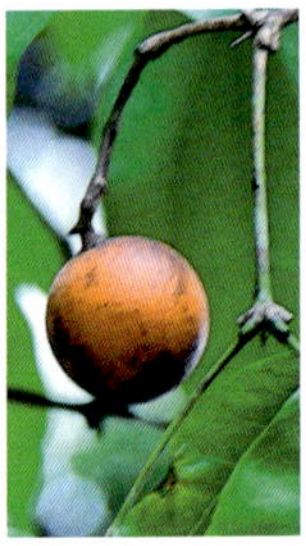

Nux vomica hat vorrangig eine positive Wirkung auf den Magen-Darm-Trakt. Übelkeit und Erbrechen besonders nach Essen und Stimulantienabusus werden häufig auch von Sodbrennen begleitet.

< am Morgen, nach dem Essen, nach Reizmitteln
> abends, nach Erbrechen

Petroleum (Petroleum)

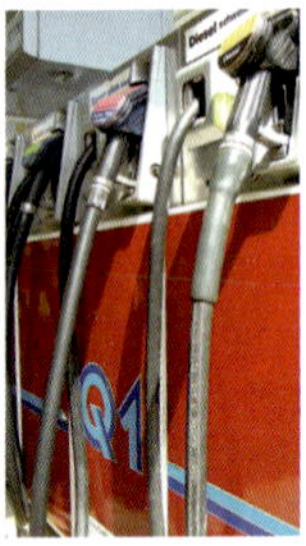

Seekrankheit, Übelkeit und Schwindel beim Fahren sind häufig auch mit Ekzemen gekoppelt. Leitsymptome sind Schwindelanfälle, Übelkeit und Schwäche sowie kalter Schweiß und Kopfschmerzen im Hinterkopf.

< beim Fahren, morgens, im Winter, Hunger
> Wärme, Essen

Tabacum (Tabak)

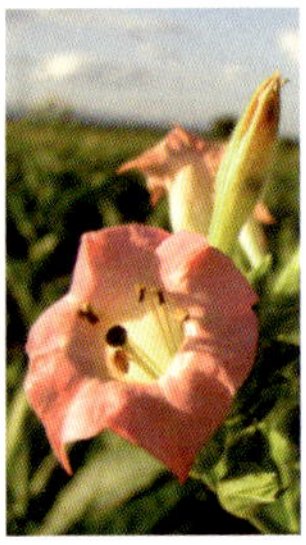

Die Indikationen für Tabacum sind ein starkes Elendsgefühl mit einer tödlichen Übelkeit, Kältegefühl, kalten Schweißen bis zum Kollaps. Gleichzeitig finden sich Magen-Darm-Krämpfe, wässrige Durchfälle, die sehr übel riechend sind, und Erbrechen.

< Bewegung und Fahren, Sinneseindrücke, Tabakgenuss
> Einsetzen von Körpersekretionen wie Schweißausbruch, Erbrechen, nach Abgang von Urin und Stuhlgang; frische Luft

1.7 Schlaflosigkeit

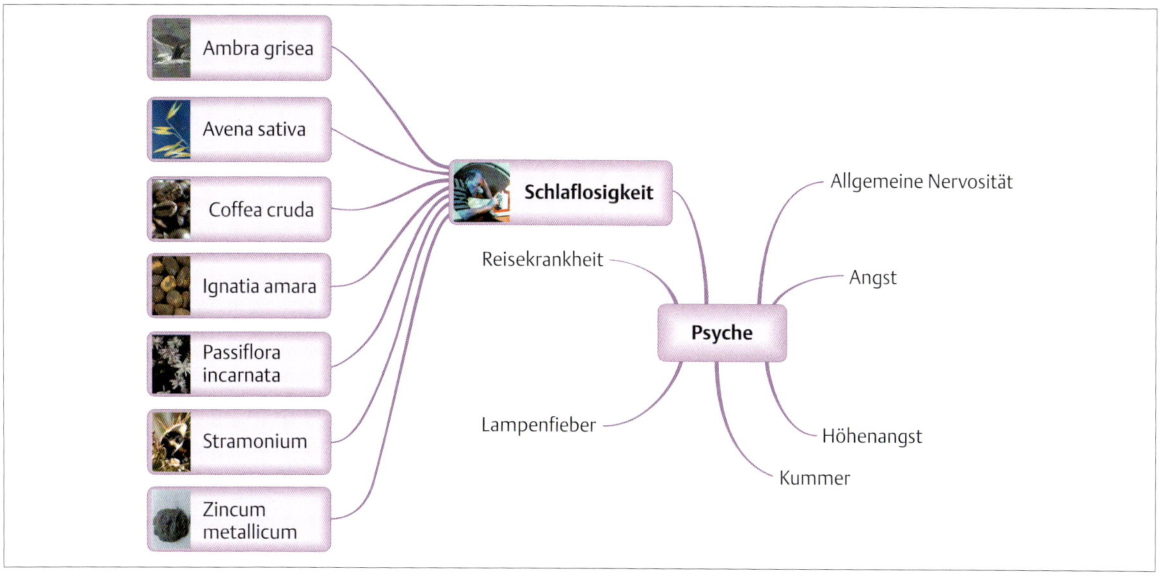

Ambra grisea (Grauer Amber)

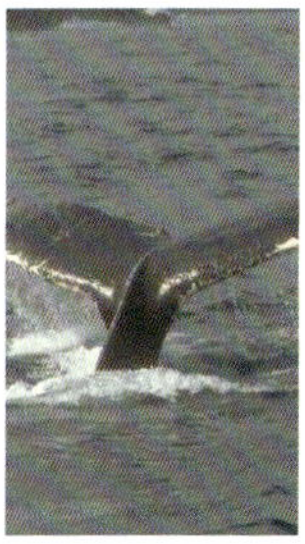

Ambra grisea ist ein wichtiges Nerven- und Schlafmittel für Menschen mit Sorgen, Problemen und Überarbeitung. Typisch sind eine große Ängstlichkeit und Furcht vor der Nacht. Die nervösen, unsicheren und ungeduldigen Menschen lassen alles zu nahe an sich herankommen.

< beim Einschlafen, am frühen Morgen beim Erwachen, Stresssituationen und Musik
> Ablenkung

Avena sativa (Hafer)

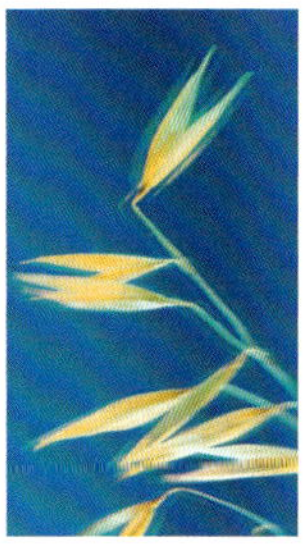

Avena sativa wird von Phatak als „Hirn- und Nervennahrung" bezeichnet. Die Indikationen sind Einschlafstörungen, vegetative Dystonie und Erschöpfungszustände. Die Modalitäten sind bisher nicht genau definiert.

Coffea cruda (Kaffee)

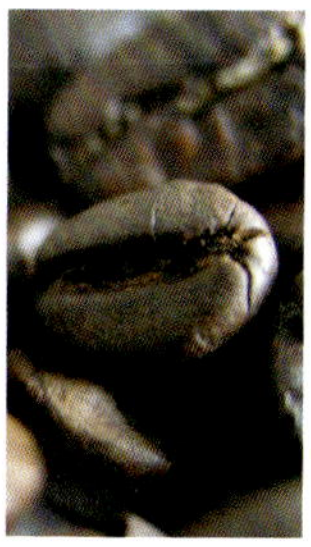

Einschlafstörungen mit starker Ruhelosigkeit und großem Gedankenzustrom voller lebhafter Ideen erfordern die Gabe von Coffea cruda. Begleitsymptome sind Tachykardien und Schweißausbrüche.

< abends, nachts, Dunkelheit, Einschlafen, Sinneseindrücke, Kaffeegenuss und Stimulantien
> Wärme, Schlaf, kaltes Trinken

Ignatia amara (Ignazbohne)

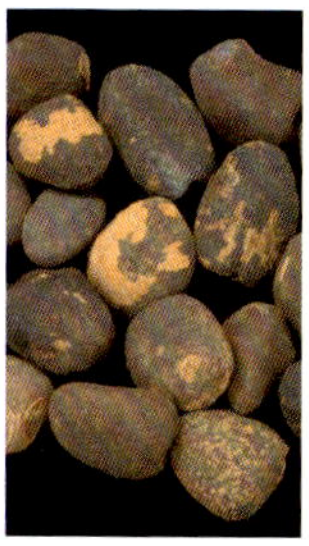

Verlust, Tod eines geliebten Menschen, Kummer, Schock, emotionale Traumen, Liebes- und andere Enttäuschungen lösen eine körperliche und geistige Erschöpfung aus. Die Folgen sind Seufzen, hysterisches Weinen, Gähnen und Schlaflosigkeit. Charakteristisch ist ein stiller Kummer mit der Abneigung gegen Trost.

< Denken an Beschwerden, Sorgen und Kummer, morgens
> Seufzen, Hinunterschlucken

Passiflora incarnata (Passionsblume)

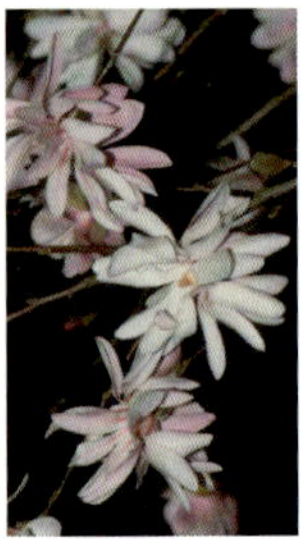

Passiflora incarnata findet Einsatz bei Ein- und Durchschlafstörungen. Es hat einen beruhigenden Effekt auf das Nervensystem und hilft sowohl zahnenden Kindern als auch überarbeiteten Erwachsenen in den Schlaf. Die Modalitäten sind noch nicht näher definiert.

Stramonium (Gemeiner Stechapfel)

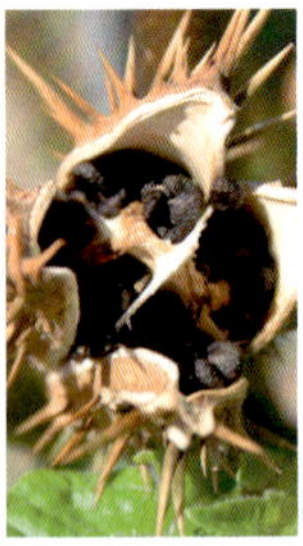

Stramonium ist zu charakterisieren mit Wut, Heftigkeit, Gereiztheit und Nervosität. Schwatzhaftigkeit und lebhafte Phantasie lassen diese Personen nicht einschlafen. Es können Erregungszustände mit Verwirrtheit und Tobsucht auftreten.

< Dunkelheit, Kälte und Schlaf
> Licht, Wärme, Gesellschaft, Einsetzen von Absonderungen des Körpers

Zincum metallicum (Metallisches Zink)

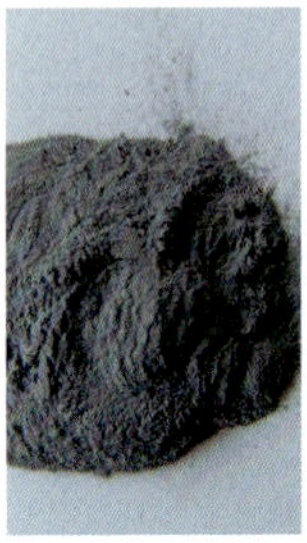

Zincum metallicum findet seinen Einsatz bei nächtlichen Schlafstörungen mit typischerweise unruhigen Beinen (restless legs). Aufschrecken aus dem Schlaf mit Schreien und Zähneknirschen kann auftreten.

< geistige Anstrengung, Essen und Weingenuss
> Bewegung

2 Kopf

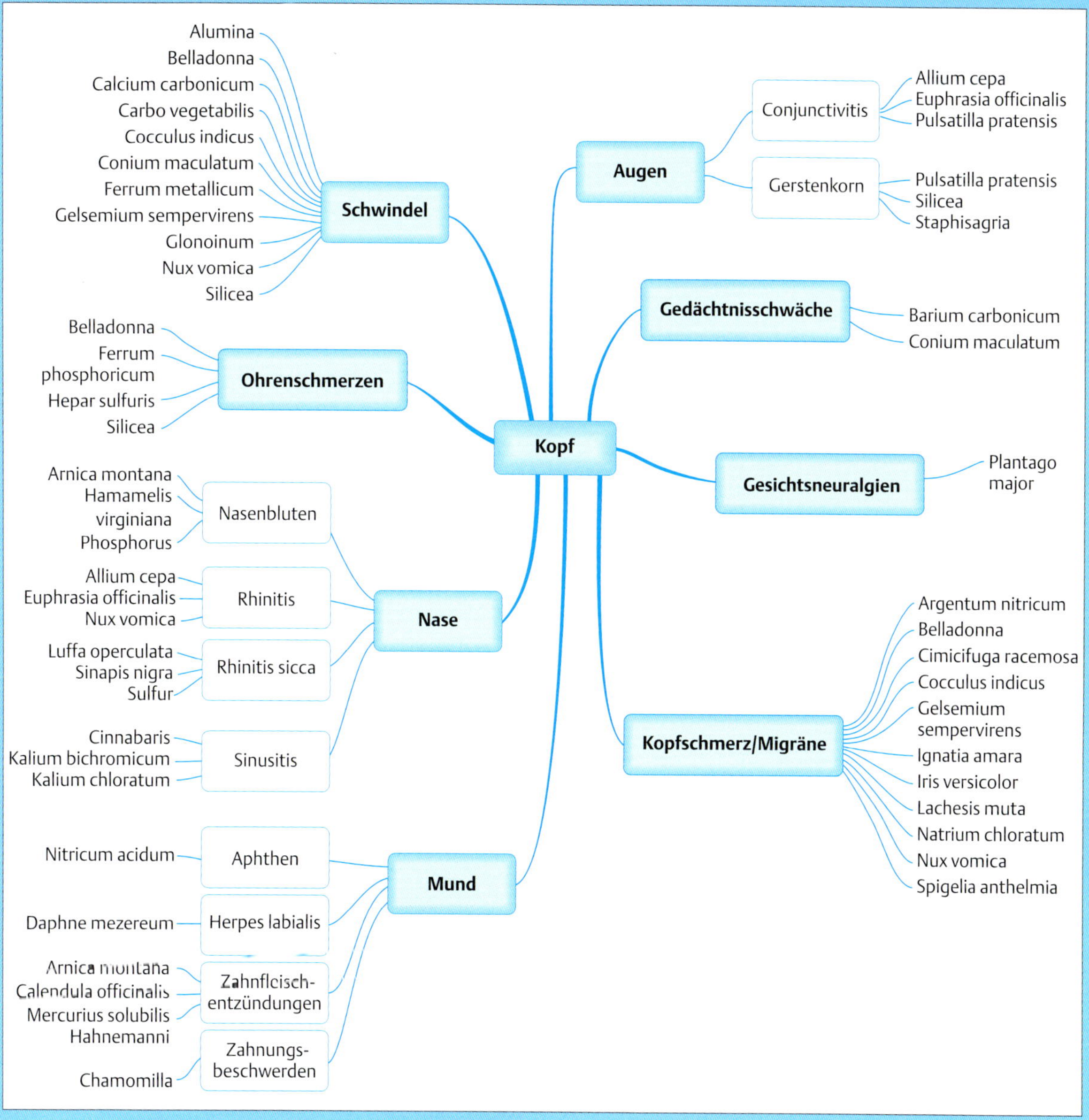

Kopf
Schwindel
Alumina
Belladonna
Calcium carbonicum
Carbo vegetabilis
Cocculus indicus
Conium maculatum
Ferrum metallicum
Gelsemium sempervirens
Glonoinum
Nux vomica
Silicea
Ohrenschmerzen
Belladonna
Ferrum phosphoricum
Hepar sulfuris
Silicea
Nase
Nasenbluten
Arnica montana
Hamamelis virginiana
Phosphorus
Rhinitis
Allium cepa
Euphrasia officinalis
Nux vomica
Rhinitis sicca
Luffa operculata
Sinapis nigra
Sulfur
Sinusitis
Cinnabaris
Kalium bichromicum
Kalium chloratum
Mund
Aphthen
Nitricum acidum
Herpes labialis
Daphne mezereum
Zahnfleisch-entzündungen
Arnica montana
Calendula officinalis
Mercurius solubilis Hahnemanni
Zahnungs-beschwerden
Chamomilla
Augen
Conjunctivitis
Allium cepa
Euphrasia officinalis
Pulsatilla pratensis
Gerstenkorn
Pulsatilla pratensis
Silicea
Staphisagria
Gedächtnisschwäche
Barium carbonicum
Conium maculatum
Gesichtsneuralgien
Plantago major
Kopfschmerz/Migräne
Argentum nitricum
Belladonna
Cimicifuga racemosa
Cocculus indicus
Gelsemium sempervirens
Ignatia amara
Iris versicolor
Lachesis muta
Natrium chloratum
Nux vomica
Spigelia anthelmia

2.1 Augen

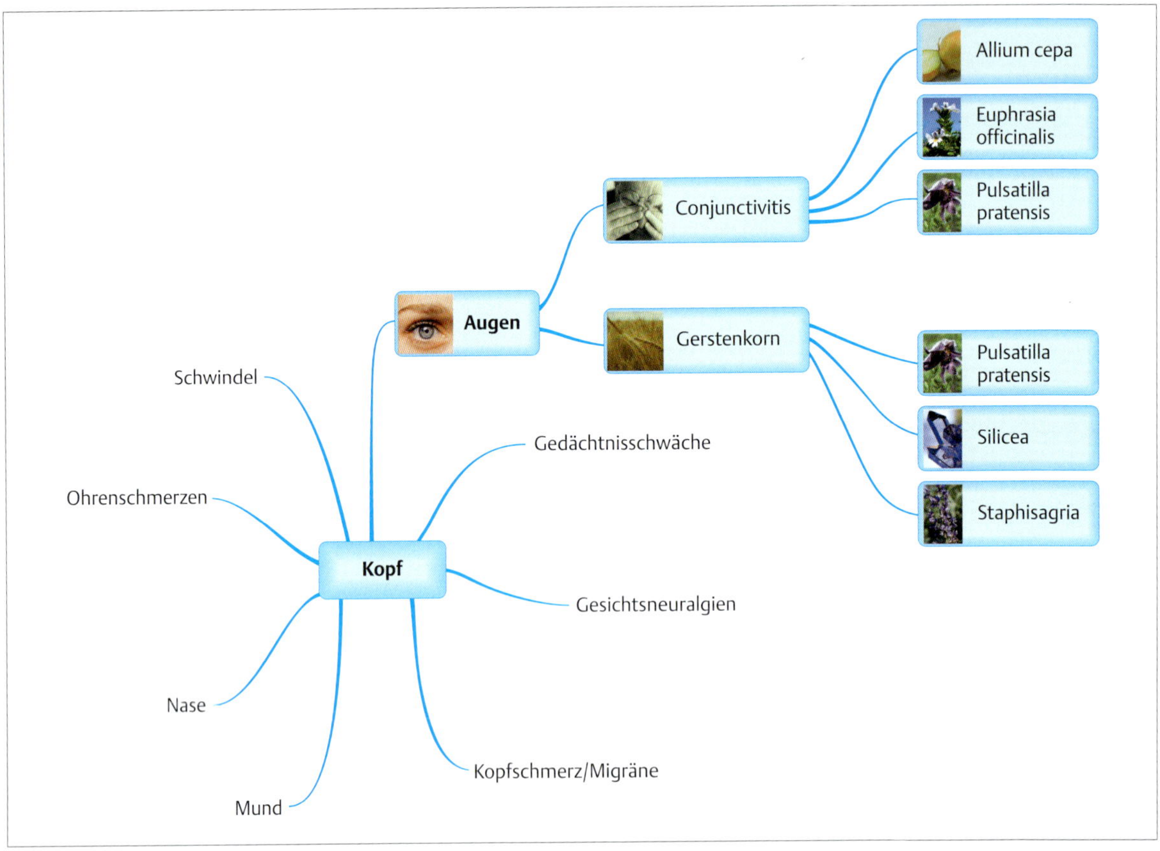

2.1.1 Conjunctivitis

Allium cepa (Küchenzwiebel)

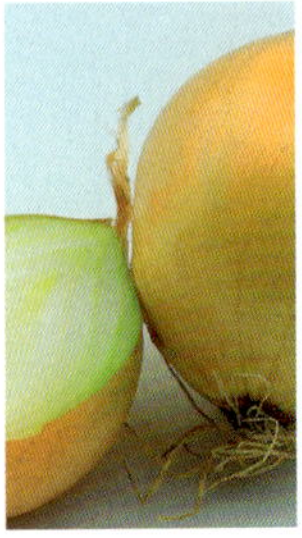

Die geröteten Augen brennen, jedoch milder Tränenfluss. Lichtempfindlichkeit.

> im Freien

Euphrasia officinalis (Augentrost)

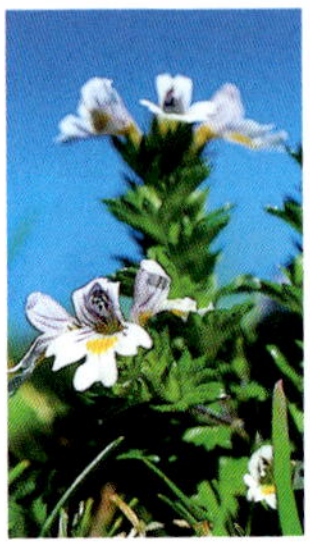

Die dicke, scharfe und wund machende Augensekretion ist eitrig. Charakteristisch ist ein andauerndes „Schwimmen“ der Augen.

< abends
> im Freien

Pulsatilla pratensis (Wiesenküchenschelle)

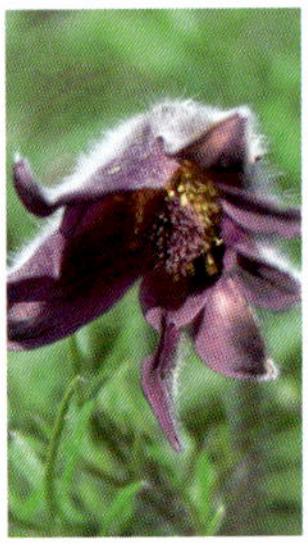

Gelbe, milde Augenabsonderung mit Juckreiz und Brennen in den Augen, verklebte Augenlider.

< warme Zimmer

2.1.2 Gerstenkorn

Pulsatilla pratensis (Wiesenküchenschelle)

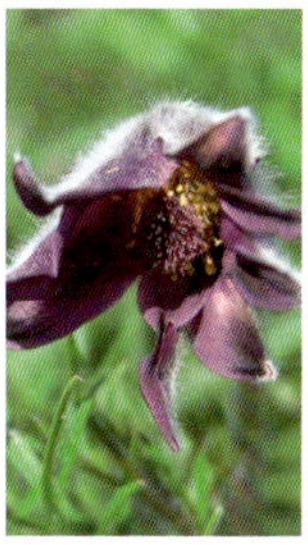

Verklebte Augenlider mit Gerstenkorn.

Silicea (Kieselsäure)

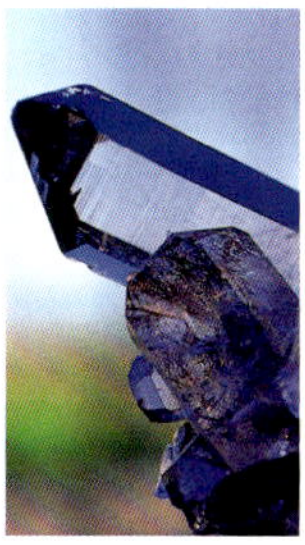

Gerstenkorn bei eitriger Augenentzündung mit Schwellungen um die Augen.

Staphisagria (Stephanskraut)

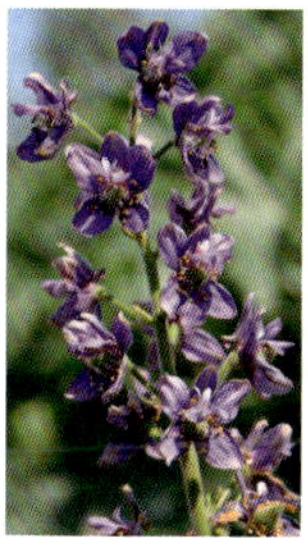

Rezidivierende Gerstenkörner besonders der inneren Augenwinkel mit juckenden Lidrändern.

2.2 Gedächtnisschwäche

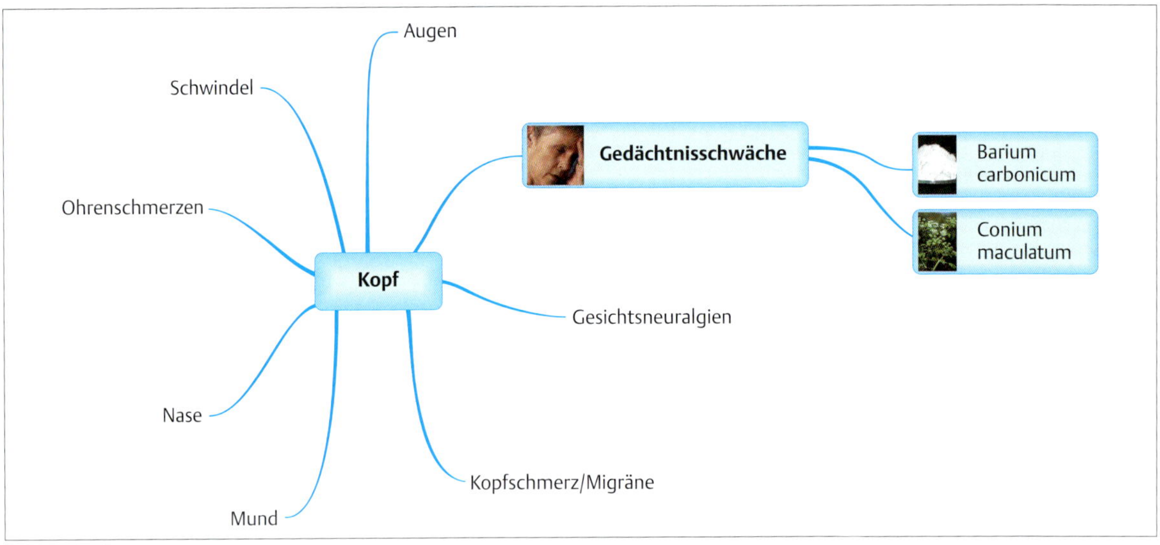

Barium carbonicum (Bariumkarbonat)

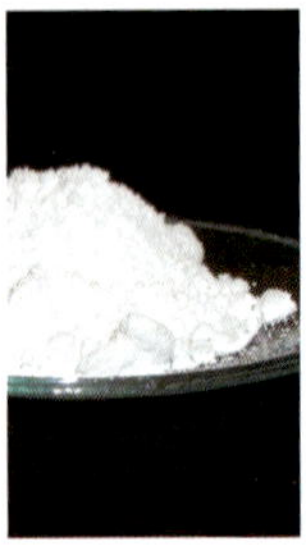

Ein Mittel, das für geistig und körperlich unterentwickelte Kinder sowie ältere Menschen mit beginnenden degenerativen Veränderungen der Gefäße günstig ist.
Schlechtes Gedächtnis und geistige Unterfunktion. Typisch sind ein Verlust des Selbstvertrauens, Schüchternheit und Verwirrtheit, sowie häufig ein kindisches Verhalten – senile Demenz.

Conium maculatum (Gefleckter Schierling)

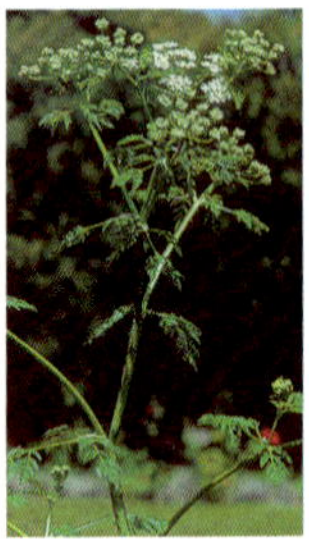

Denkschwäche und Gedächtnisschwäche machen die Patienten unfähig zu geistiger Anstrengung. Sie können die Gedanken nicht richtig fassen, die rechten Worte nicht finden und sich nicht richtig ausdrücken oder das Gelesene nicht verstehen.

< morgens, Widerspruch, Ärger
> Essen, Trost, Ruhe, Anerkennung

2.3 Gesichtsneuralgien

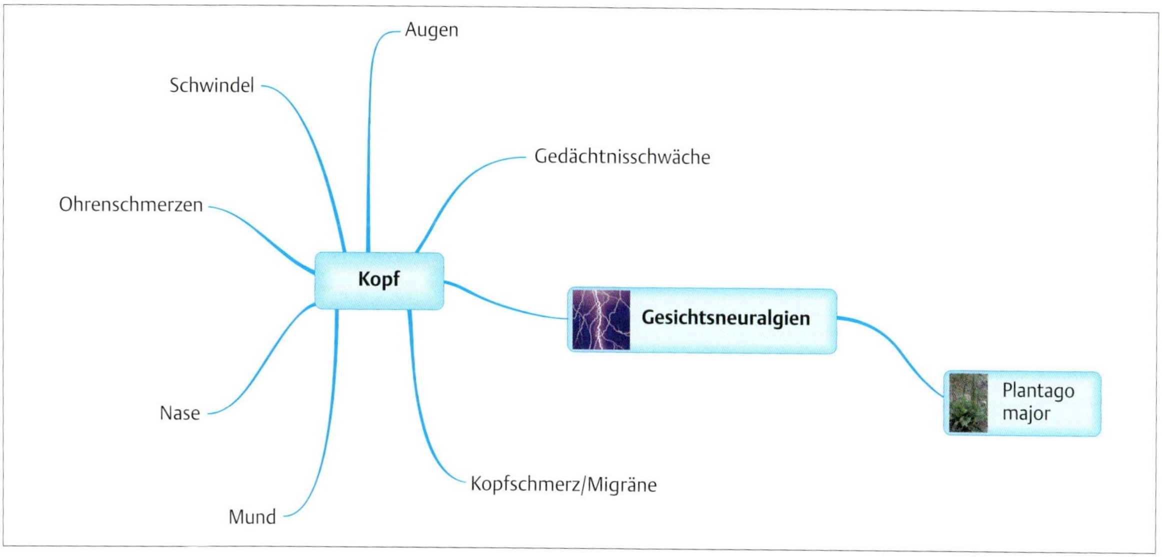

Plantago major (Breitblättriger Wegerich)

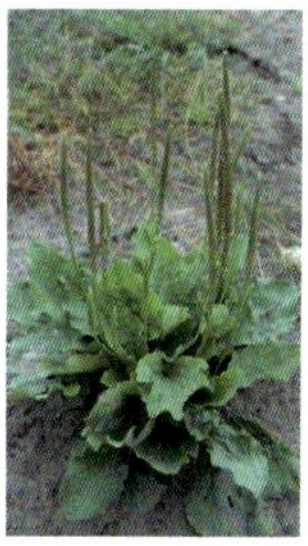

Gesichtsneuralgien von Trigeminus, Zähnen und Ohren ausgelöst – bei vorhandenem starkem Speichelfluss – können durch Plantago major sehr gut beeinflusst werden.

< Berührung, kalte Luft
> während des Essens

2.4 Kopfschmerzen/Migräne

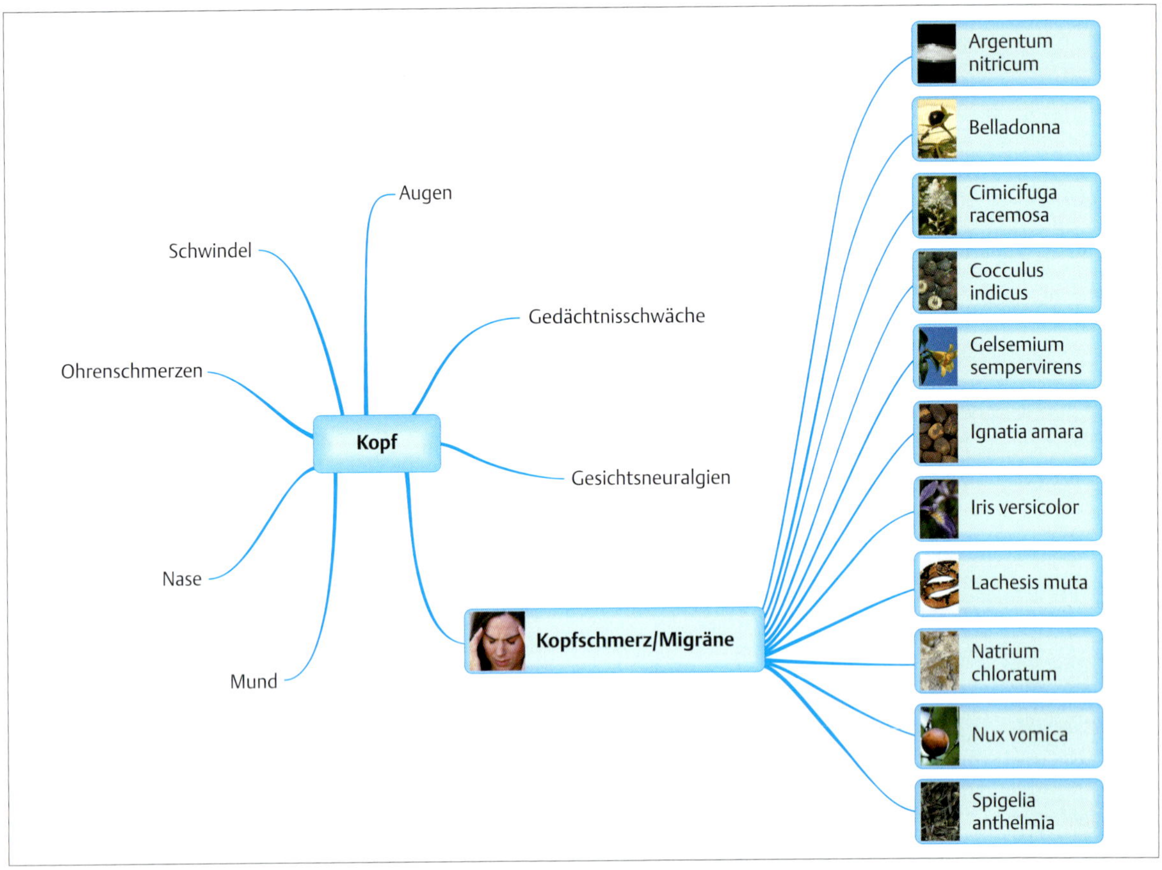

Argentum nitricum (Silbernitrat)

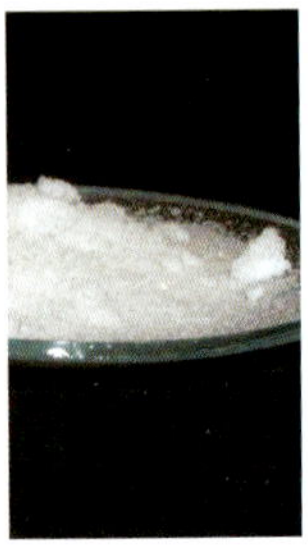

Einseitiger Kopfschmerz links bei blassen, hageren, nervösen Menschen, die melancholisch und meist kälteempfindlich sind. „Magen-Typ" – charakteristisch ist Verlangen nach Süßem, das nicht vertragen wird.

< Wärme, nachts, kalte Speisen, Süßigkeiten, nach dem Essen
> Kühlung, Druck, im Freien, Aufstoßen

Belladonna (Tollkirsche)

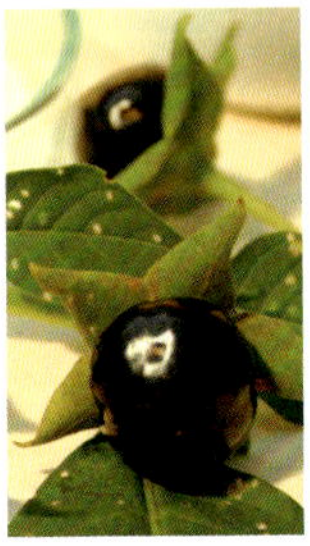

Berstendes Gefühl im Kopf (Kopfschmerz mehr rechts) mit Kongestionen, Hitze und Völlegefühl besonders im vorderen Bereich. Begleitend sind trockene Schleimhäute (mit Angst, zu trinken – trotz starkem Durstgefühl!), Unruhe, Ängstlichkeit und weite Pupillen.

< Kälte, Liegen, Licht, Geräusche, Berührung, nachmittags, nach Sonneneinwirkung
> Druck

Cimicifuga racemosa (Wanzenkraut)

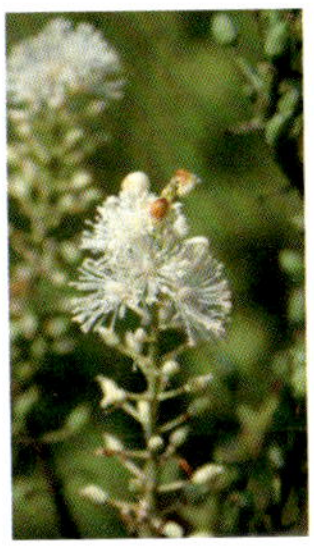

Berstende Kopfschmerzen mit dem Gefühl, als ob der Kopf sich öffnet und wieder schließt – nach außen pressender Schmerz. Meist sind melancholische Frauen mit hysterischer Grundhaltung betroffen. Die Ohren sind typischerweise sehr geräuschempfindlich.
Cave: Suizid-Gefährdung!

< kurz vor der Periode
> Wärme, Essen

Cocculus indicus (Indische Kockelskörner)

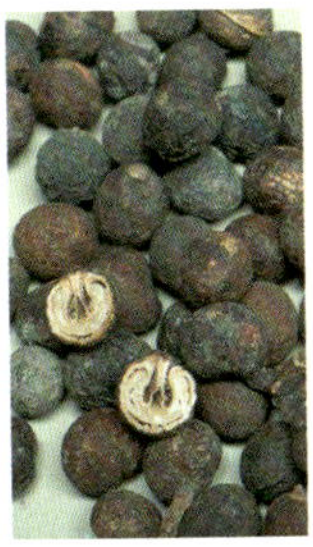

Kopfschmerzen mit Leeregefühl im ganzen Kopf, Schwindel (auch Fahrschwindel) und Übelkeit. Oft Steifheit im Nacken mit allgemeiner Schwäche und Zittern.

< Schlafmangel, nach Schlaf, Überanstrengung, Essen, Trinken, Kaffee- und Teegenuss

Gelsemium sempervirens (Gelber Jasmin)

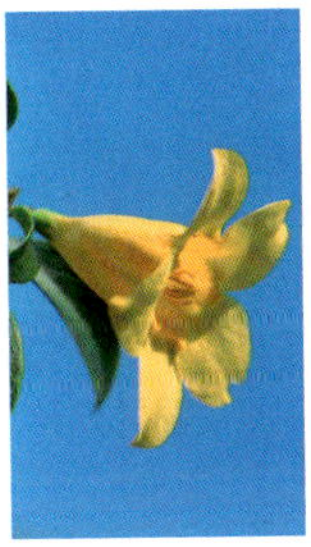

Hinterkopfschmerz mit Nackensteifigkeit zur Stirn ziehend; Band-Gefühl um den Kopf, wobei das Gesicht dunkelrot erscheint. Hirnhautreizungen, allgemeine Muskelschwäche mit Zittern, Erregung, Ruhelosigkeit, Benommenheit und Lidschwäche können auftreten. Häufig Flimmern vor Migränebeginn.

< nach Aufregungen, Hitze, feuchtwarmes Wetter, Bewegung, Darandenken
> Urina spastica, Stimulantien

Ignatia amara (Ignazbohne)

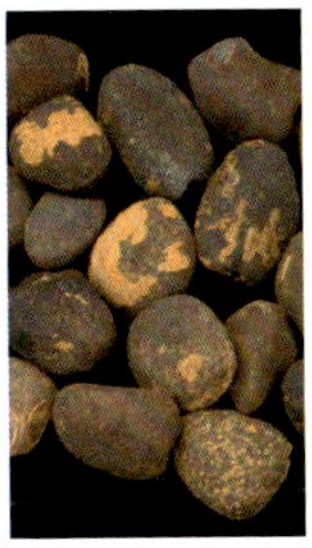

Die Kopfschmerzen sind oft einseitig – wobei psychisch das Emotionale im Vordergrund steht (mit einer Hyperästhesie aller Sinne). Die Widersprüchlichkeit ist typisch für Ignatia-Patienten mit empfindlichem, nervösem Temperament, Folgen von Sorgen und Kummer. Charakteristisch ist der „Nagel-Kopfschmerz" mit Blutandrang zum Kopf und neuralgischen Beschwerden über dem linken Auge.

< Kopf-nach-vorne-Neigen, Rauchen, Tabakdunst
> beim Essen

Iris versicolor (Buntfarbige Schwertlilie)

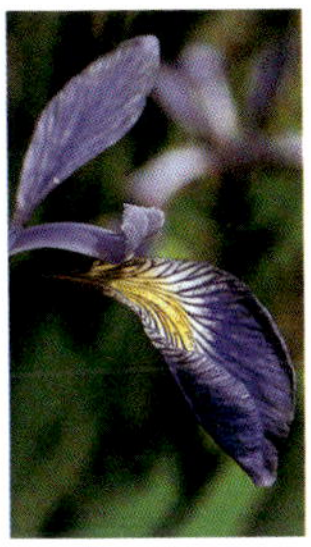

Meist Schmerzen im rechten Vorderkopf mit Übelkeit, typische „Wochenend-Migräne". Der Patient ist blass und hat oft Schleier vor den Augen. Das starke saure Erbrechen macht die Zähne stumpf wie Essig.

< Ruhe (Abspannungs-Kopfschmerz), abends, nachts
> fortgesetzte Bewegung

Lachesis muta (Buschmeister)

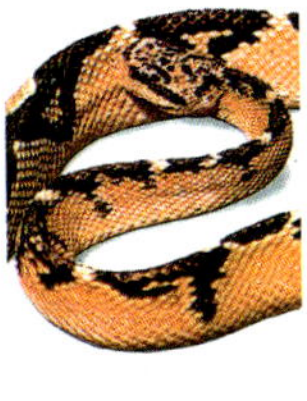

Kopfschmerzen beim Aufwachen mit Schmerz an der Nasenwurzel, sowie Druck und Brennen am Scheitel. Typisch sind Blässe, Flackern und Visustrübung während der Kopfschmerzen.

< nach Schlaf, nach Bewegung, nach Sonneneinwirkung
> durch Einsetzen einer Absonderung wie z. B. Schnupfen oder Menses

Natrium chloratum (Natriumchlorid)

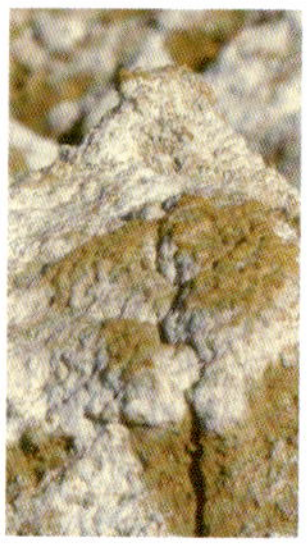

Die geschwächten Patienten sind blass und haben einseitige Kopfschmerzen. Der Schmerzcharakter ist hämmernd oder pulsierend mit Flimmern vor der Migräne (wie Gelsemium). Es können Taubheitsgefühle in Lippen, Zunge und Nase auftreten. Der chronisch-periodische Kopfschmerz kann sich über den ganzen Tag erstrecken. Als Besonderheit findet sich ein Vergrößerungsgefühl des Kopfes.

< Meer, Geräusche, Musik
> Schlaf

Nux vomica (Brechnuss)

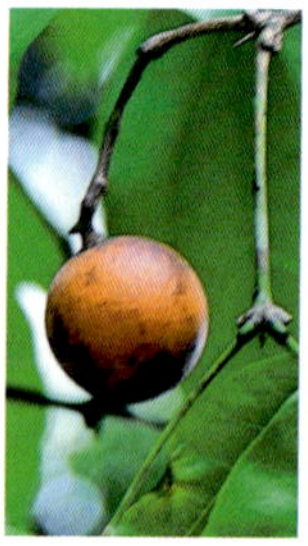

Ein Medikament für viele Zustände, die mit dem modernen Leben zusammenhängen und gereizte Nerven erzeugen. Kopfschmerz am Hinterkopf und über den Augen mit Schwindel. „Als ob sich das Gehirn in einem Kreis drehe“, Gefühl des Betrunkenseins, evtl. momentaner Bewusstseinsverlust, Überempfindlichkeit, Lichtscheu. Pressender Scheitelkopfschmerz, als ob ein Nagel eingeschlagen würde.

< morgens, geistige Anstrengung, Genussgifte, Sonne, Essen, Berührung
> Kopf-gegen-etwas-Pressen (starker Druck), abends, Ruhe

Spigelia anthelmia (Wurmkraut)

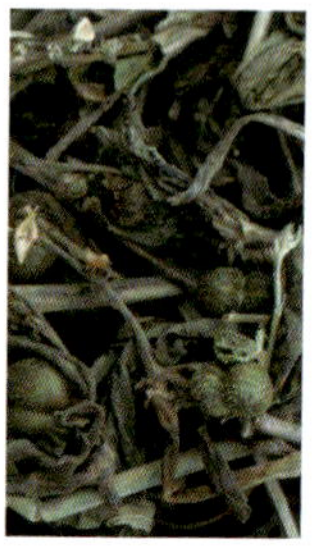

Klopfender oder heftig pulsierender Kopfschmerz links, wobei der Schmerz von vorn nach hinten durchzieht. Typisch sind Schwindel, ein Bandgefühl um den Kopf (wie Acidum carbolicum, Gelsemium sempervirens, Cactus grandiflorus) und ein starker Augenschmerz, der sich beim Augendrehen deutlich verschlimmert.

< Berührung, Bewegung, Geräusche, Erschütterung
> Liegen auf der rechten Seite

2.5 Mund

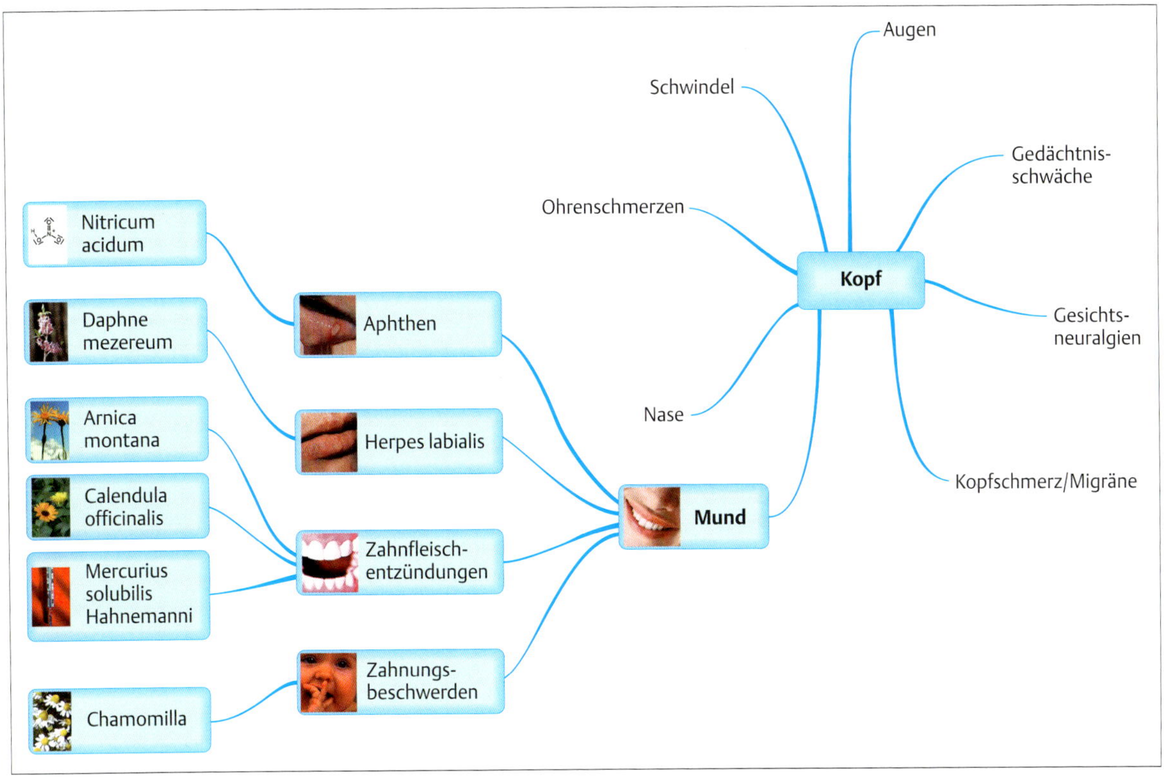

2.5.1 Aphthen

Nitricum acidum (Salpetersäure)

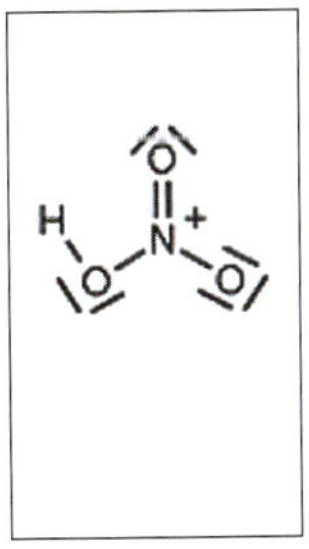

Blutendes Zahnfleisch, schmerzhafte Bläschen an der Zunge und Ulcera im Gaumenbereich sind typisch.

2.5.2 Herpes labialis

Daphne mezereum (Seidelbast)

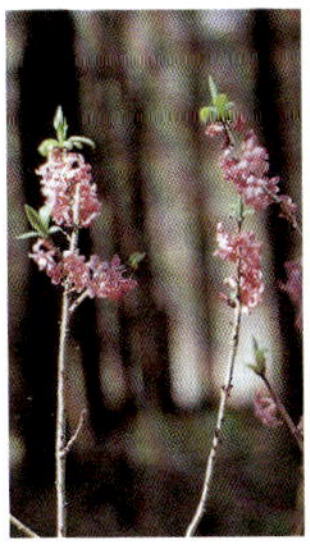

Juckreiz und Bläschen, die zur Eiterbildung neigen.

< Kälte, abends, Berührung

2.5.3 Zahnfleischentzündungen

Arnica montana (Bergwohlverleih)

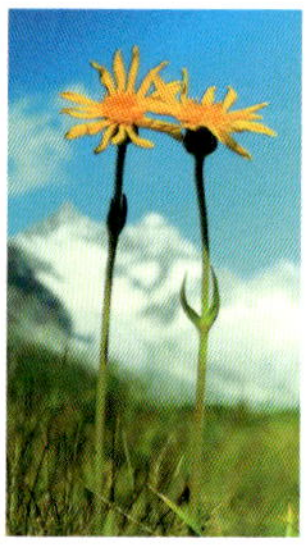

Als erstes Einsatzmittel bei Verletzungen und Blutungen passt Arnica montana zu den Symptomen der Zahnfleischentzündungen und -blutungen. Ebenso wirksam ist Arnica montana bei Verletzungen des Zahnfleisches nach Zahnextraktionen. Cave: Bei Überempfindlichkeit gegenüber Arnica montana Tiefpotenzen bis D6 meiden!

< geringste Berührung
> Liegen, Kopftieflage

Calendula officinalis (Ringelblume)

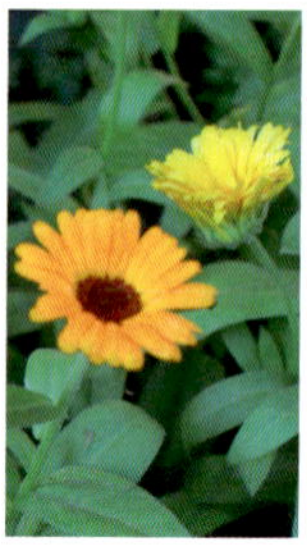

Bei Verletzungen, die eine Unverhältnismäßigkeit der Schmerzstärke aufweisen, muss an Calendula gedacht werden. Die Behandlung mit diesem Medikament ist wertvoll bei allen offenen Wunden, die nicht heilen wollen, fördert eine gesunde Granulation und damit die Heilung.

< feucht-schwüles Wetter

Mercurius solubilis Hahnemanni (Hg-Gemisch)

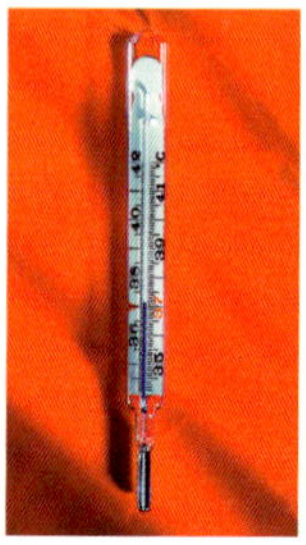

Leitsymptome für Mercurius solubilis Hahnemanni sind ein leicht blutendes, schwammiges Zahnfleisch und ein übel riechender Mundgeruch sowie starker Speichelfluss, der sich nachts verschlimmert. Der metallische, süßliche Mundgeschmack wird von starkem Durst begleitet. Es existiert ein wunder Schmerz bei Berührung und Kauen.

< nachts, Bettwärme, Bewegung
> kalte Getränke, Ruhe

2.5.4 Zahnungsbeschwerden

Chamomilla (Echte Kamille)

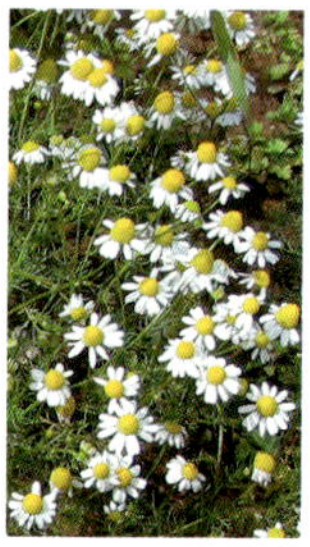

Die extreme, nervöse Überempfindlichkeit der Kinder richtet sich ganz besonders gegen Schmerz. Reizbar und ungeduldig wollen sie auf dem Arm herumgetragen werden. Die Begleitsymptome der Dentitionsbeschwerden sind Bauchkoliken mit stark stinkenden grünen Diarrhöen.

< abends und nachts, Ärger, Anstrengung, Hitze, Berührung
> Getragenwerden, lokale Wärme bei Bauchkoliken

2.6 Nase

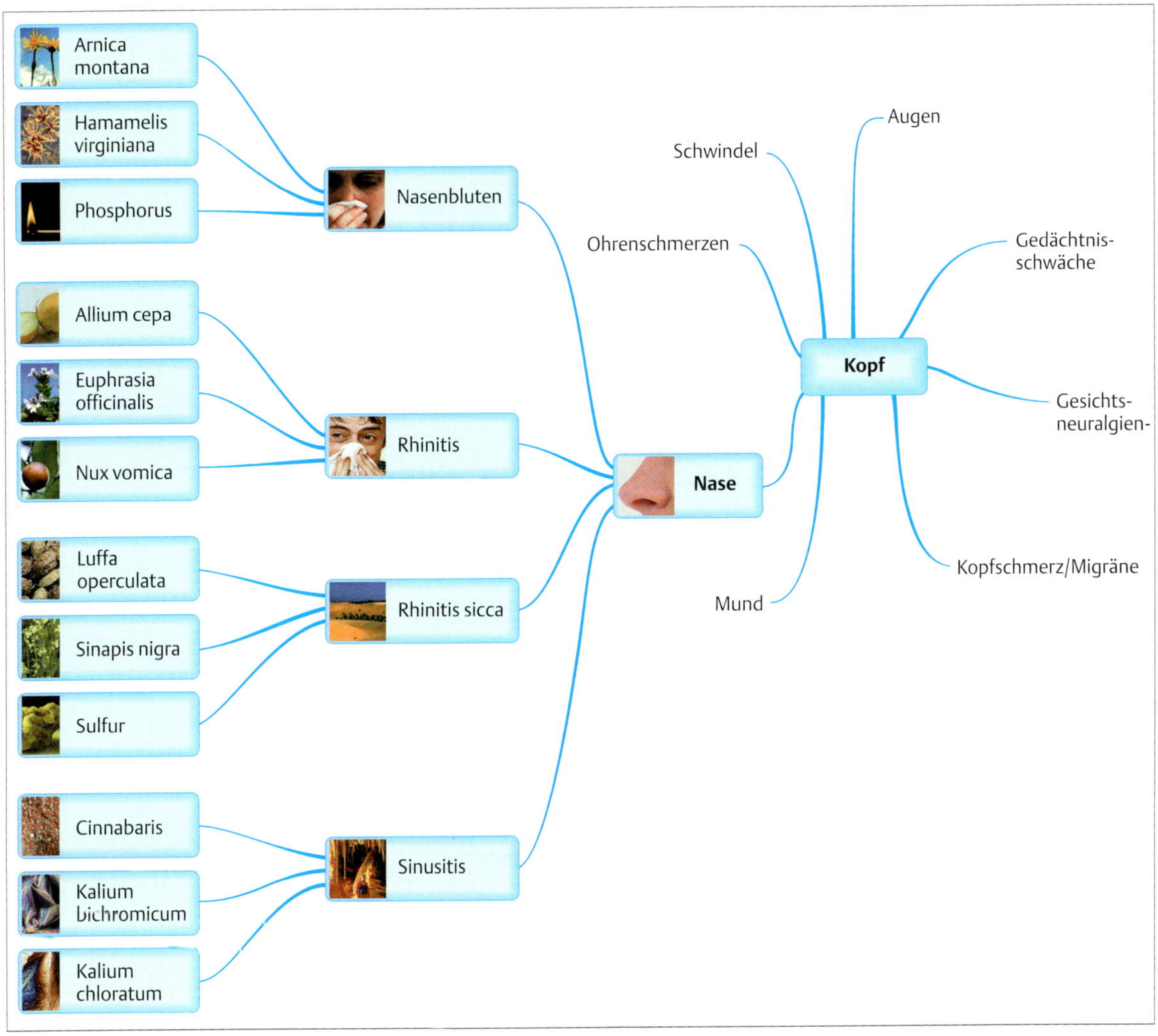

2.6.1 Nasenbluten

Arnica montana (Bergwohlverleih)

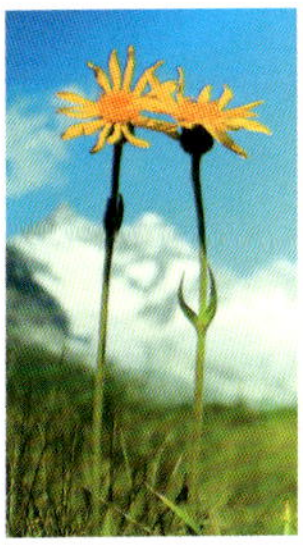

Bei allen Wunden und Blutungen sollte man zuerst an Arnica denken, wobei Kopf und Gesicht heiß im Gegensatz zum kühlen Körper sind (Kopfkongestionen mit Vertigo bei arterieller Hypertonie). Leitsymptome sind die außerordentliche Empfindlichkeit des ganzen Körpers gegen Berührung und Erschütterung.

< Bewegung, Berührung, Erschütterung

> Ruhe, Liegen

Hamamelis virginiana (Virginische Zaubernuss)

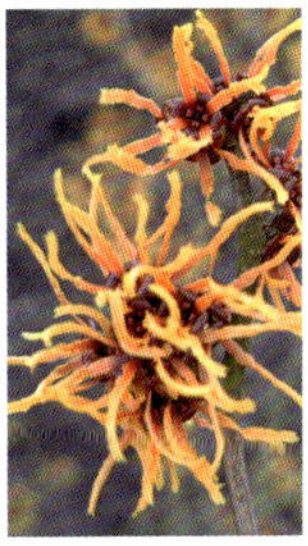

Hamamelis findet seinen Einsatz bei dunklen Hämorrhagien, Blutstauungen im Kopf mit hämmernden Schläfen und Kopfschmerzen. Es handelt sich um heftiges Nasenbluten aus dem Locus Kiesselbachi mit einem Stauungsgefühl über dem Nasensattel.

< Erschütterung, Berührung, feuchte Wärme

> kühle Umschläge

Phosphorus (Gelber Phosphor)

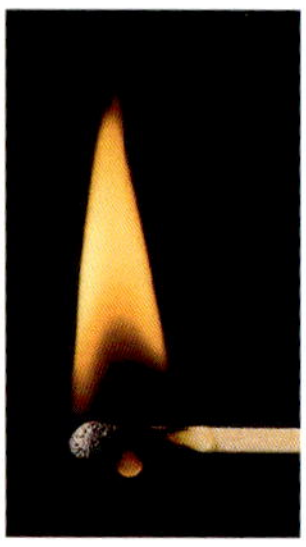

Phosphorus hat eine Neigung zu hellroten Blutungen aus allen Organen. Die hämorrhagische Diathese ist mit einer Schwäche und leichten Erschöpfung gekoppelt. Typisch sind jedoch eine ebenso schnelle Erholung des Patienten sowie die Hyperästhesie aller Sinne.

< feuchte Kälte, nachts, Bewegung, geistige und körperliche Anstrengung
> Ruhe, Liegen

2.6.2 Rhinitis

Allium cepa (Küchenzwiebel)

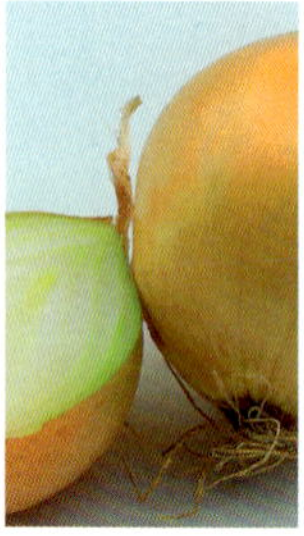

Es findet sich eine Rhinitis mit reichlichem ätzenden Schnupfen und milder Augensekretion. Das Sekret ist wässrig und kann sowohl bei Erkältungen als auch bei Pollinosis auftreten und von Kopfschmerzen begleitet sein.

< abends, Wärme, warmes Zimmer
> im Freien, Kälte

Euphrasia officinalis (Augentrost)

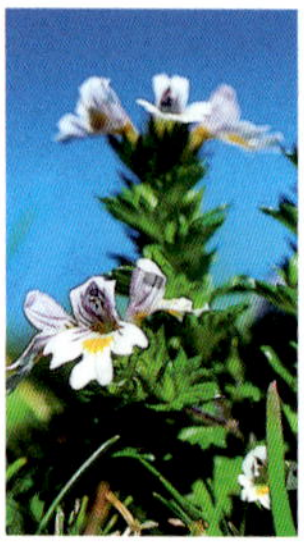

Bei Euphrasia officinalis ist die Leitsymptomatik eine katarrhalische Entzündung mit starker Lichtempfindlichkeit. Der Schnupfen ist mild bei scharfem Tränenfluss mit Augenbrennen.

< abends, Wärme, ab 3 Uhr
> Dunkelheit, Bewegung, Kälte

Nux vomica (Brechnuss)

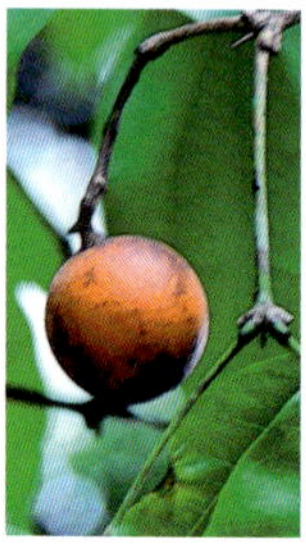

Allgemein ist Nux vomica fröstelig und hat ein Kältegefühl bei Hitze des Kopfes und Rötung. Bei der vorhandenen Überempfindlichkeit der Sinne und einer deutlichen Zugempfindlichkeit kommt es infolge von Abkühlung schnell zu Erkältungen. Die Nase ist trocken und verstopft, und es kann ein juckender Schnupfenreiz auftreten.

< Kälte und Nässe, morgens, Bewegung
> in Wärme, nach kurzem Schlaf, abends

2.6.3 Rhinitis sicca

Luffa operculata (Schwammgurke)

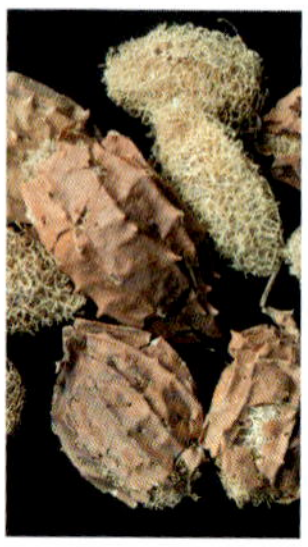

Eingesetzt wird Luffa operculata erfolgreich bei trockenen Reizzuständen von Nase und Nasennebenhöhlen. Es handelt sich um chronisch-entzündliche, atrophische Schleimhautprozesse mit Borkenbildung und Stirnkopfschmerz.

< morgens, trockene Luft
> im Freien

Sinapis nigra (Schwarzer Senf)

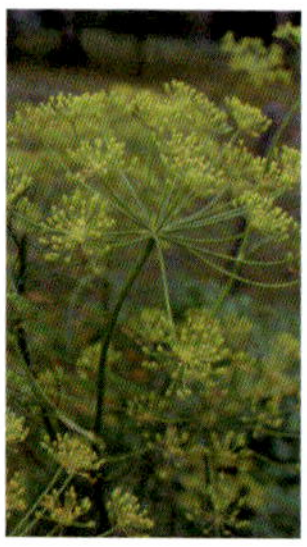

Die Nasenlöcher sind bei Sinapis nigra trocken und abwechselnd verstopft. Die spärliche Absonderung ist scharf. Der retronasal auftretende Schleim kann sich dabei als Besonderheit kalt anfühlen.

> Hinlegen

Sulfur (Schwefel)

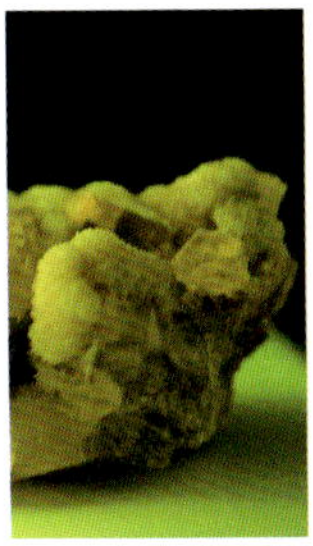

Sulfur wirkt u. a. auf Schleimhäute wie die der Nase bei (chronischer) Rhinitis und Sinusitis. Es kann sich dabei um einen Stockschnupfen oder um ein brennendes, wund machendes Nasensekret handeln.

< vormittags, Bettwärme, nasse Kälte
> Bewegung, frische Luft, trockenwarmes Wetter

2.6.4 *Sinusitis*

Cinnabaris (Rotes Quecksilbersulfid)

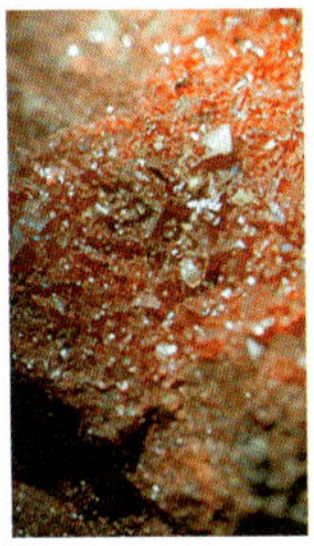

Druck und Schmerz an der Nasenwurzel, der in die Gesichtsknochen beidseitig ausstrahlt. Fädiger Schleim zieht hinten den Hals herunter.

< Liegen auf der rechten Seite

Kalium bichromicum (Kaliumdichromat)

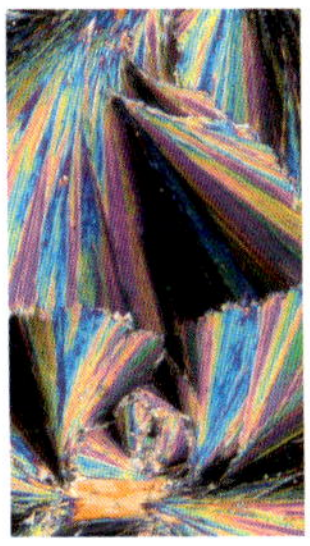

Chronische Sinusitis mit gelb-grünem Schnupfen. Dicke, zähe Schleimklumpen und ein Verstopfungsgefühl der Nase treten auf, sowie ein retronasales Tröpfeln mit Räusperreiz.

< morgens zwischen 3 – 5 Uhr
> Hitze, Bewegung

Kalium chloratum (Kaliumchlorid)

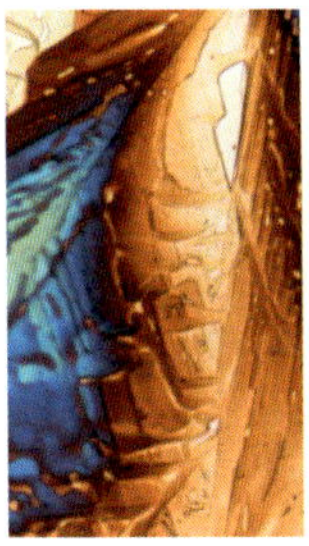

Sinusitis mit Schwerhörigkeit, Tubenkatarrh und Ohrgeräuschen.

< Bewegung, Bettwärme
> Sitzen

2.7 Ohrenschmerzen

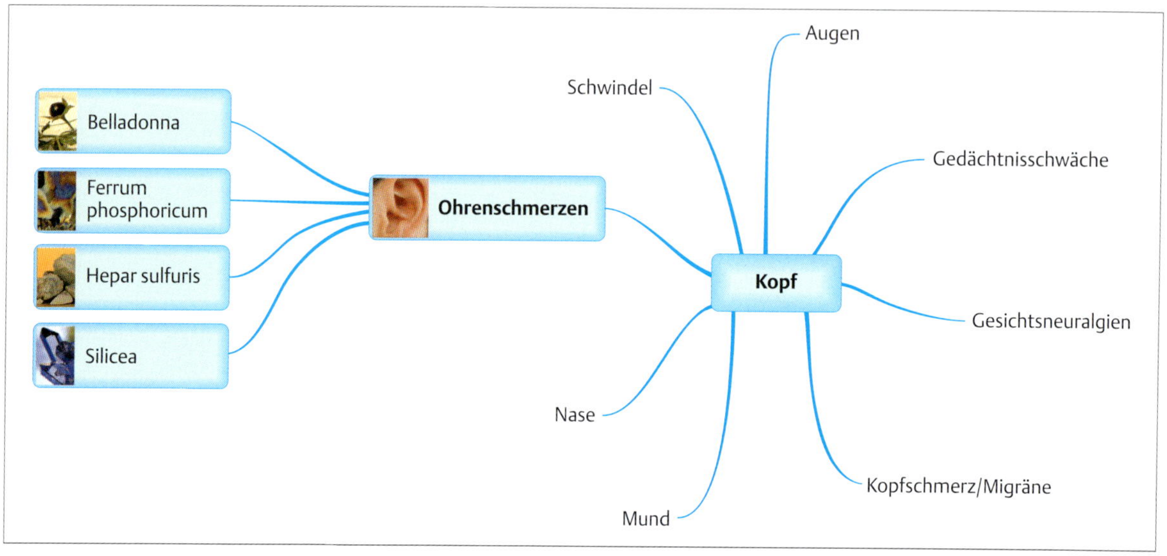

Belladonna (Tollkirsche)

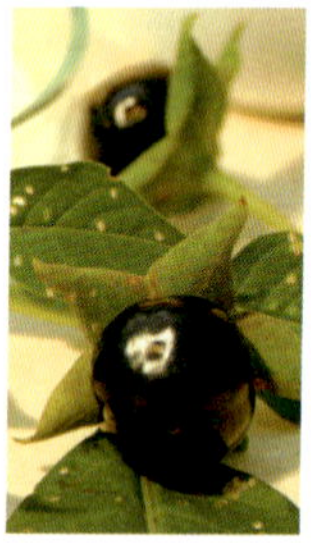

Reißender, pulsierender, klopfender (pulssynchroner) Schmerz im äußeren und im Mittelohr. Kinder schreien im Schlaf auf. Akute und subakute Zustände der eustachischen Röhre – Autophonie.

Ferrum phosphoricum (Eisenphosphat)

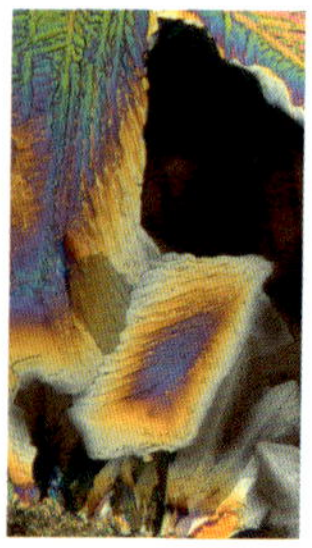

Das Mittel für das erste Stadium aller fieberhaften Störungen und Entzündungen – vor Beginn der Exsudation. Beginnende Otitis mit Geräuschen und Pulsieren – bei gerötetem und ausgebeultem Trommelfell (rechtsbetont).

< nachts, 4–6 Uhr, Berührung, Stoß, Bewegung
> kalte Anwendungen

Hepar sulfuris (Kalkschwefelleber)

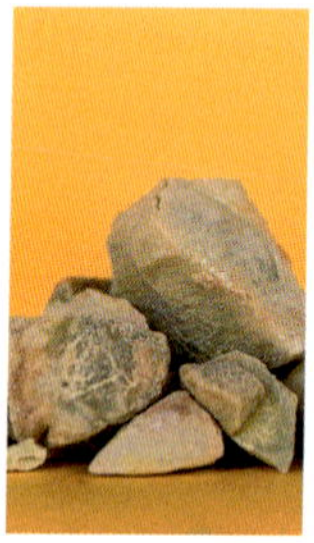

Eitrige Prozesse, Otitiden mit Stechen und Krachen im Ohr. Gehörgangsfurunkel.

< Kälte
> Wärme

Silicea (Kieselsäure)

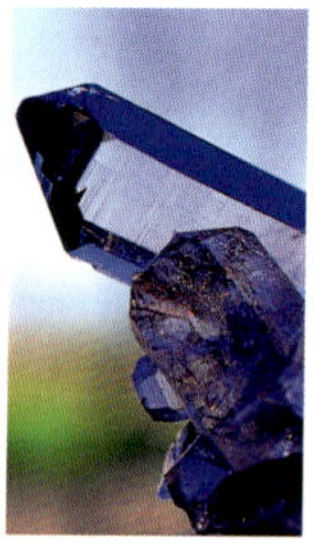

Chronische Otitis media und externa, Gehörgangsekzeme.

< Kälte, abends, nachts
> Wärme, warmes Einhüllen

2.8 Schwindel

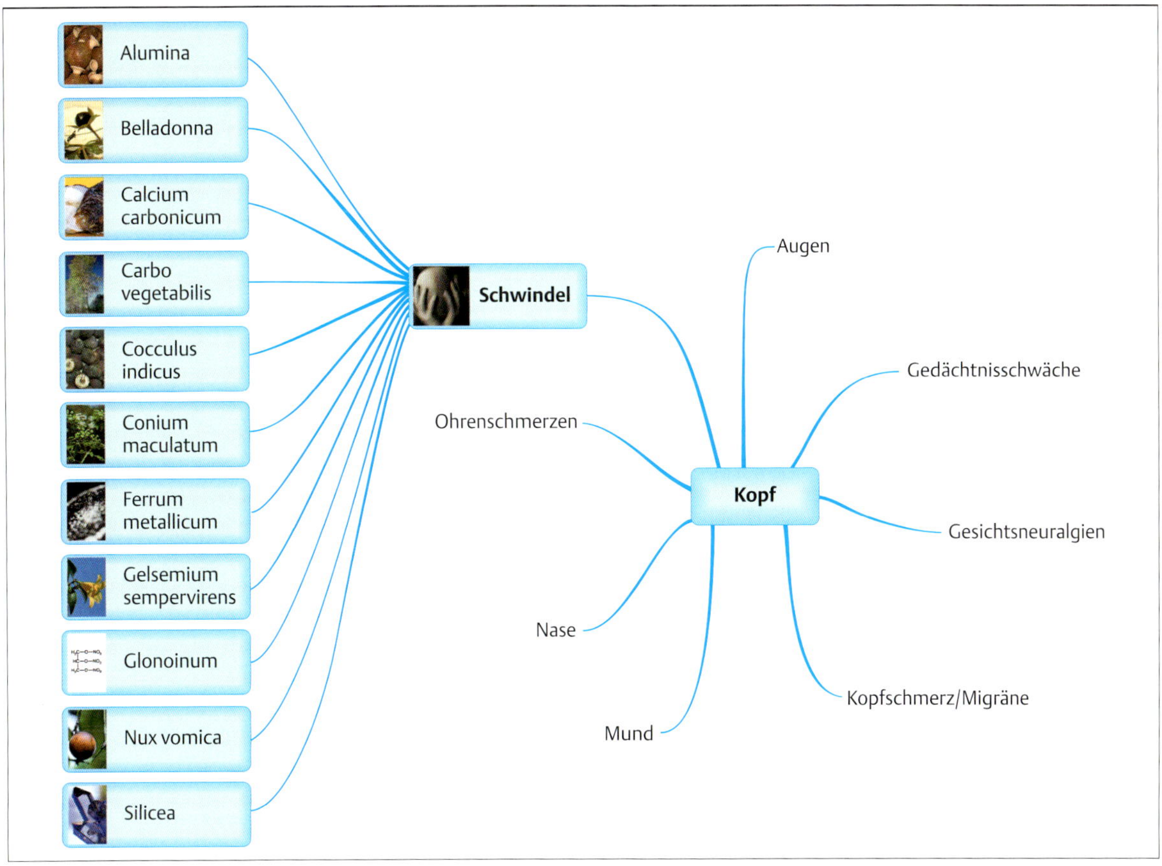

Alumina (Tonerde)

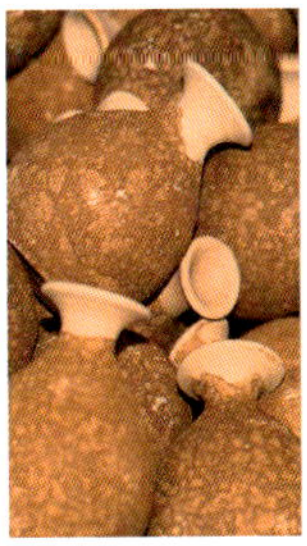

Kopfdruck wie von einem engen Hut mit Schwindel und Übelkeit.

< morgens
> Nahrungsaufnahme

Calcium carbonicum (Austernschalenkalk)

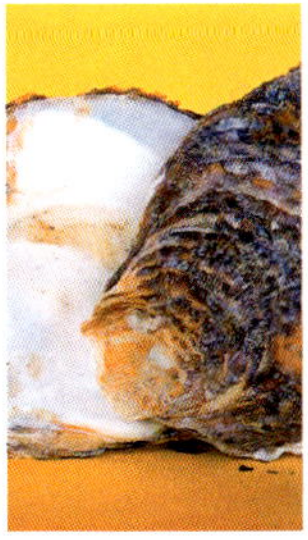

Anstrengungskopfschmerz mit dem Gefühl eines Gewichtes auf dem Kopf. Hitze und Schweregefühl im Kopf – bei Blässe und Gedunsenheit. Schwindel beim Drehen des Kopfes und beim Steigen.

< Kälte, Nässe, Anstrengungen, Essen
> im Freien

Belladonna (Tollkirsche)

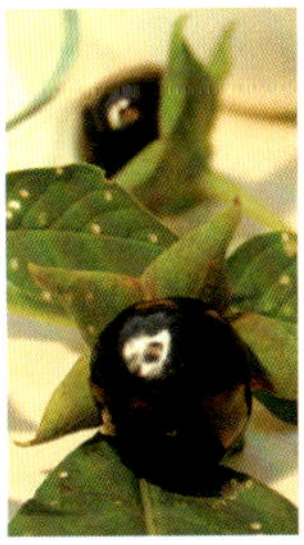

Schwindel mit Fallneigung nach links oder hinten.

< Liegen, Sonne, Licht, Berührung
> Druck

Carbo vegetabilis (Holzkohle)

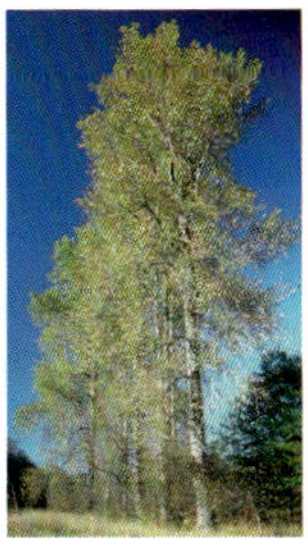

Schwindel mit Übelkeit und Ohrenklingen, Kollapsneigung mit kaltem Gesichtsschweiß. Typisch für Carbo vegetabilis ist die mangelhafte Oxidation.

< abends, Wein- und Kaffeegenuss, fettes Essen
> Zufächeln von Frischluft, Aufstoßen, Kälte

Cocculus indicus (Indische Kockelskörner)

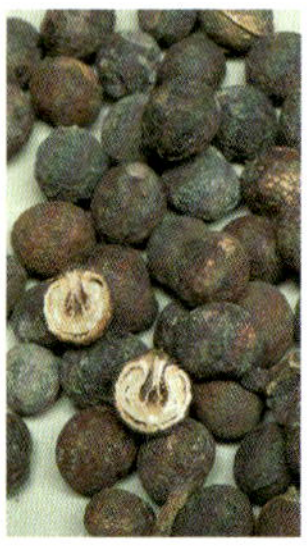

Fahrschwindel, Schwindel mit Übelkeit, Seekrankheit. Charakteristisch ist das Leeregefühl im Kopf.

< Schlafmangel, nach emotioneller Störung, Rauchen, Fahren, Berührung

Conium maculatum (Gefleckter Schierling)

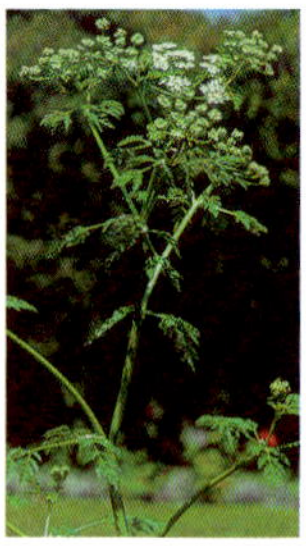

Drehschwindel besonders beim Umdrehen im Bett.

< jede Kopfbewegung

Ferrum metallicum (Eisen)

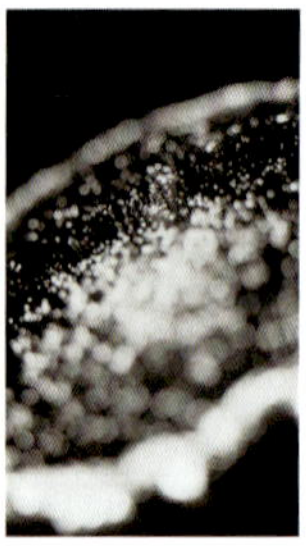

Schwindel beim Anblick bewegter Gegenstände (wie fahrende Züge, fließendes Wasser etc.). Haut und Schleimhäute zeigen ein blasses Aussehen mit der Tendenz, leicht zu erröten.

< Stillsitzen, Schwitzen, Mitternacht
> langsame Bewegung

Gelsemium sempervirens (Gelber Jasmin)

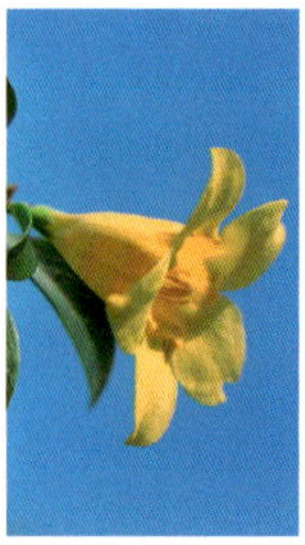

Der Schwindel breitet sich vom Hinterkopf her aus mit einem Schweregefühl im Kopf.

< Denken an Beschwerden, Aufregung, vor Gewitter
> Druck, Liegen mit erhöhtem Kopf, Wasserlassen, frische Luft, Stimulantien

Glonoinum (Nitroglyzerin)

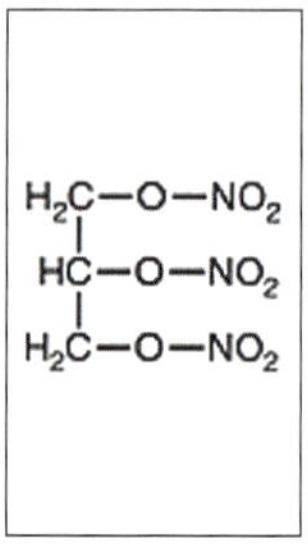

Kopfkongestionen bei cerebralen Durchblutungsstörungen, arterielle Hypertonie, Verwirrung mit Schwindelgefühlen, Morbus Menière. Charakteristisch ist ein Vergrößerungsgefühl des Kopfes.

< Wärme, Sonne, Alkohol, Bewegung
> im Freien, Ruhighalten des Kopfes

Nux vomica (Brechnuss)

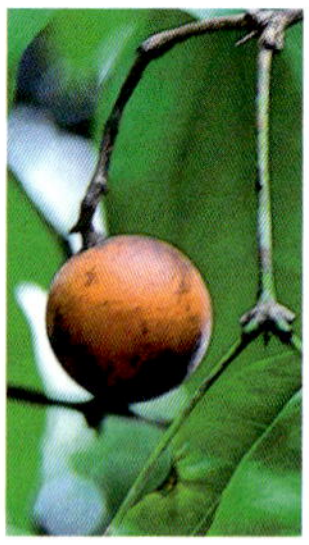

Drehschwindel am Vormittag mit dem Gefühl der Trunkenheit, Überempfindlichkeit aller Sinne.

< nach dem Essen, morgens, Stimulantien, Gewürze
> Schlaf, abends, Ruhe

Silicea (Kieselsäure)

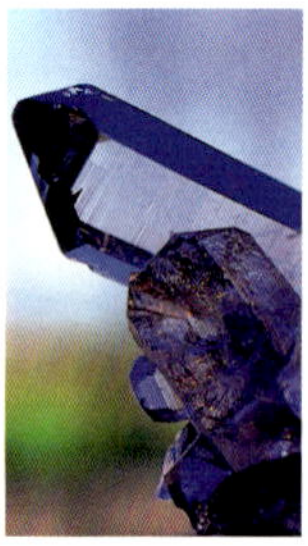

Schwindel beim Hochblicken (wie Pulsatilla pratensis).

> Warmes Einwickeln, Linkslage

3 Hals

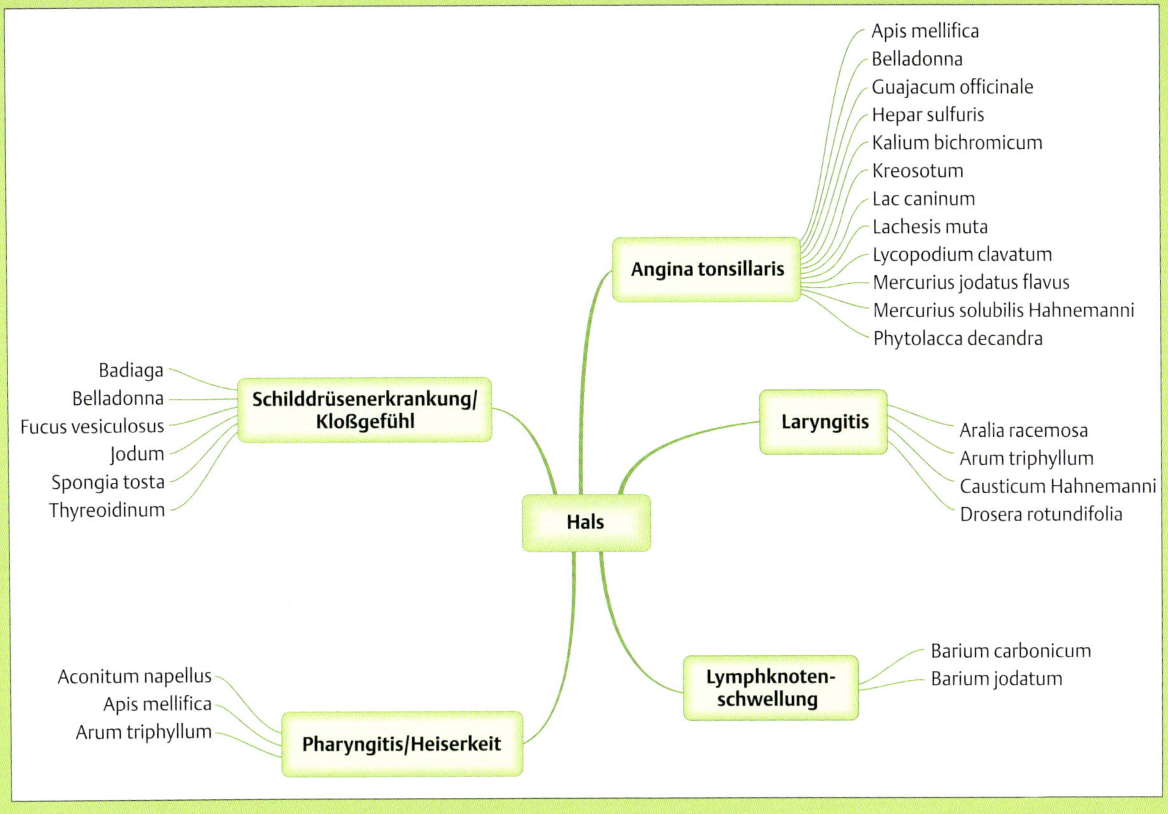

Hals
Angina tonsillaris
Apis mellifica
Belladonna
Guajacum officinale
Hepar sulfuris
Kalium bichromicum
Kreosotum
Lac caninum
Lachesis muta
Lycopodium clavatum
Mercurius jodatus flavus
Mercurius solubilis Hahnemanni
Phytolacca decandra
Schilddrüsenerkrankung/ Kloßgefühl
Badiaga
Belladonna
Fucus vesiculosus
Jodum
Spongia tosta
Thyreoidinum
Laryngitis
Aralia racemosa
Arum triphyllum
Causticum Hahnemanni
Drosera rotundifolia
Lymphknoten-schwellung
Barium carbonicum
Barium jodatum
Pharyngitis/Heiserkeit
Aconitum napellus
Apis mellifica
Arum triphyllum

3.1 Angina tonsillaris

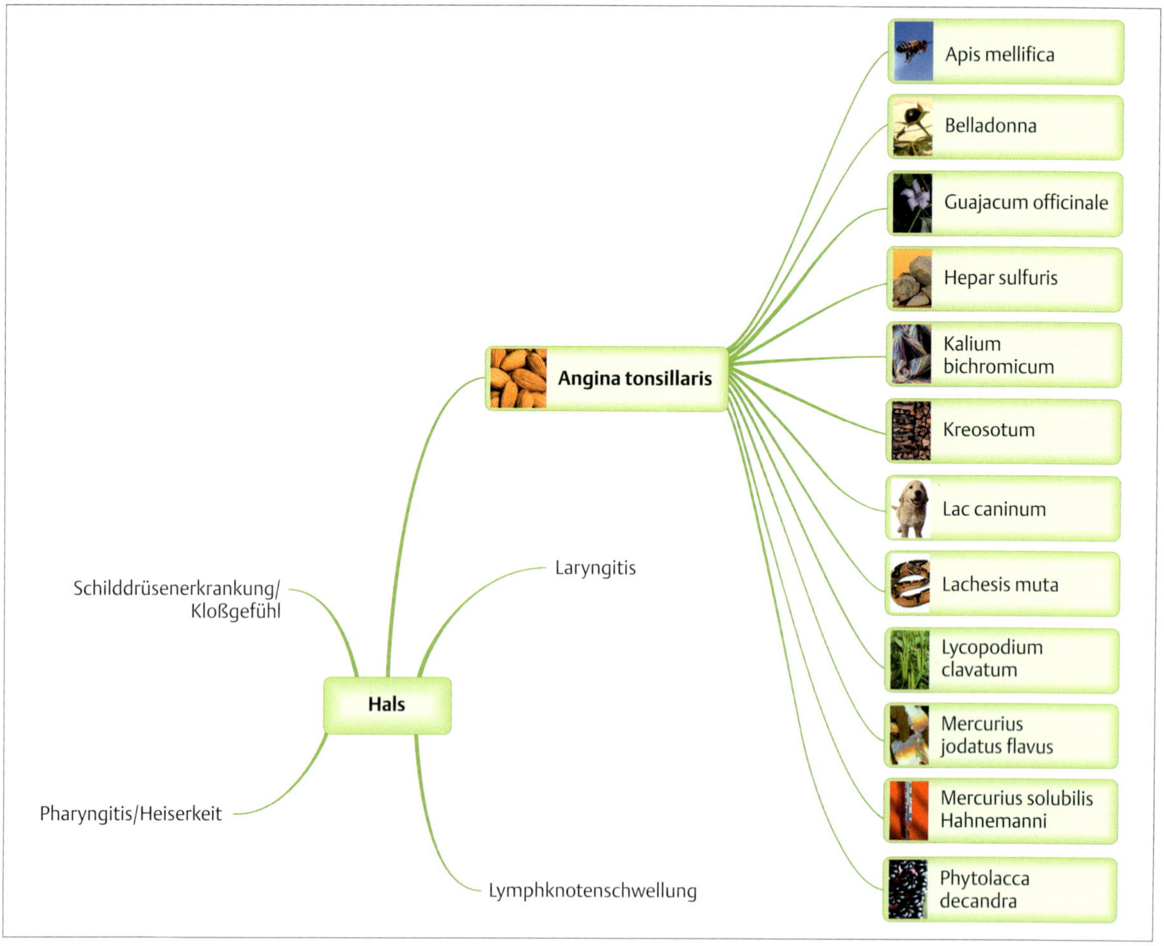

Apis mellifica (Honigbiene)

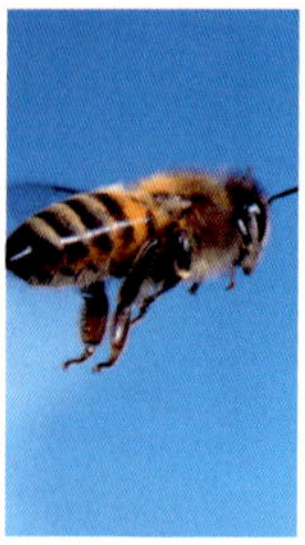

Spiegelglatte, glänzende Tonsillen, die feuerrot sind. Geschwollene Uvula. Oft Durstlosigkeit trotz trockenem Mund mit stechenden Schmerzen.

< Wärme, Berührung, Druck
> Kälte

Belladonna (Tollkirsche)

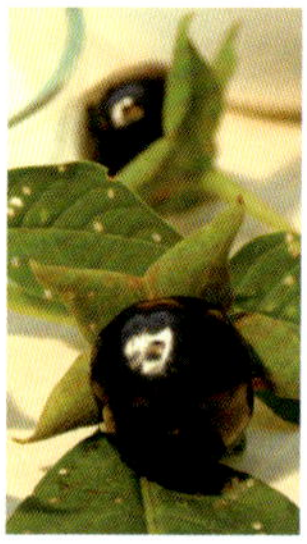

Rote, vergrößerte Tonsillen mit viel Durst (Angst vor dem Trinken, weil der Schmerz so stark ist). Zusammenschnürungsgefühl und Berührungsempfindlichkeit des Halses. Die Patienten haben oft Schluckzwang und hohes Fieber.

< Schlucken von Flüssigkeiten

Guajacum officinale (Harz des Guajak-Baumes)

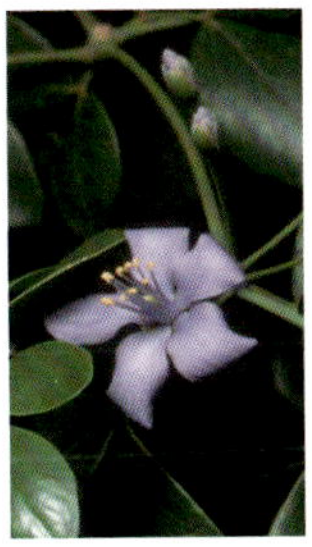

Akute Angina tonsillaris mit Brennen und Schwellung. Rheumatische Gelenkbeschwerden als Folge von chronischen Tonsillitiden.

< Druck, Berührung

Hepar sulfuris (Kalkschwefelleber)

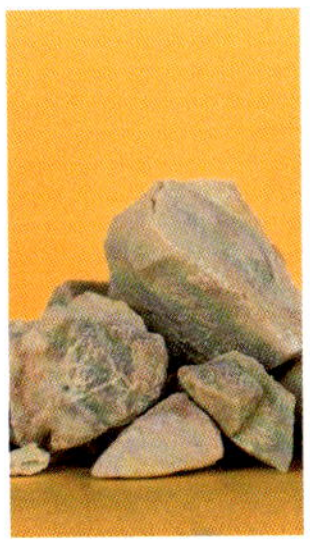

Die gereizten Patienten haben typischerweise ein Splitter- oder Kloßgefühl im Rachen. Die Stiche strahlen bis zu den Ohren aus.

< Kälte
> warmes Einhüllen des Halses, warme Getränke

Kalium bichromicum (Kaliumdichromat)

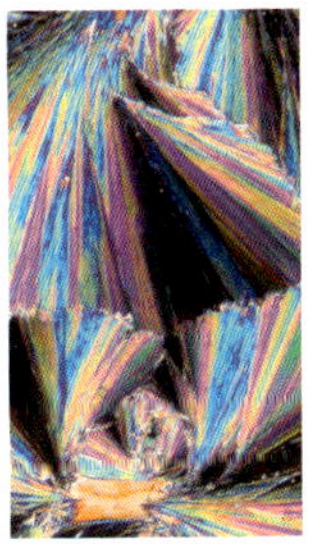

Rot entzündeter Hals, gelb-grüner Eiter auf den Tonsillen mit festem, zähem Schleim. Viel Nachtschweiß gegen Morgen.

< morgens, Kälte
> Wärme

Kreosotum (Buchenholzteerkreosot)

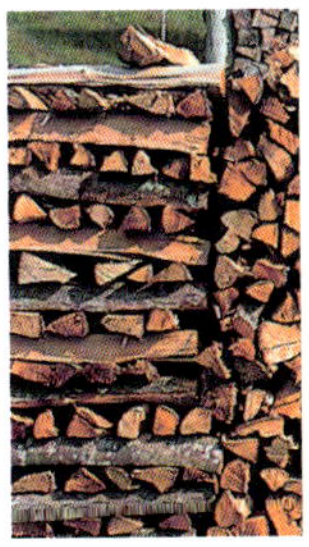

Übler, fauliger Mundgeruch und bitterer Geschmack mit Brennen im Hals.

< im Freien, Kälte, Liegen
> warme Nahrung

Lac caninum (Hundemilch)

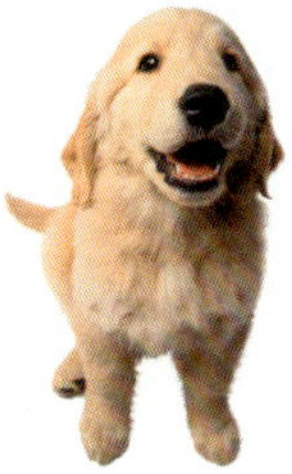

Die Tonsillitis wechselt schnell von einer zur anderen Seite. Auf die Tonsillen aufgelagert sind glänzend weiße Beläge (aussehend wie lackiert oder Porzellan).

< morgens oder abends im Wechsel, Periode
> kalte Getränke

Lachesis muta (Buschmeister)

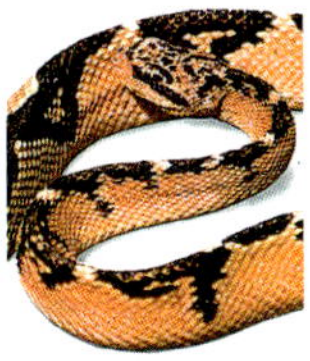

Seitenwechsel von links nach rechts möglich. Sehr schmerzhafte Angina, die ins linke Ohr ziehen kann. Die Schleimhaut sieht purpur-bläulich aus.

< nach Schlaf, heiße Getränke, Druck am Hals

Lycopodium clavatum (Bärlapp)

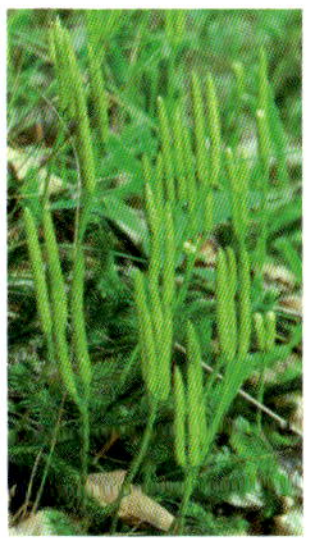

Eventuell Seitenwechsel von rechts nach links. Trockener Hals ohne Durst, stechender Schluckschmerz.

< kalte Getränke
> warmes Essen und Trinken

Mercurius jodatus flavus (Gelbes Quecksilberjodid)

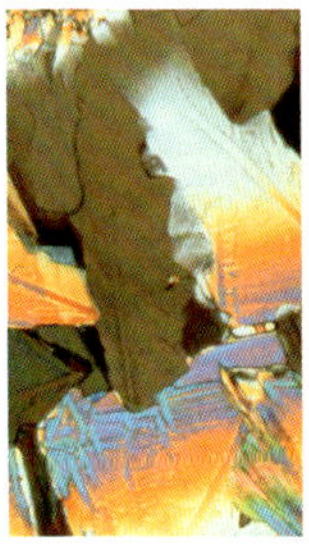

Die Tonsillen zeigen graue oder gelbe, oberflächliche Stippchen verbunden mit käsigem Geruch (Angina lacunaris). Hohes Fieber und stark geschwollene Drüsen bei andauernder Schluckneigung, tiefe Zahneindrücke am seitlichen Zungenrand.

< nachts, warme Getränke
> starker Druck

Mercurius solubilis Hahnemanni (Hg-Gemisch)

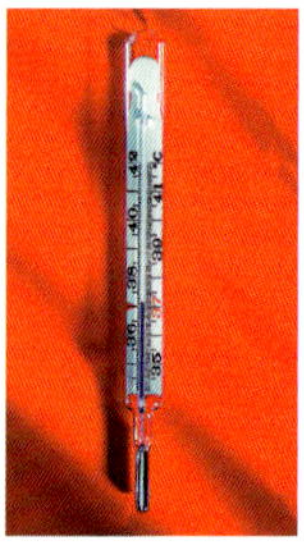

Starker Speichelfluss und Schluckzwang mit stärkerer Wirkung auf die linke Seite. Es finden sich gleichzeitig Trockenheit und Brennen des Halses, sowie häufig ein süßlicher, metallischer Mundgeruch und -geschmack.

< nachts im Bett, extreme Wärme und Kälte

Phytolacca decandra (Kermesbeere)

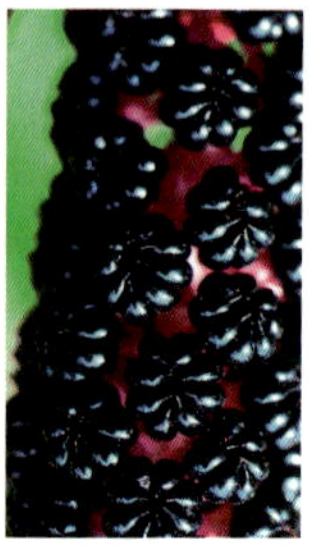

Schmerzen der Tonsillen beidseitig zu den Ohren ziehend. Der Schmerzcharakter ist reißend und blitzartig. Cave: Tonsillitis mit Gelenkbeteiligung, knackende Kieferwinkel und Zähneknirschen im Schlaf sind typisch.

< Nässe, Bewegung, nachts
> Wärme, kalte Getränke, Ruhe

3.2 *Laryngitis*

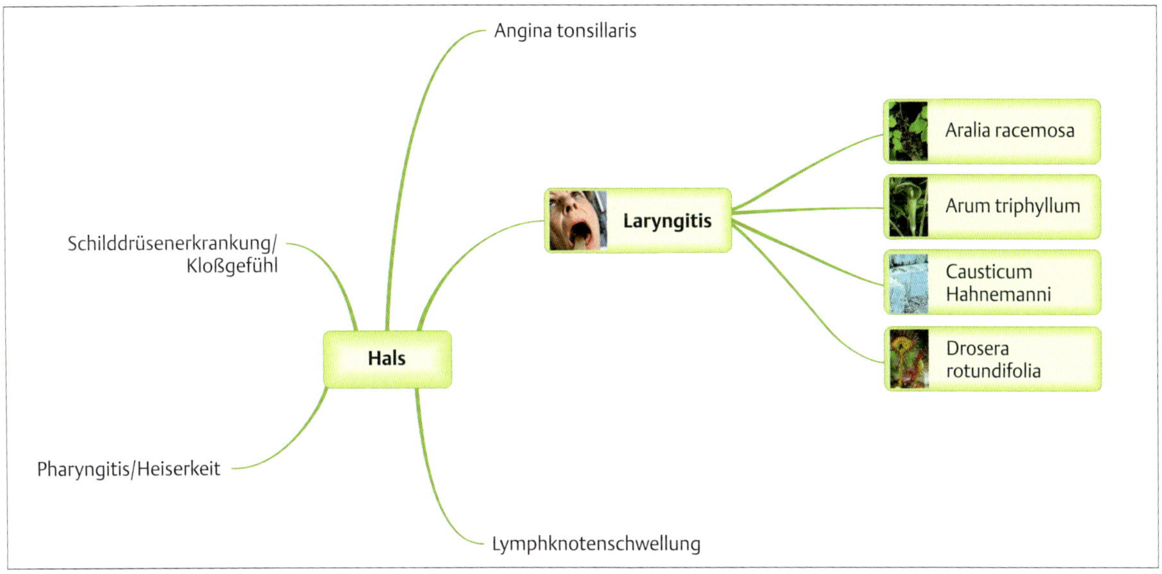

Aralia racemosa (Amerikanische Narde)

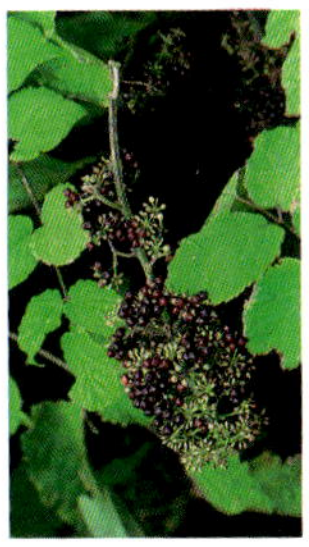

Fremdkörpergefühl und Räusperreiz mit Kitzeln im Hals.

< beim Hinlegen, Frühling

Arum triphyllum (Zehrwurzel)

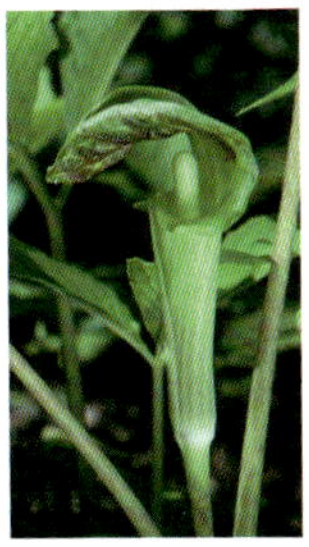

Räusperreiz (chronisch), Heiserkeit mit Schwellungen der Unterkieferdrüsen. Viel Schleimauswurf, wobei die Stimme unkontrollierbar und unsicher ist.

< Reden, Singen

Causticum Hahnemanni (Löschwasser von Kalk)

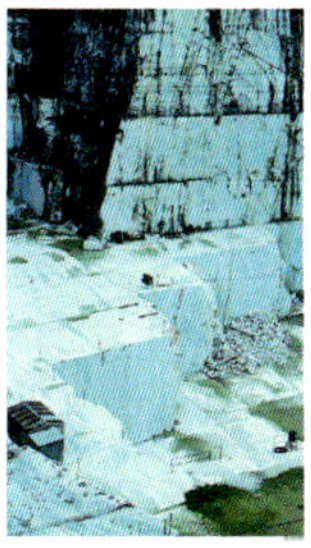

Heiserkeit und Aphonie mit Husten und Wundheitsgefühl in Trachea und Brust.

< Bettwärme
> kalte Getränke

Drosera rotundifolia (Sonnentau)

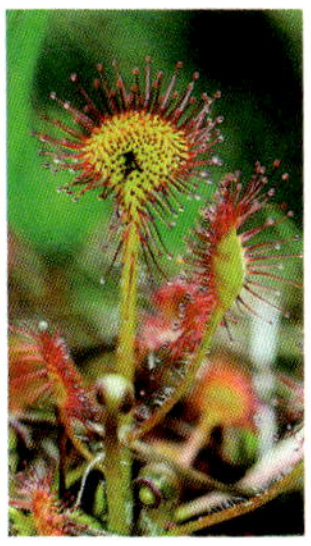

Heisere, tiefe Stimme mit Krümel- oder Federgefühl im Hals.

< ab Mitternacht

3.3 Lymphknotenschwellung

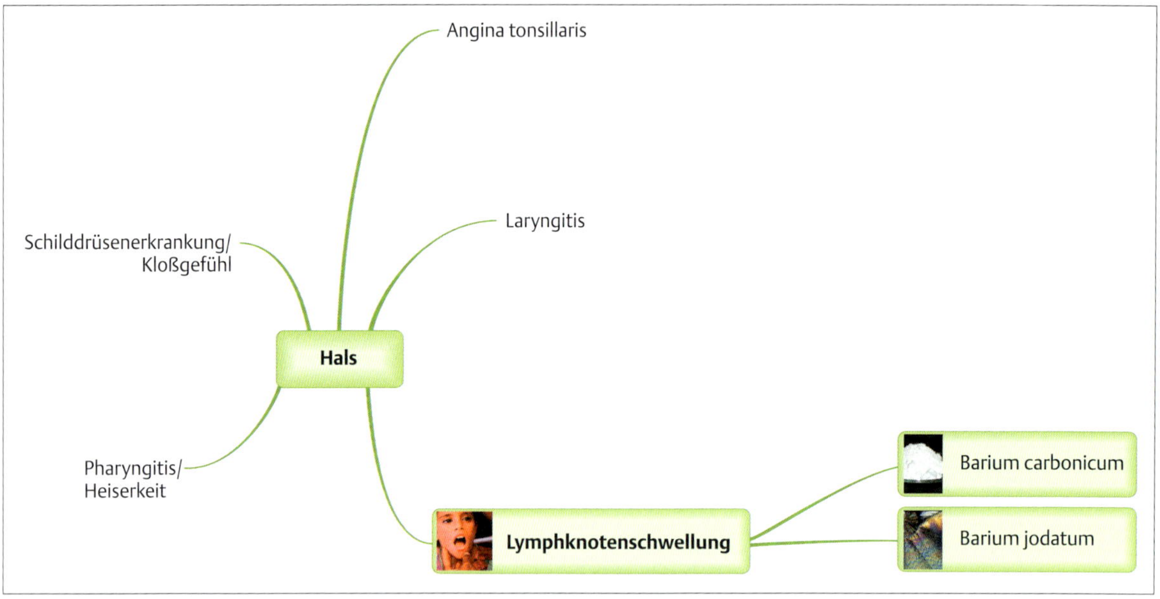

Barium carbonicum (Bariumkarbonat)

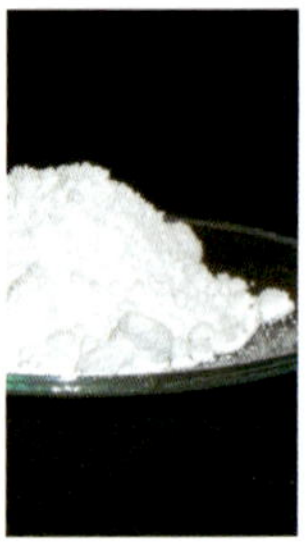

Geschwollene Unterkieferdrüsen, Lymphknotenschwellungen im Nacken unterhalb der Ohren und dicke Tonsillen. Stechender Schmerz beim Schlucken.

< Wetterwechsel und nasskaltes Wetter, Denken an die Symptome

Barium jodatum (Bariumjodid)

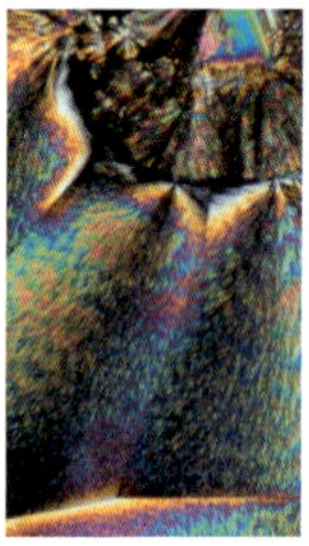

Wirkung auf das Lymphsystem bei Leukozytose und Angina mit verhärteten Drüsen.

3.4 Pharyngitis/Heiserkeit

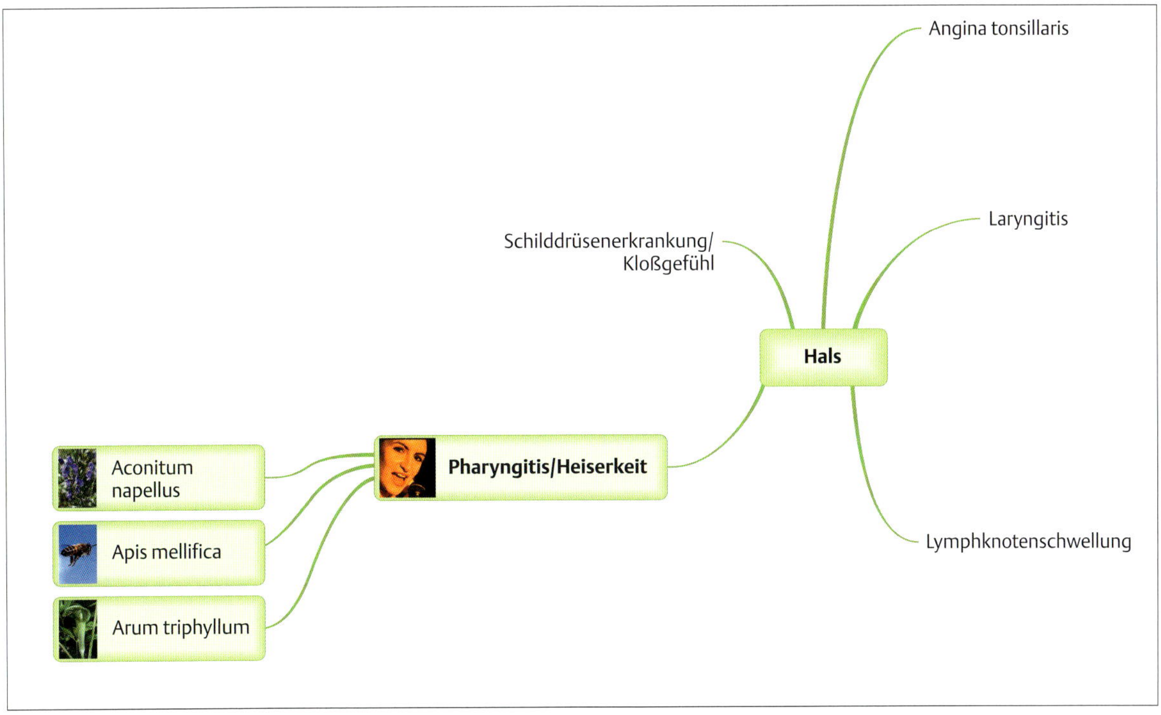

Aconitum napellus (Sturmhut)

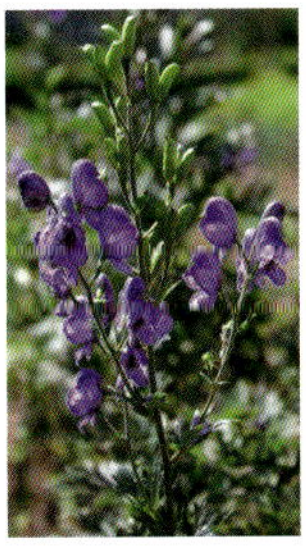

Pharyngitis und Heiserkeit als Folge von Unterkühlung, Erkältung und kaltem Wind treten bei Aconitum napellus plötzlich und anfallsartig abends, vor Mitternacht auf. Das Mittel passt besonders gut in das Anfangsstadium einer akuten Erkrankung mit Fieber (siehe auch die Mind-Map® Infekte/Fieber/Grippe).

< Kälte, Schreck, Angst
> im Freien

Apis mellifica (Honigbiene)

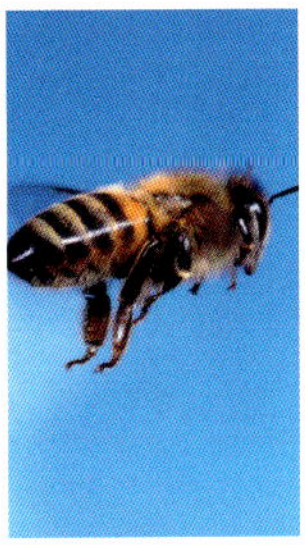

Der geschwollene rote Hals hat als Besonderheiten ein Zusammenschnürungsgefühl und das Gefühl einer Fischgräte. Die für Apis mellifica typische Durstlosigkeit ist hierbei ebenso vorhanden wie der stechende Halsschmerz.

< Hitze, Berührung, Druck, nach Schlaf
> frische Luft, Abkühlung

Arum triphyllum (Zehrwurzel)

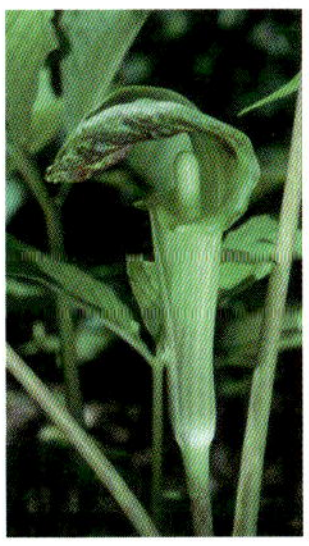

Arum triphyllum wirkt auf Schleimhäute wie bei einer Laryngitis und Pharyngitis mit Stimmbandschwäche nach Überanstrengung bei Lehrern, Sprechern und Sängern.

< nasskaltes Wetter, Druck, Beengung
> frische Luft, Gurgeln

3.5 Schilddrüsenerkrankung/Kloßgefühl

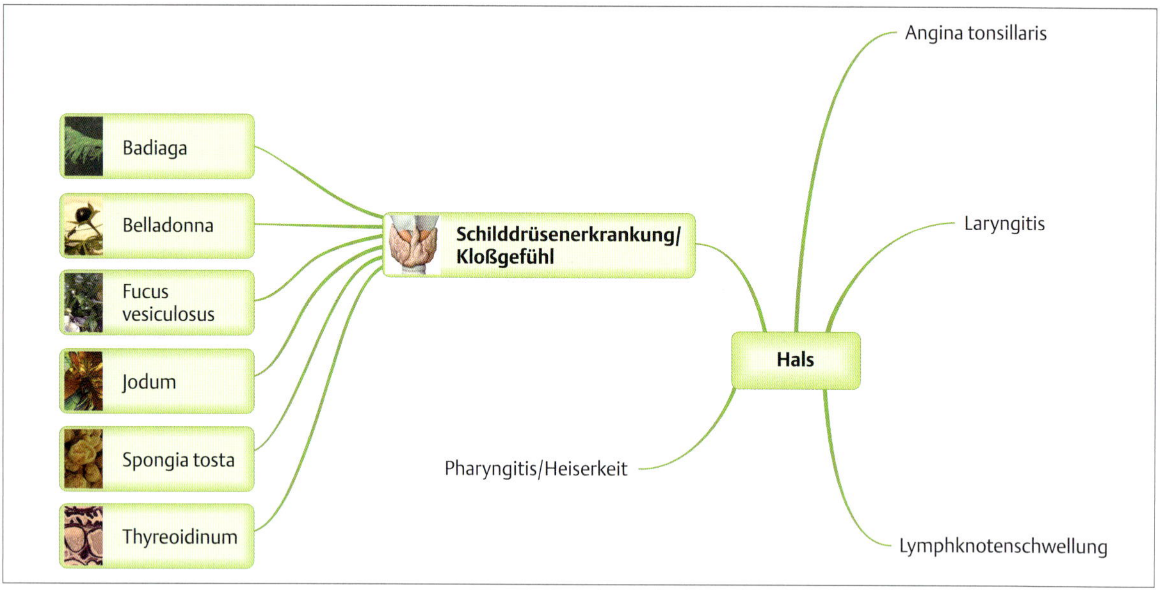

Badiaga (Süßwasserschwamm)

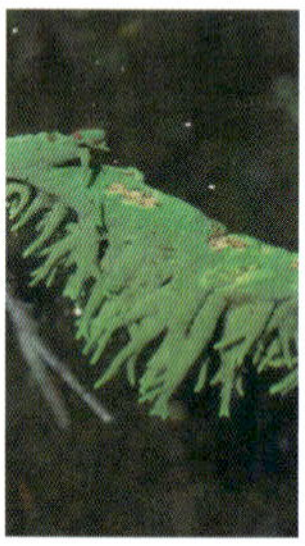

Einsatz bei allen Schilddrüsenschwellungen und Morbus Basedow.

< Kälte, Berührung, Bewegung
> Wärme

Belladonna (Tollkirsche)

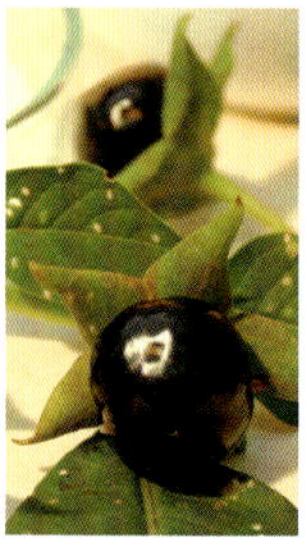

Struma mit Kloßgefühl und Exophthalmus. Die Trockenheit des Halses macht das Schlucken schwierig und erzeugt so eine Angst vor dem Trinken.

< Berührung, Hinlegen
> fester Druck, Zurückbeugen, halbaufrechte Lage

Fucus vesiculosus (Blasentang)

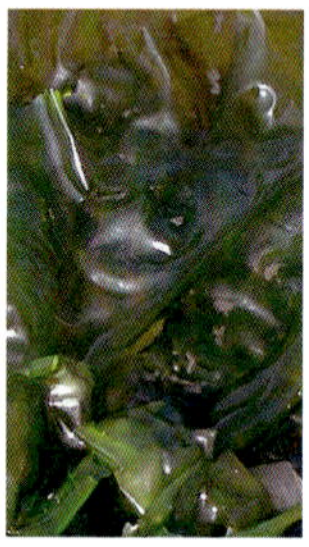

Das jodhaltige Mittel kann gut bei Struma mit Adipositas bei kühlen, aufgeschwemmten Patienten eingesetzt werden, wobei das Jodmangelstruma gut auf D1 reagiert, während bei hyperthyreoter Struma mit einer D6 therapiert werden sollte.
Cave bis D4: Jod-Überempfindlichkeit

Jodum (Jod)

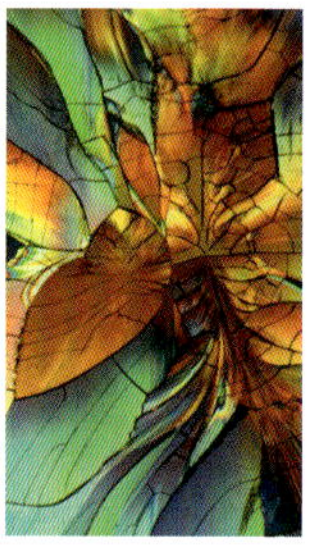

Jodum bewährt sich besser als -jodat oder -jodit-Verbindungen bei Schilddrüsen-Symptomen mit Herzklopfen.

Spongia tosta (Gerösteter Meerschwamm)

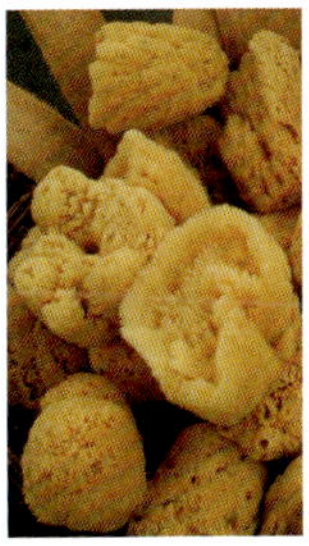

Ein geeignetes Medikament für Struma mit Zusammenschnürungsgefühl im Hals. Bei Struma bedingtem Reizhusten ist ebenso eine günstige Wirkung durch die Einnahme von Spongia tosta zu erwarten. Charakteristisch ist auch ein Brennen und Gefühl, als hätte man etwas Heißes im Hals und als müsse man durch einen Schwamm atmen. Kloßgefühl im Kehlkopf mit starker Trockenheit der Luftwege.

< kalter Wind, vor Mitternacht, Hitze, Sonne, nachts im Schlaf, warme Räume

> Aufsetzen, Meeresaufenthalt, Essen und Trinken (warme Getränke)

Thyreoidinum (Nosode aus getrockneter Schilddrüse)

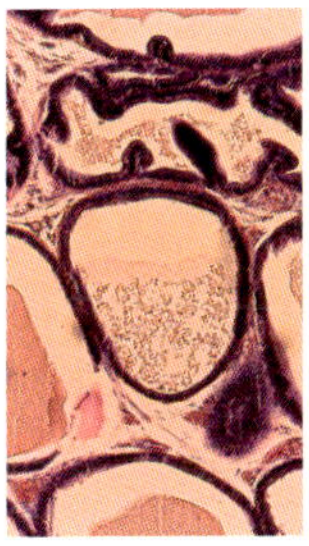

Thyreoidinum hat eine biphasische Wirkung:
(1) bei Hyperthyreose in höheren Potenzen und seltenen Gaben geben (wie Jodum),
(2) bei Hypothyreose (Struma und Myxödem) tiefe Potenzen zur Substitution geben.
Thyreoidinum ruft Abmagerung, Schwitzen, Tachykardien, Muskelschwäche und nervöses Zittern hervor, es reguliert den Mechanismus der Organe für Ernährung, Wachstum und Entwicklung.

4 Thorax

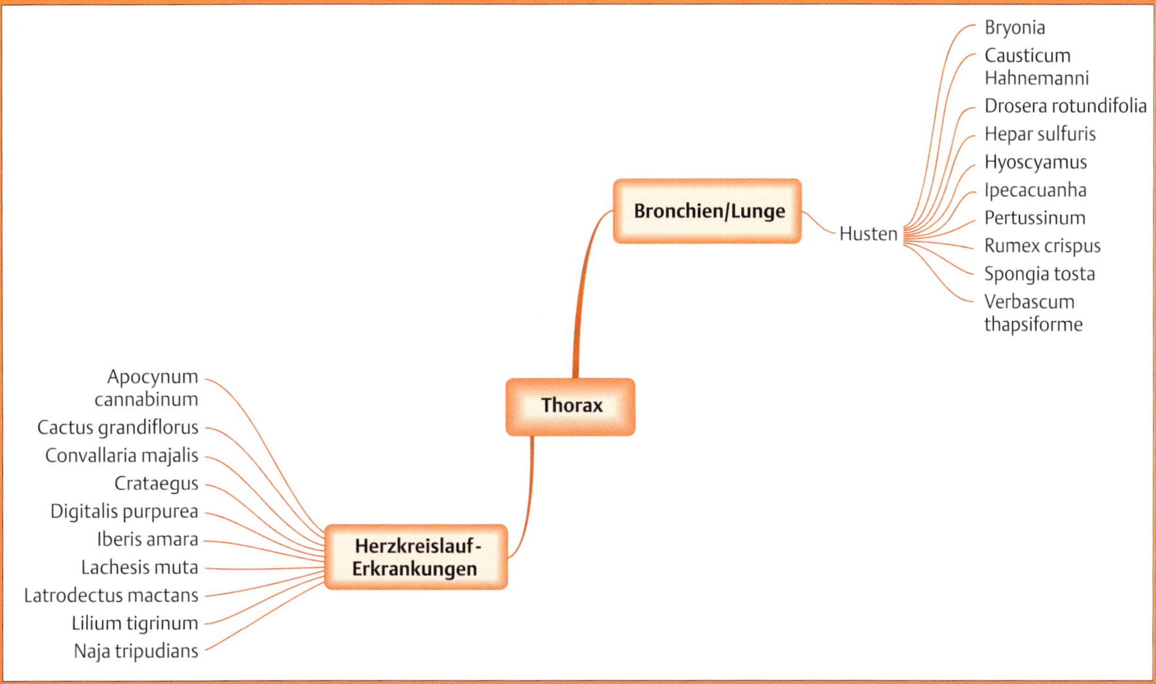
Thorax
Bronchien/Lunge
Husten
Bryonia
Causticum Hahnemanni
Drosera rotundifolia
Hepar sulfuris
Hyoscyamus
Ipecacuanha
Pertussinum
Rumex crispus
Spongia tosta
Verbascum thapsiforme
Herzkreislauf-Erkrankungen
Apocynum cannabinum
Cactus grandiflorus
Convallaria majalis
Crataegus
Digitalis purpurea
Iberis amara
Lachesis muta
Latrodectus mactans
Lilium tigrinum
Naja tripudians

4.1 Bronchien/Lunge

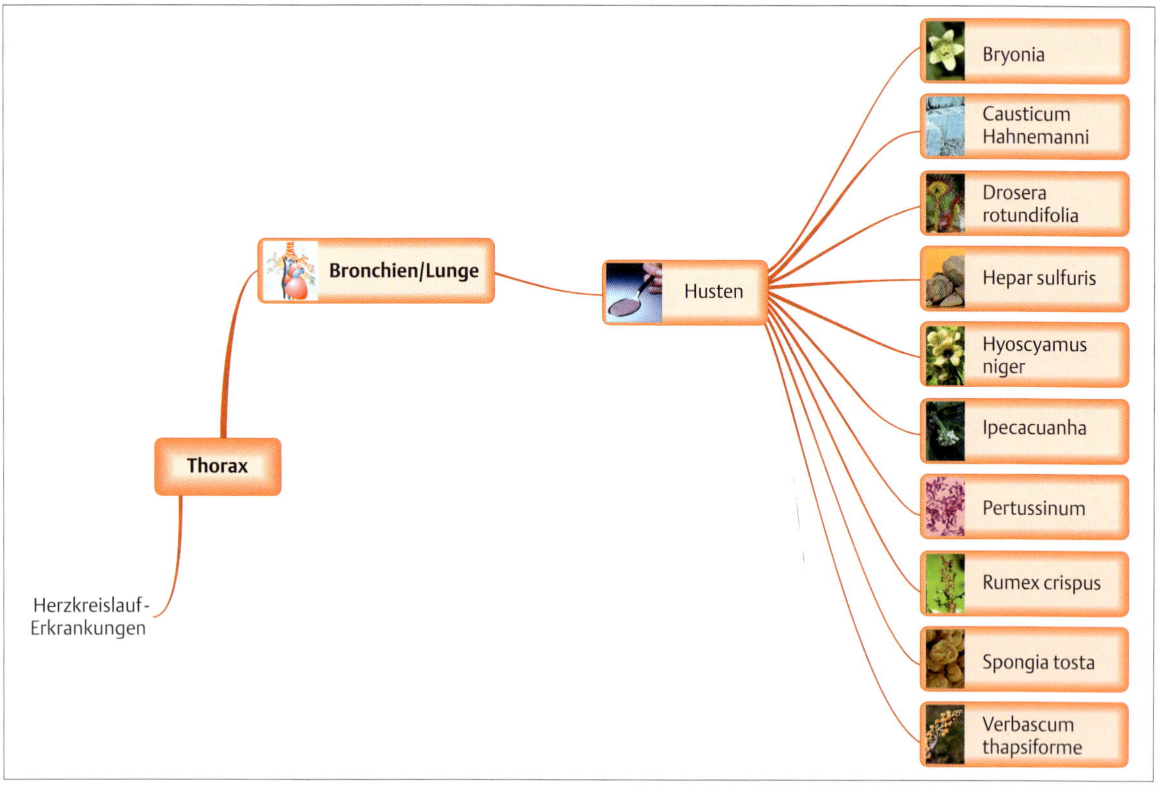

4.1.1 Husten

Bryonia alba aut dioica (Weiße oder rote Zaunrübe)

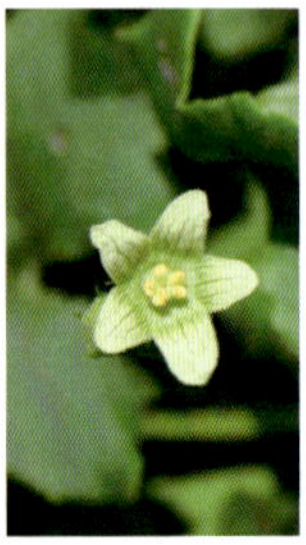

Stechende Schmerzen in der Brust, trockener Reizhusten mit zähem Schleim in der Trachea. Charakteristisch ist eine Trockenheit der Schleimhäute mit starkem Durst und Verlangen nach kalten Getränken.

< Bewegung, Betreten warmer Räume
> Ruhe, Aufsitzen

Causticum Hahnemanni (Löschwasser von Kalk)

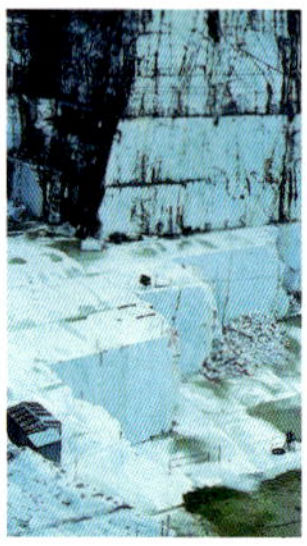

Reizhusten mit Wundheitsgefühl bzw. rohem Gefühl in Trachea und Brust; Heiserkeit.

< 3–5 Uhr
> kalte Getränke

Drosera rotundifolia (Sonnentau)

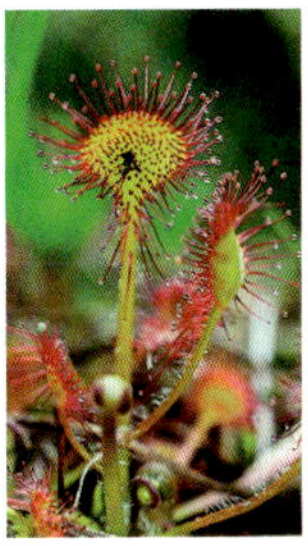

Krampfhafter Husten mit Erstickungsanfällen und retrosternalen Schmerzen. Heiserkeit, salvenartige Hustenanfälle direkt aus dem Schlaf heraus.

< etwa zwei Stunden nach dem Hinlegen, Mitternacht
> am Tag

Hepar sulfuris (Kalkschwefelleber)

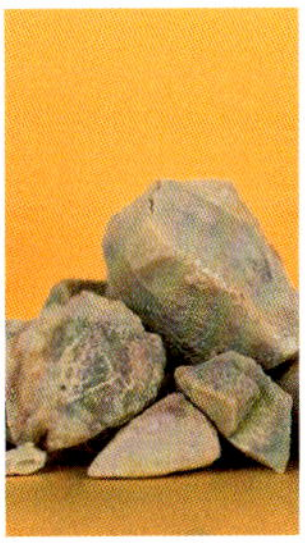

Trockener Husten, auch erstickender Krupp-Husten mit Rasseln. Die große Zugluftempfindlichkeit ist charakteristisch für das Medikament. Bei eitriger Bronchitis mit Fieber sollten Hochpotenzen ab C30 zur Resorption angewendet werden.

< kalte Luft
> feuchte Luft, warmes Einhüllen

Hyoscyamus niger (Bilsenkraut)

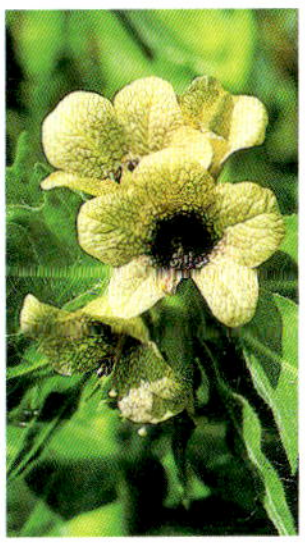

Hyoscyamus niger wird auch als „homöopathisches Codein" bezeichnet. Einsatz bei Pharyngolaryngitis und Bronchitis mit nächtlichem, nervigem, krampfartigem Kitzelhusten und Erstickungsanfällen.

< nachts, Trinken, Essen, Sprechen
> Sitzen

Ipecacuanha (Brechwurzel)

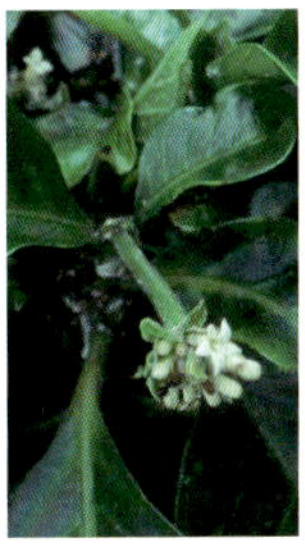

Ständiger Husten bei jedem Atemzug; Heiserkeit, Pertussis, Asthma, Krupp-Husten. Große Blässe, Schleimrasseln und Übelkeit, die durch Erbrechen nicht besser wird.

< Anstrengung, Hinlegen

Pertussinum (Nosode von Keuchhusten-Auswurf)

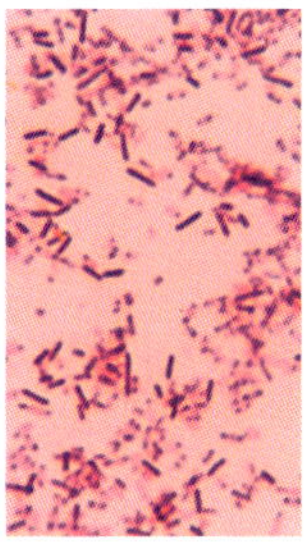

Diese Nosode kann als Hochpotenz in C30 oder C200 als Zwischenmittel bei Pertussis oder anderem spastischen Husten günstig eingesetzt werden.

Rumex crispus (Krauser Ampfer)

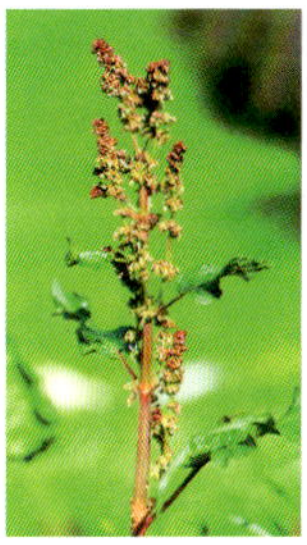

Quälender trockener Reizhusten mit viel wässrig-dünnem Auswurf. Die Patienten decken sich vollkommen zu, damit kein Luftzug an sie herankommt. Dieser Husten tritt oft in Kombination mit wässrigem Schnupfen auf.

< Sprechen, Einatmen kalter Luft, nachts

Spongia tosta (Gerösteter Meerschwamm)

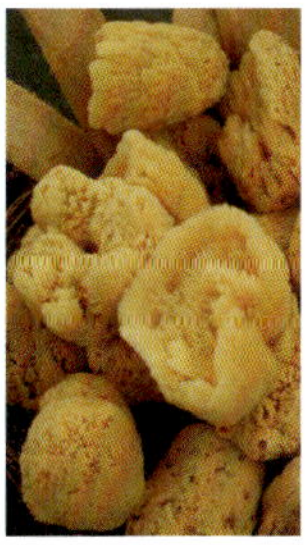

Krupp-Husten, Heiserkeit, Asthma, bellender trockener Husten; Husten bei einengender Struma, Räusperreiz.

< jede Erregung, kalte Luft
> Kopf in Tieflage

Verbascum thapsiforme (Königskerze)

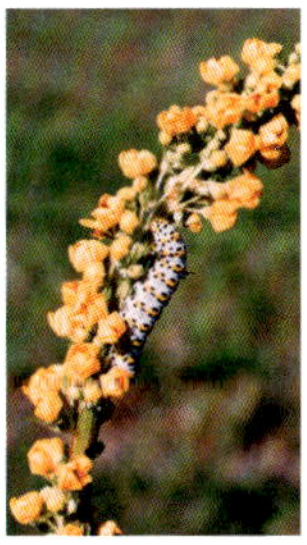

Bellender Husten mit tiefer Stimme, stimmhafter, hohl klingender Husten.

< nachts

4.2 Herz-Kreislauf-Erkrankungen

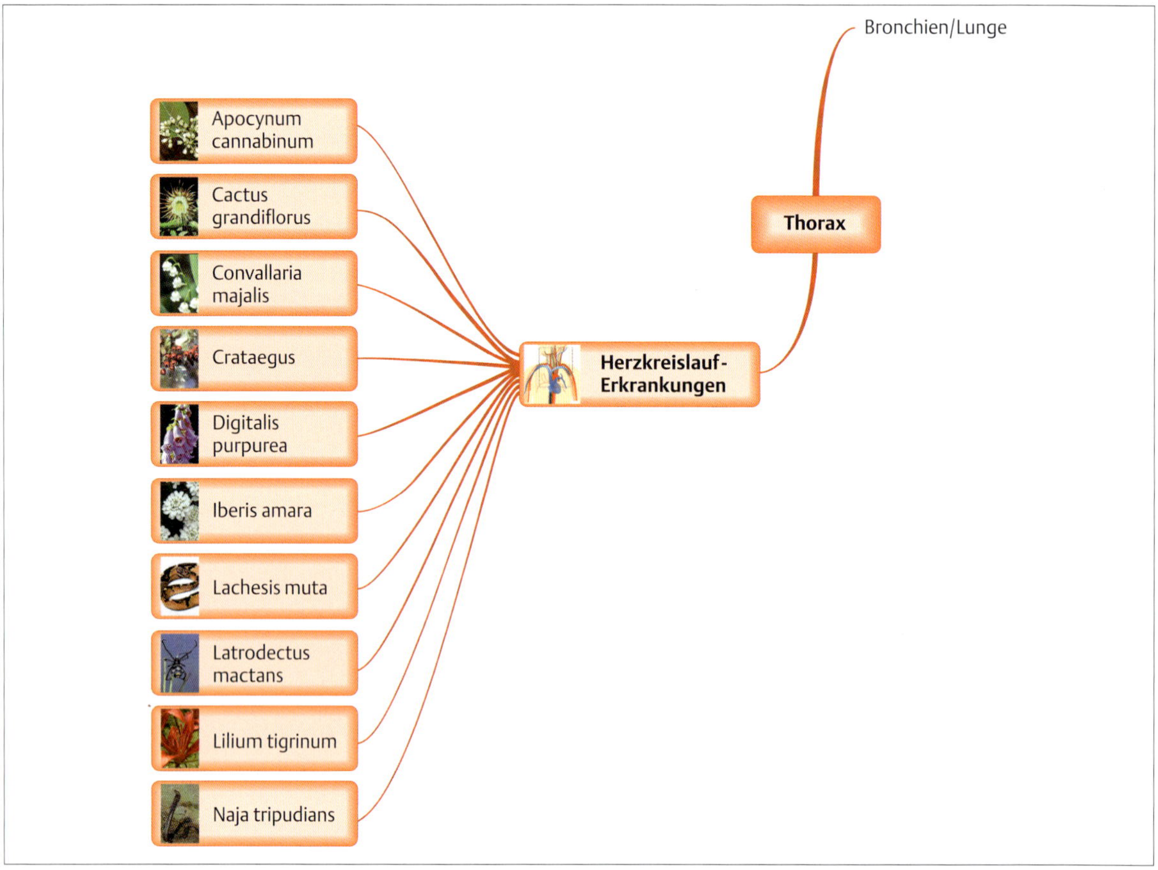

Apocynum cannabinum (Kanadischer Hanf)

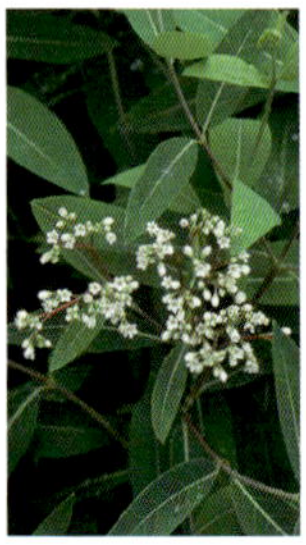

Es ist eine gute Ödem-Ausschwemmung bei Mitral- und Trikuspidalinsuffizienz mit unregelmäßigem Herzrhythmus möglich.

< feuchtschwüles, kaltes Wetter
> frische Luft

Cactus grandiflorus (Königin der Nacht)

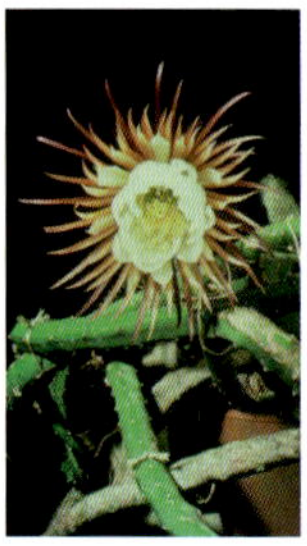

Nitratartige Wirkung bei Angina pectoris mit kalten Schweißen und Spannungsgefühl am Herzen in den linken Arm ziehend. Gefühl wie „zusammengeschnürt" oder „wie mit der Faust gepackt". Die oft warmen Patienten mit gerötetem Gesicht haben eine arterielle Hypertonie und einen schnellen, schwachen Puls mit Extrasystolen.

< Linkslage, 11 und 23 Uhr, Anstrengungen, Angst, Ärger
> im Freien

Convallaria majalis (Maiglöckchen)

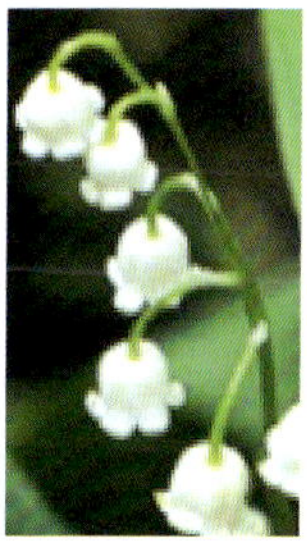

Einsatz wie Cactus grandiflorus, jedoch bei arterieller Hypotonie.

< Dyspnoe bei Hinlegen, warme Zimmer
> im Freien

Crataegus oxyacantha et monogyna (Weißdorn)

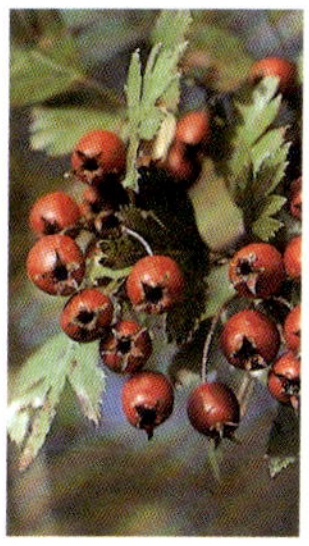

Arteriosklerotische Gefäßveränderungen – typisch ist starke Atemnot ohne Pulsbeschleunigung (DD Lunge!), aber ein unregelmäßiger, schwacher Puls mit Extrasystolen.

< warme Zimmer
> frische Luft, Ruhe

Digitalis purpurea (Fingerhut)

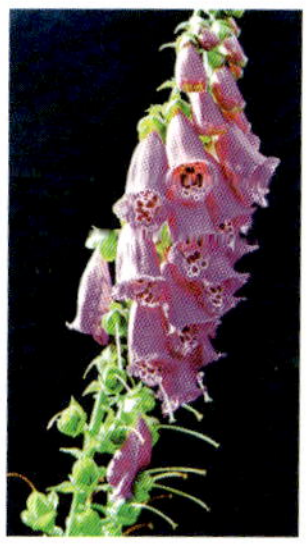

Der Einsatz ist bei allen Digitalis-Indikationen sinnvoll. Die Patienten klagen über Herzstiche mit unregelmäßiger Herzaktion, wobei häufig ein langsamer Puls vorliegt, der durch die geringste Bewegung beschleunigt wird.

< nachts, Linkslage

Iberis amara (Schleifenblume)

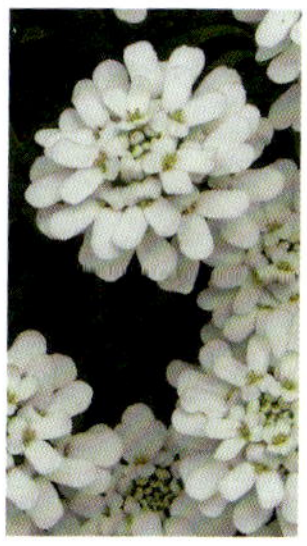

Herzstiche strahlen in den rechten Oberarm aus, und das Herz wird gefühlt. Leichte Anstrengungen, Husten oder Lachen lösen Herzklopfen aus.

< Linkslage, Bewegung, Anstrengung

Lachesis muta (Buschmeister)

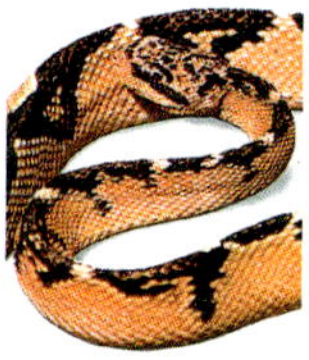

Tachykardien mit Engegefühl und Angst, Extrasystolen – besonders im Klimakterium.

< warme Getränke, nach Schlaf, morgens

Latrodectus mactans (Schwarze Witwe)

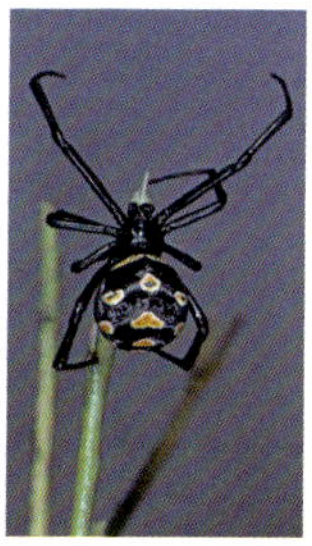

Ähnliche Wirkung wie Lachesis muta – jedoch keine Verschlimmerung nach Schlaf. Die Patienten haben einen heftigen Präkordialschmerz mit Taubheits- und Kältegefühl bis in die linke Hand ziehend. (Es liegt keine Angina pectoris vor!)

< Bewegung
> Ruhe

Lilium tigrinum (Tigerlilie)

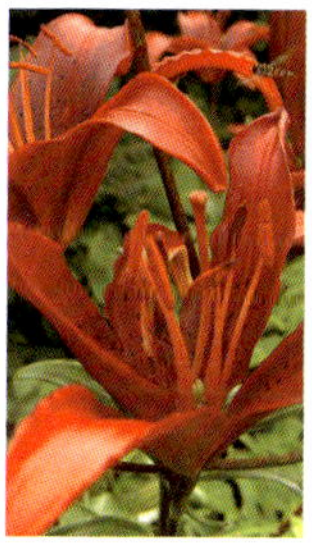

Angina pectoris mit Schmerz und Parästhesien im rechten Arm, Kältegefühl in der Herzgegend.

< nachts, warme Zimmer, Trost
> Reiben, Linkslage, frische Luft

Naja tripudians (Kobra)

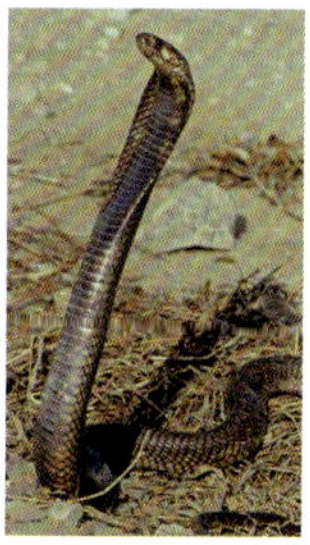

Die Erkrankten können trotz Herzbeschwerden gut auf der linken Körperseite liegen.

< Stimulantien
> Bewegung im Freien, Linkslage

5 Magen-Darm-Trakt

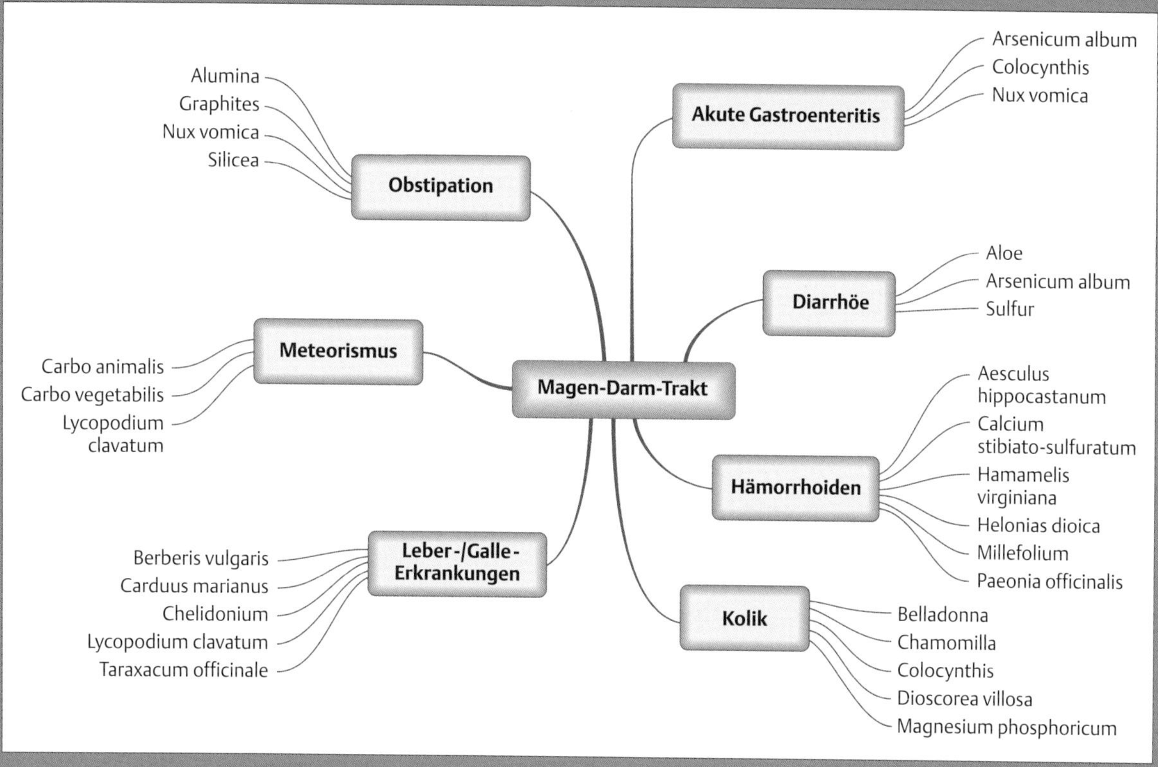

5.1 Akute Gastroenteritis

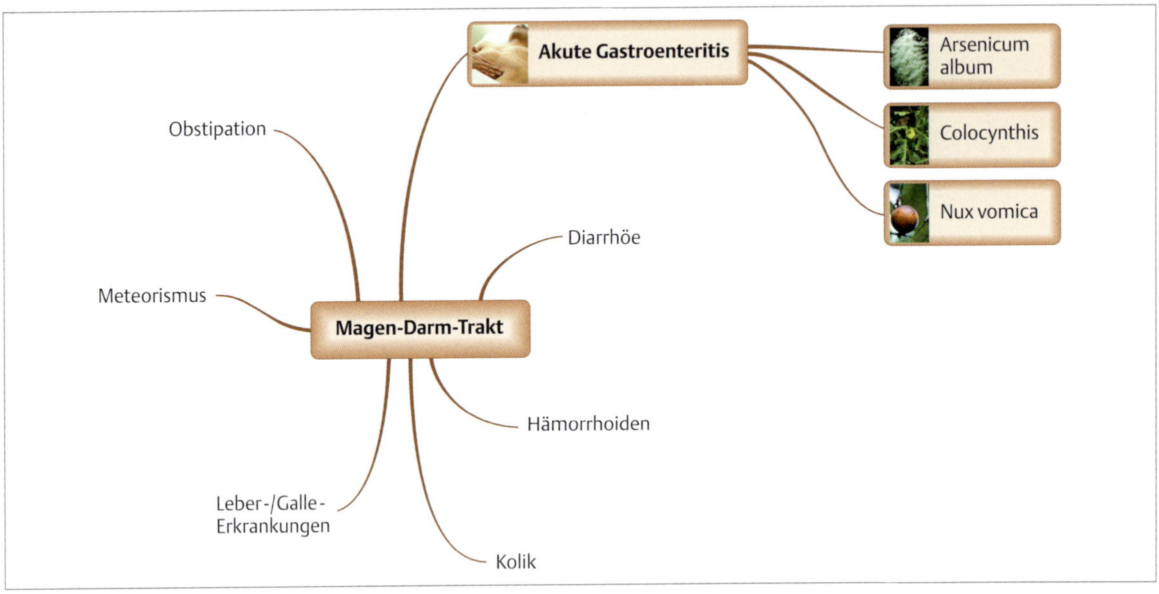

Arsenicum album (Weißes Arsenik)

Vorherrschend sind brennende Beschwerden mit Unruhe, Blässe, Schwäche, Angst und kalten Schweißen. Magenschmerzen durch die geringste Nahrungsaufnahme oder Trinken. Es besteht eine allgemeine Geruchsempfindlichkeit, eine akute Gastroenteritis mit brennenden Beschwerden und Druck im Enddarm. Die Patienten haben viel Durst mit Verlangen nach Kaltem, trinken die sehr kalten Getränke aber nur in kleinen Schlucken.

< Nach Mitternacht (1–2 Uhr), 13–14 Uhr.
> Hitze, warme Getränke.

Colocynthis (Koloquinte)

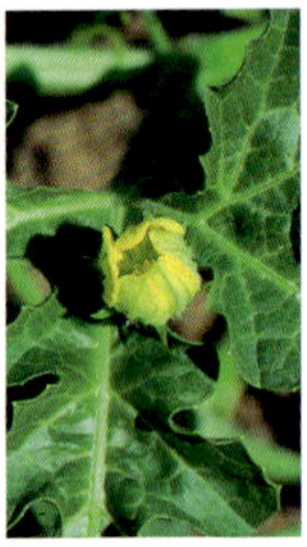

Sehr dünne, geleeartige stinkende Stühle, die sofort nach wenig Nahrungsaufnahme oder Getränken auftreten. Kolikartige Bauchschmerzen und Druck im Bauch zwingen die Kranken, sich zusammenzukrümmen.

< Ärger
> Wärme, Zusammenkrümmen, starker Druck

Nux vomica (Brechnuss)

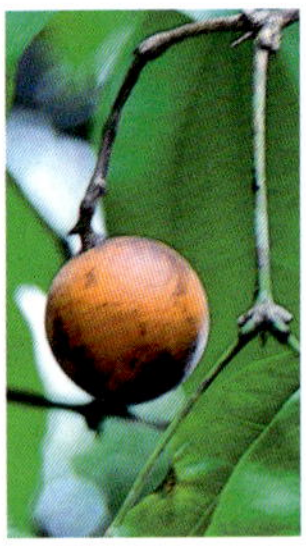

Einsatz bei akuten und chronischen Magen-Darm-Beschwerden mit meist weiß-belegter Zunge und Stein-Gefühl im Magen. Zustand nach Genussmittel-Abusus mit Durchfall, Übelkeit und Erbrechen, wobei dieses bessert.

< morgens, während und nach Essen, Stimulantien
> Erbrechen, abends, Ruhe

5.2 Diarrhöe

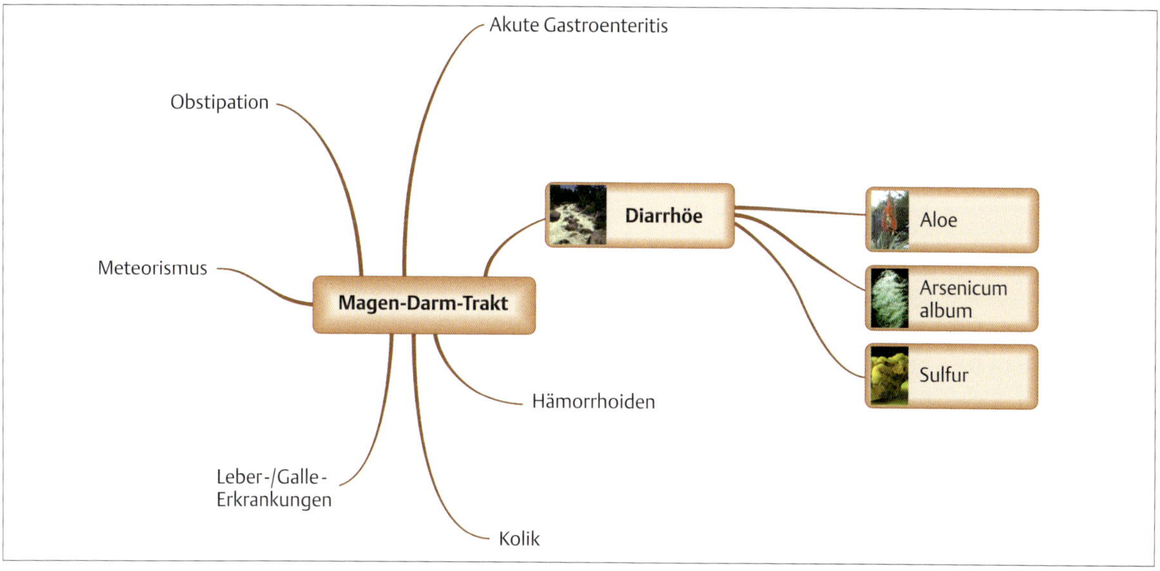

Aloe (Liliengewächs)

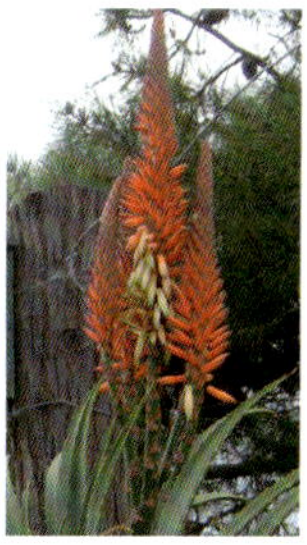

Durchfälle mit starkem Meteorismus und Hämorrhoiden, die sich mit einem Hitzegefühl und Pulsieren im Rectum präsentieren. Es hat sich bewährt, Aloe mit in südliche Länder zu nehmen.

< morgens, Bier, trockenheißes Wetter
> im Freien bei kühler Luft

Arsenicum album (Weißes Arsenik)

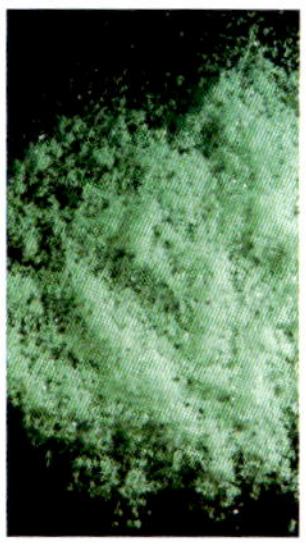

Brennende, stinkende, schmerzhafte Durchfälle, die blutig sein können. Die Patienten sind dadurch sehr erschöpft, ängstlich und unruhig.

< nachts, nach Essen und Trinken
> Wärme/Hitze, warme Getränke

Sulfur (Schwefel)

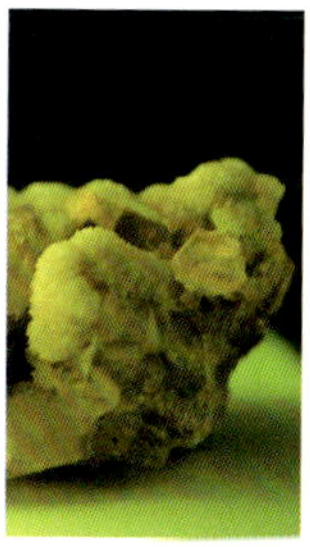

Typischerweise werden die Patienten am frühen Morgen von Stuhldrang aus dem Bett getrieben. Es erfolgt das Entleeren dünnen Stuhlgangs ohne Bauchschmerzen. Appetitlosigkeit und Heißhunger wechseln, wobei das Verlangen nach Süßem im Vordergrund steht.

< Bettwärme, abends, nach Mitternacht

5.3 Hämorrhoiden

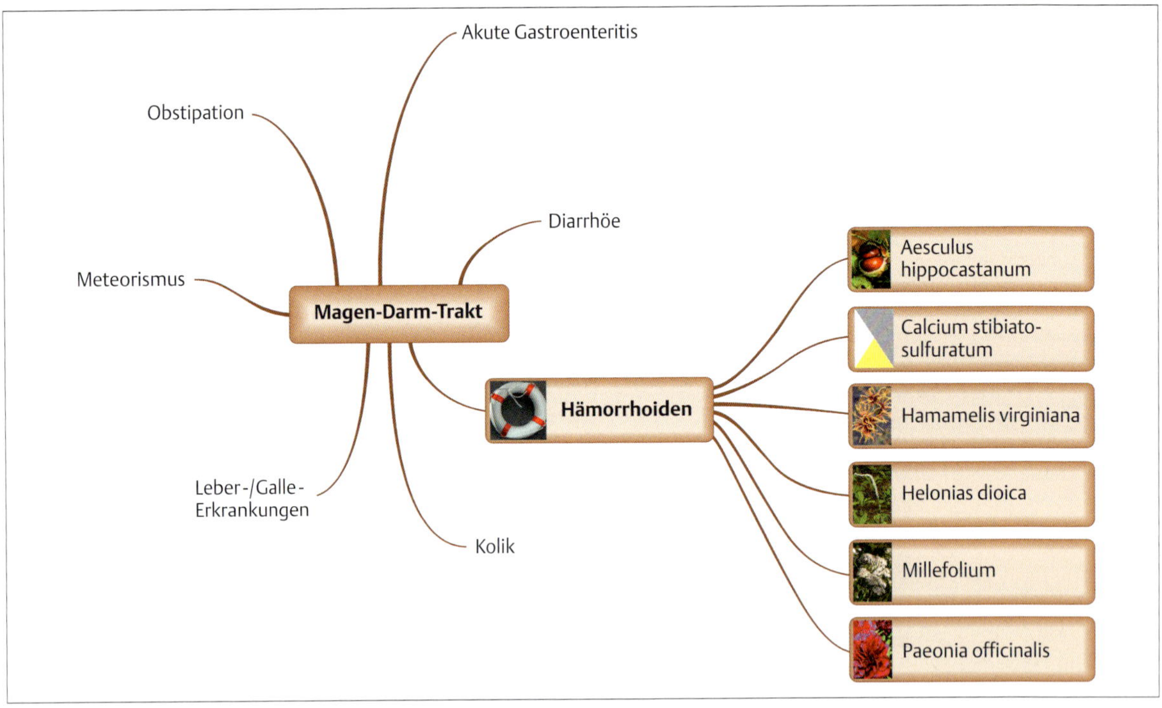

Aesculus hippocastanum (Rosskastanie)

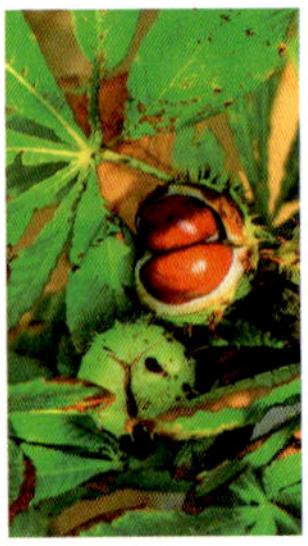

Venöse Stasen mit Ödemen, einzusetzen bei Hämorrhoiden mit Obstipation. Die Hämorrhoiden sind gestaut, brennen und bluten. Typischerweise schießen die Schmerzen den Rücken hinauf und können beim Gehen oder Bücken in die Hüften wandern.

< morgens beim Erwachen, jede Bewegung (auch Darmbewegung), nach dem Essen
\> kühle Luft, im Freien

Calcium stibiato-sulfuratum (Schmelzprodukt aus Calcium carbonicum, Schwefel und schwarzem Spießglanz)

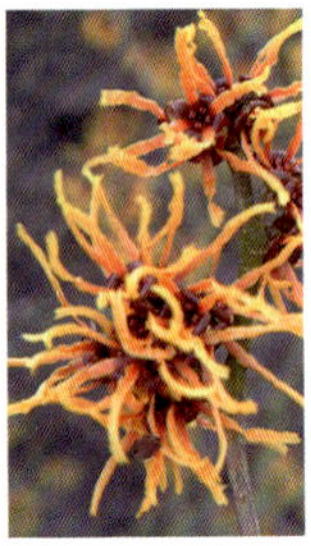

Empirischer Einsatz bei Hämorrhoidal-Blutungen und parenchymatösen Blutungen aus dem Rectum.

Hamamelis virginiana (Virginische Zaubernuss)

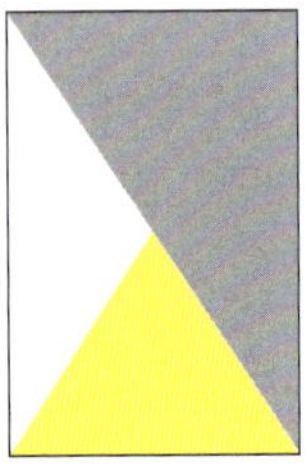

Einsatz bei venösen Blutungen, Varizen, Hämorrhoiden und anderen venösen Stasen. Reichlich blutende, schmerzhafte Hämorrhoiden – mit rauem, wundem Gefühl im Anus – es können Pulsationen im Rectum auftreten. Typisch sind dunkle Blutungen und ein fester Stuhlgang, wobei die Schwäche größer ist als der Blutverlust.

< feuchtwarmes Wetter
\> kühle Umschläge, frische kühle Luft

Helonias dioica (Falsche Einkornwurzel)

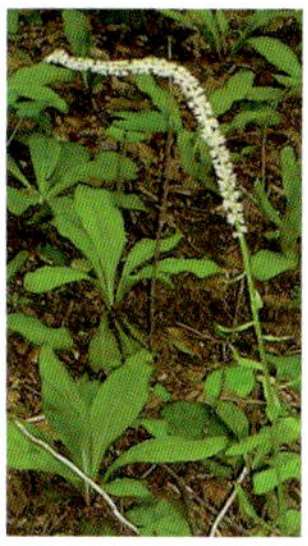

Häufig einzusetzen bei Frauen mit Erschöpfungszuständen und melancholischem Gemütszustand (z. B. nach Geburten und im Klimakterium). Charakteristischerweise wirkt Helonias dioica besonders gut bei hellroten Hämorrhoidal-Blutungen und flotten Stuhlgängen.

< Bewegung, Berührung
> geistige Ablenkung, Beschäftigung

Millefolium (Schafgarbe)

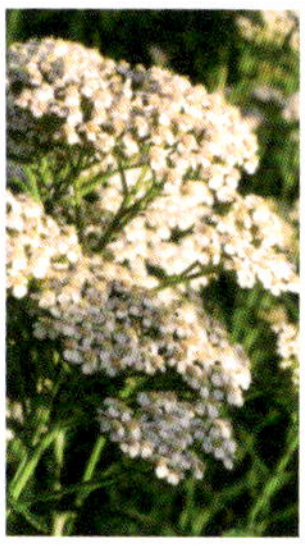

Die hämostyptischen Wirkungen von Millefolium sind auf eine Konstriktion der Praekapillaren zurückzuführen. Typisch sind helle Blutungen bei Obstipationsneigung.

< Druck, Kälte
> Bewegung

Paeonia officinalis (Pfingstrose)

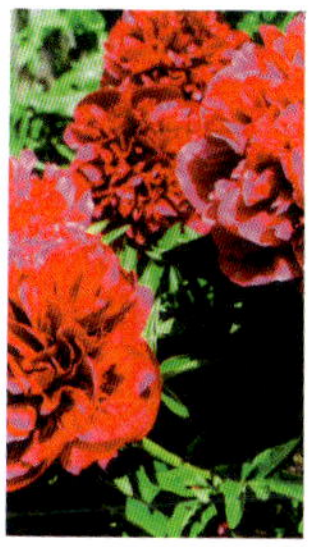

Die Patienten haben flotte Stuhlgänge bis schmerzhafte Durchfälle mit einer dunkelroten Hämorrhoiden-Blutung und Brennen im Anus nach Defäkation sowie inneres Frösteln. Am geschwollenen After können sich Fisteln und Fissuren befinden. Der After kann während und nach Entleerung sehr schmerzhaft sein.

< Stuhlgang, Berührung

5.4 Kolik

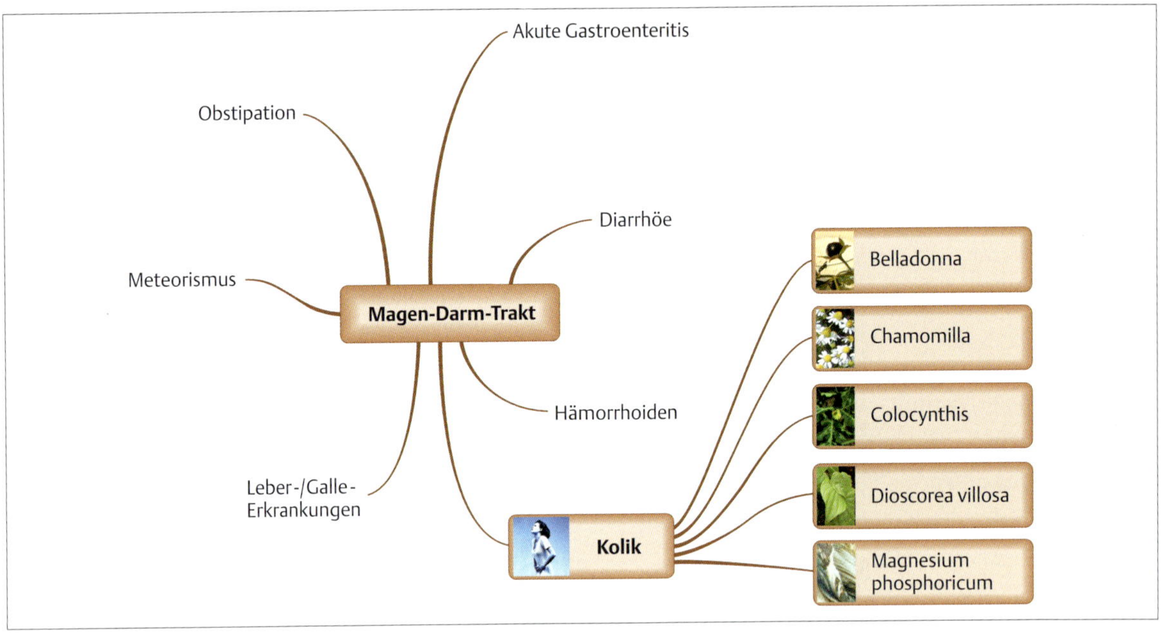

Belladonna (Tollkirsche)

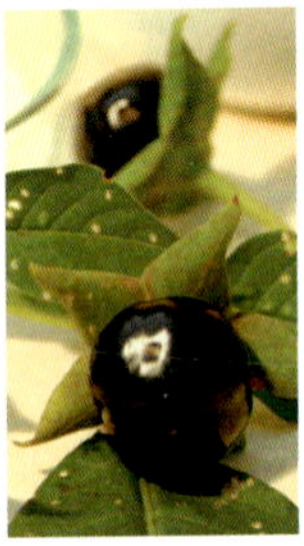

Die Heftigkeit und die Plötzlichkeit, wie es die Natur von Koliken ist, ziehen sich durch das gesamte Arzneimittelbild von Belladonna. So handelt es sich zum Beispiel um Spasmen der zirkulären Muskelfasern von Hohlorganen, wie die Verkrampfung der Ringmuskeln des Gallengangs, die einen kleinen Stein umschließen.

< abends, im Bett, Aufrichten, Berührung
> Gegendruck, Rückwärtsbeugen, Strecken, Ruhe

Chamomilla (Echte Kamille)

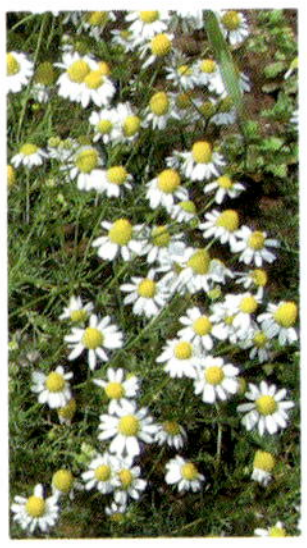

Bauch- und Nabelkoliken besonders bei der Zahnung der Kinder lassen erfolgreich Chamomilla einsetzen. Die Patienten haben eine Überempfindlichkeit des Nervensystems, eine stark ausgeprägte Ungeduld, Gereiztheit und Schmerzempfindlichkeit.

< abends, im Bett, Wärme
> lokale Wärme, Herumtragen

Colocynthis (Koloquinte)

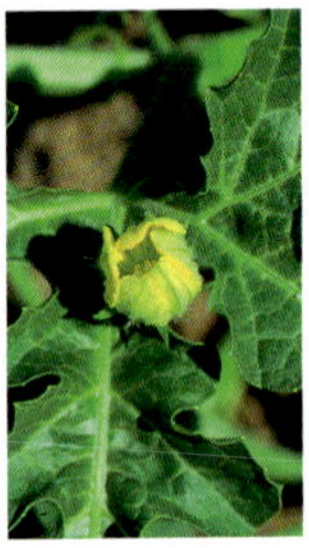

Für plötzlich auftretende, heftigste, hineinschießende, kolikartige Magen-, Darm-, Gallen-, Harnleiter- und Nierenschmerzen ist Colocynthis indiziert. Der Auslöser ist oft Ärger. Die Schmerzzustände im Bereich der Harnwege haben einen schneidenden Charakter.

< nachmittags, abends, nach Essen, Bewegung
> Wärme, Gegendruck, Anziehen der Beine, Ruhe

Dioscorea villosa (Yamswurzel)

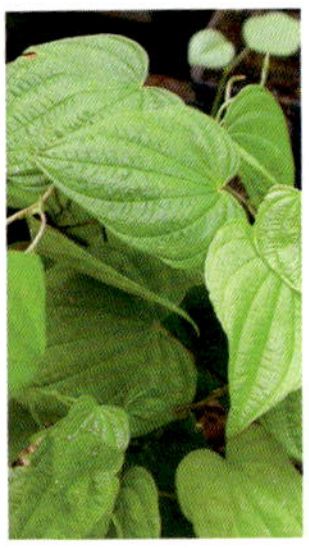

Die kolikartigen Schmerzen an Magen-Darm-Trakt, Galle, Niere und Unterleib (Dysmenorrhöen) können in alle Richtungen ausstrahlen.

< Hinlegen, Zusammenkrümmen
> Aufstehen, Rückwärtsbeugen, Bewegung im Freien nach Stuhlgang und Blähungsabgang

Magnesium phosphoricum (Magnesium)

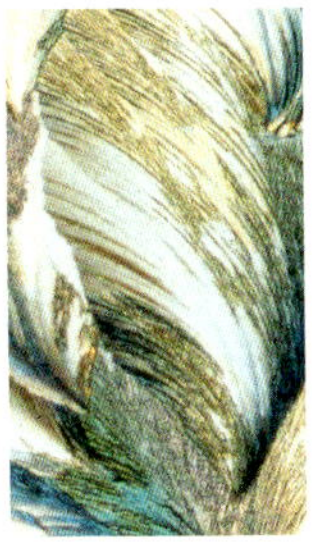

Magnesium phosphoricum ist ein wichtiges Krampf- und Kolikmittel. Charakteristisch sind scharf stechende, heftig schießende Schmerzen, wie mit einem Messer ausgelöst.

< Kälte, Bewegung, Berührung
> Druck, Reiben, Wärme, Zusammenkrümmen

5.5 Leber-/Galle-Erkrankungen

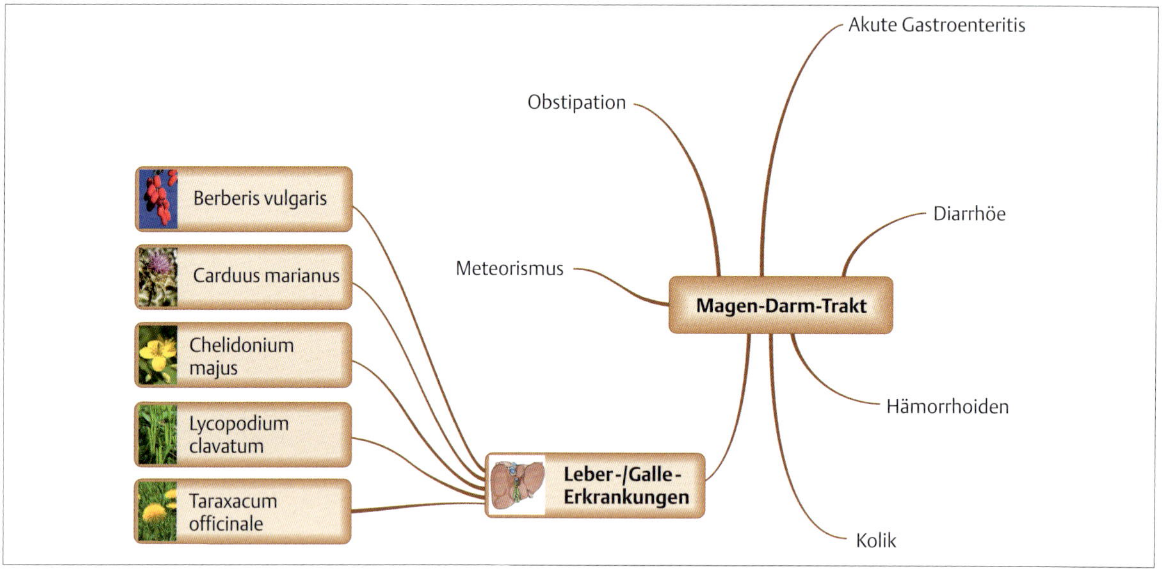

Berberis vulgaris (Berberitze)

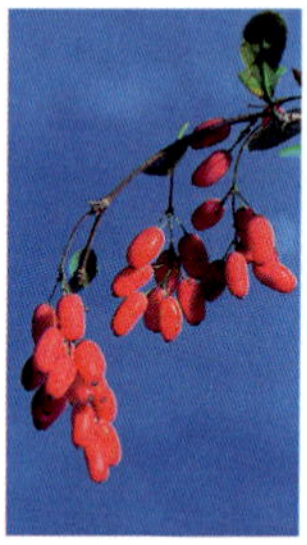

Einsatz als Drainage-Mittel für die Leber – bei harnsaurer Diathese besonders wirksam. Subikterus und Leberschmerzen mit Stichen im Cholang-System. Berberis vulgaris bewirkt eine Förderung des Galleflusses bei Cholelithiasis.

< Liegen, Bewegung und Erschütterung
> Ruhe, Wärme, Ausscheidungen

Carduus marianus (Mariendistel)

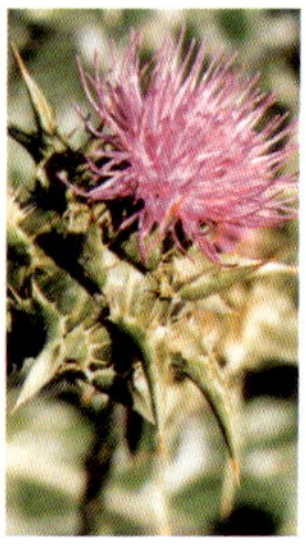

Horizontale Schmerzausstrahlung bei Stauungen in Leber-, Galle- und Pfortader-Kreislauf mit Übelkeit und grünlichem Erbrechen. Die hellgelben Stühle wechseln von sehr fester Konsistenz bis Durchfall.

< Bewegung, Druck, feuchtwarmes Wetter
> Ruhe, warmfeuchte Leberwickel

Chelidonium majus (Schöllkraut)

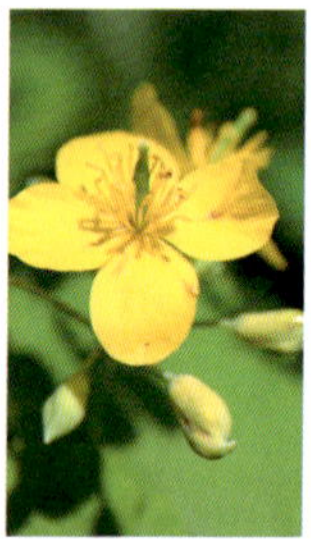

Ikterus durch Leberschaden, Gallen-Koliken mit Meteorismus und wechselhaftem Stuhl, wobei Durchfälle überwiegen. Typisch sind rechtsseitige Beschwerden mit vertikaler Schmerzausstrahlung zur Scapula und Colon ascendens.

< rechte Seite, Kälte, Bewegung, Berührung
> heiße Nahrung und Getränke, nach dem Essen, Druck, Wärme

Lycopodium clavatum (Bärlapp)

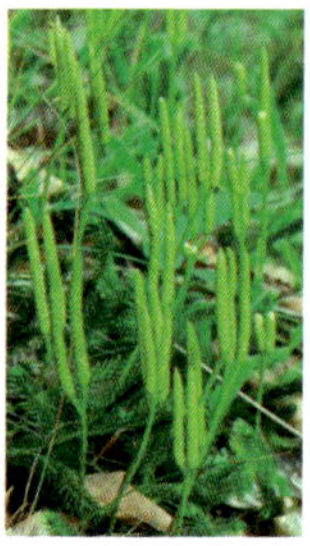

Chronische Hepatopathie mit Obstipation und starkem Meteorismus bei Leberfunktionsstörung.

< Ruhe, (Bett-)Wärme
> Bewegung, kühle Luft

Taraxacum officinale (Löwenzahn)

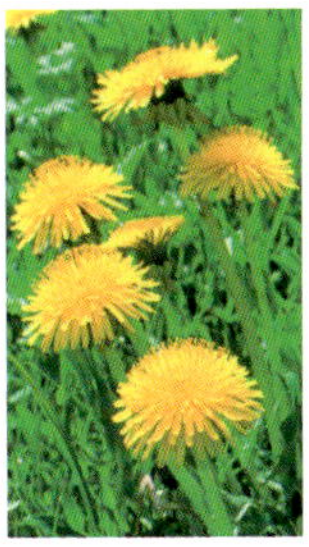

Landkartenzunge mit bitterem Mundgeschmack, Meteorismus und starkem Aufstoßen.

< Ruhe, Liegen, Sitzen
> Berührung, Gehen

5.6 Meteorismus

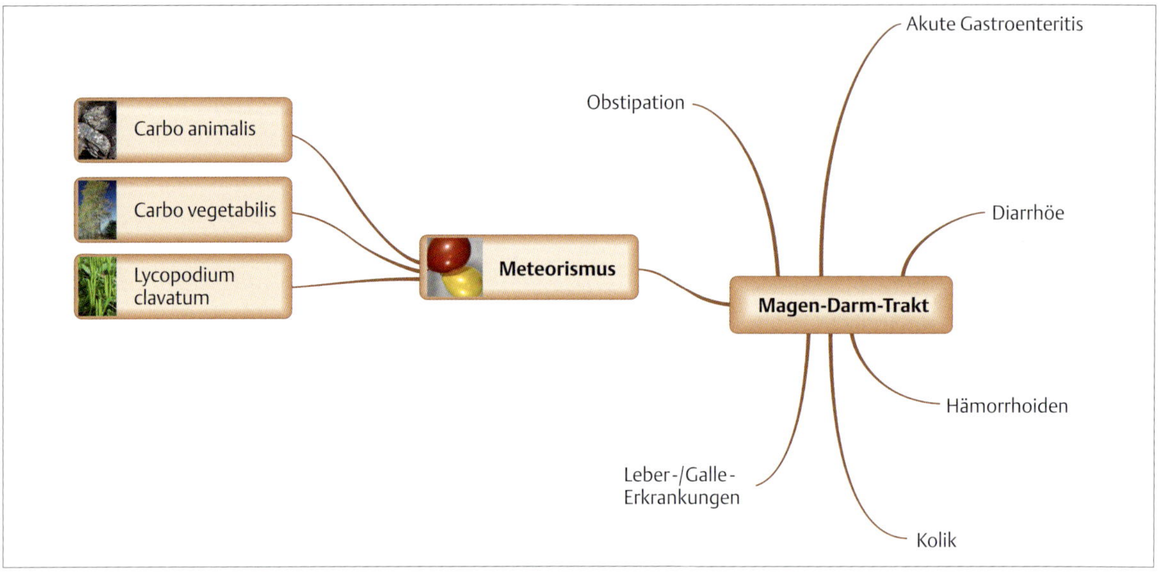

Carbo animalis (Tierkohle)

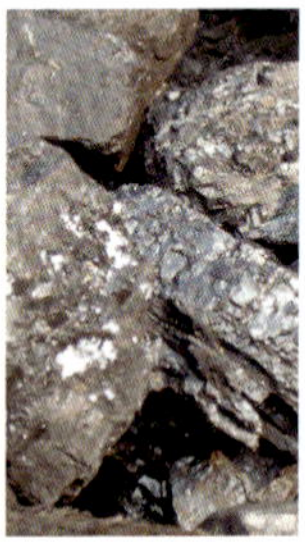

Obstipationsneigung mit starken Blähungen, die nicht erleichtern. Abneigung gegen Fettes.

< Kälte, fettes Essen
> Aufstoßen und Blähungsabgang

Carbo vegetabilis (Holzkohle)

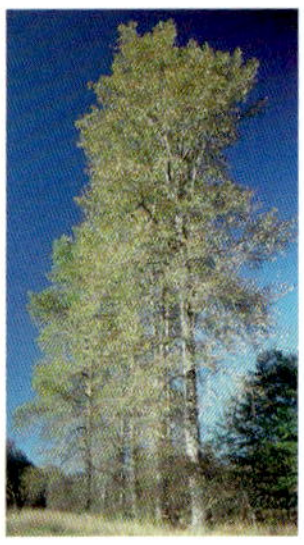

Schmerzhafter Durchfall mit sehr starkem Meteorismus (Schmerz nach Stuhl).

< enge Kleidung, abends und nachts, nach Alkoholgenuss und fetten Speisen
> Abgang von Blähungen, kühle, frische Luft

Lycopodium clavatum (Bärlapp)

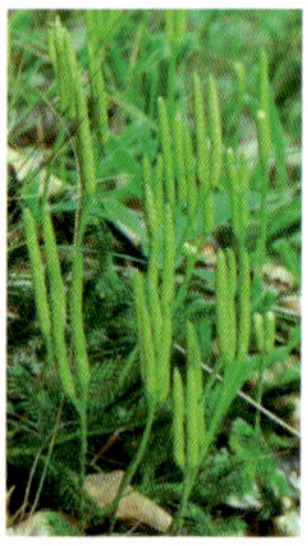

Ein Völlegefühl tritt schon während des Essens nach wenigen Bissen auf. Der starke Meteorismus zeigt eine typische Verschlimmerung ab Spätnachmittag – frühe Abendstunden. Saures Aufstoßen begleitet die Symptome.

< Ruhe, Bettwärme
> Kühle Luft, Bewegung

5.7 Obstipation

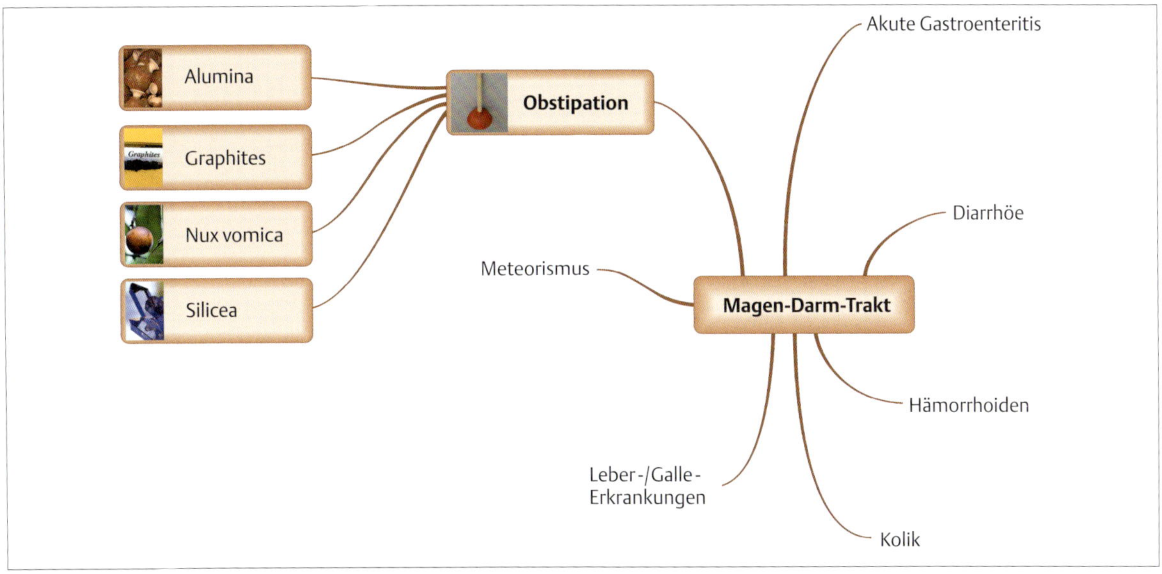

Alumina (Tonerde)

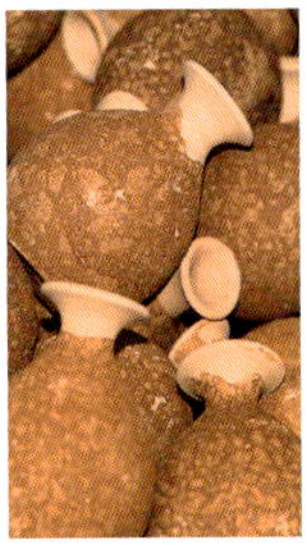

Bei verlangsamtem Stoffwechsel besteht eine atonische Obstipation ohne Stuhldrang.

< morgens, Vollmond, Winter
> abends, feuchtes Wetter, Sommer

Nux vomica (Brechnuss)

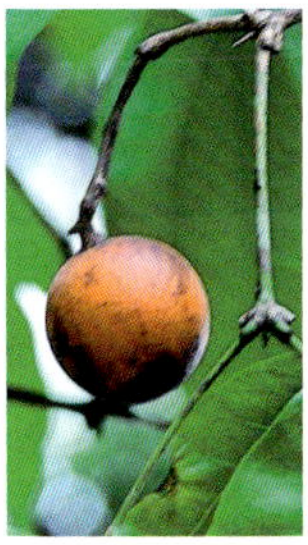

Spastische Beschwerden bei sitzender Lebensweise mit saurem Aufstoßen, vergeblichem Stuhldrang und blutenden Hämorrhoiden.

< Essen, morgens, Stimulantien
> abends

Graphites (Reißblei)

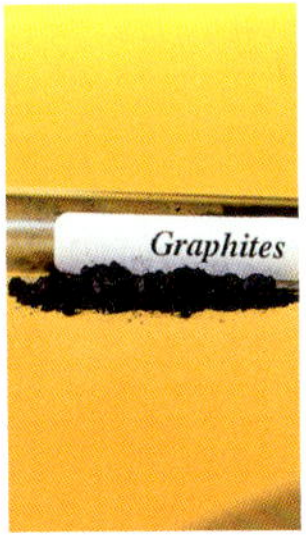

Verstopfung ohne Stuhldrang, auch im Wechsel mit Unverdautem in Durchfall: stark sauer riechender Stuhl mit aufgelagerten Schleimfäden. Häufig sind „Bleistift-Stühle". Charakteristischerweise findet man stinkende Blähungen und kolikartige Bauchschmerzen vor der Defäkation.

< Wärme, nachts

Silicea (Kieselsäure)

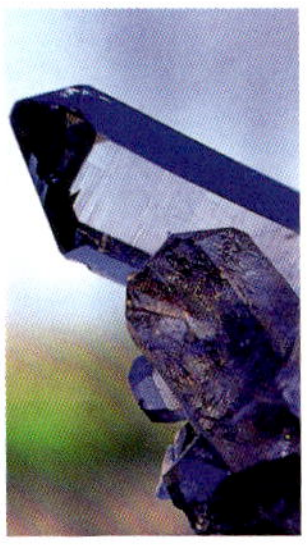

Starker Meteorismus und Obstipation, wobei ein Lähmungsgefühl mit Sphinkter-Spasmen und daraus resultierender mühsamer Defäkation vorherrscht (der Stuhl rutscht wieder zurück). Obstipation vor und während der Periode.

< Kälte, Vollmond, abends, nachts
> Wärme

6 Blase/Niere

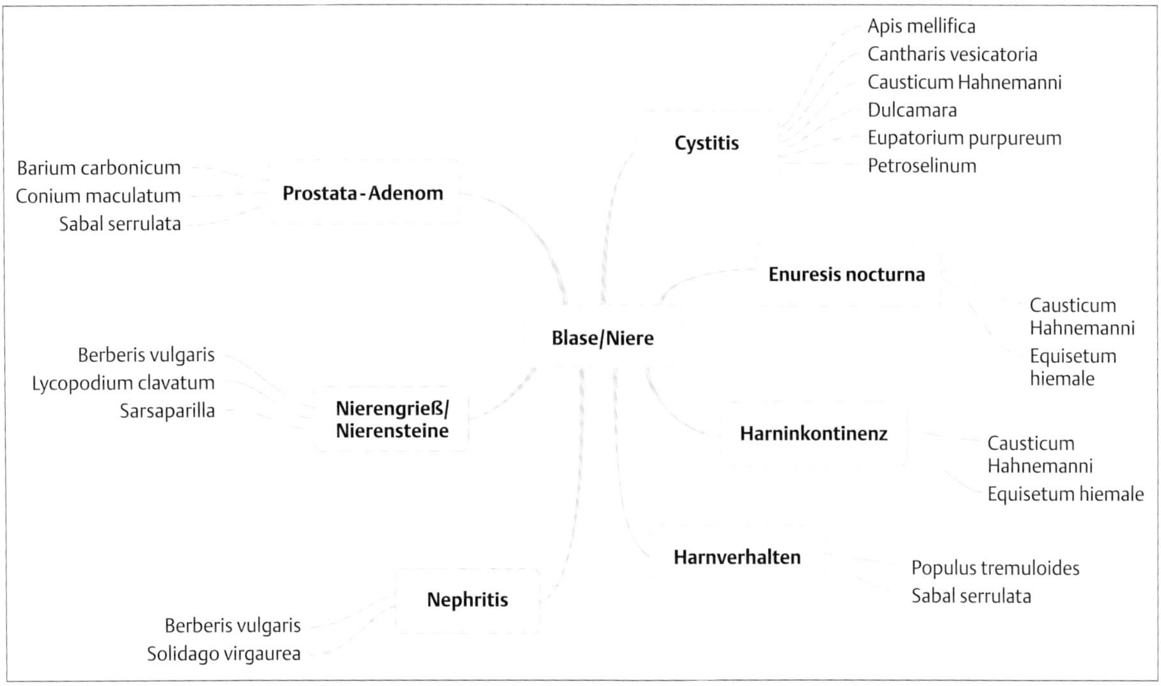

6.1 Cystitis

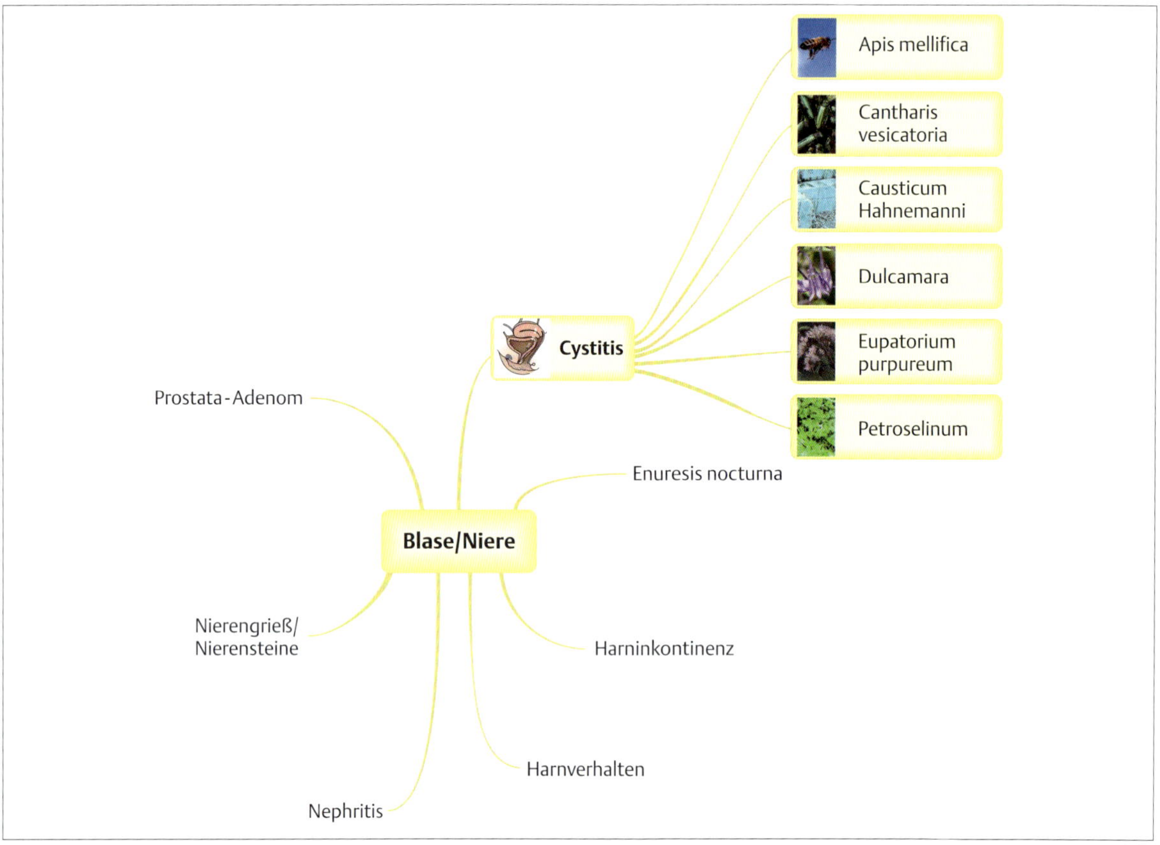

Apis mellifica (Honigbiene)

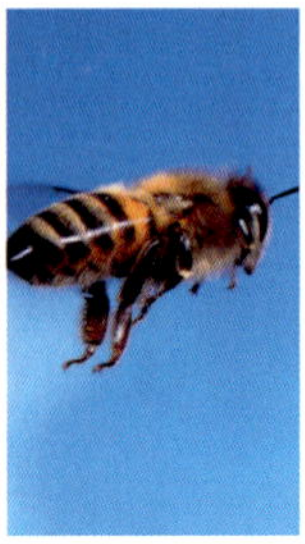

Stechende und brennende Blasenbeschwerden beim Wasserlassen (spärlicher, unterdrückter schlackenreicher, häufiger und unwillkürlicher Urin, der stark gefärbt ist). Typisch ist die Durstlosigkeit!

< Wärme, Druck, Berührung nach dem Schlaf und nachmittags
> kalte Umschläge, frische Luft, Aufdecken

Cantharis vesicatoria (Spanischer Käfer)

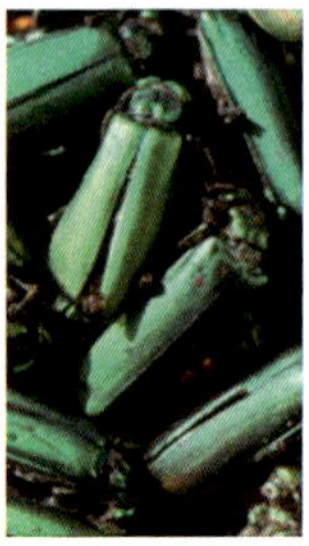

Akute Cystitis mit Blasenbrennen und starkem Durstgefühl. Es besteht ein schneidender Schmerz vor, während und nach der Miktion. Es liegt eine heftige Entzündung mit unerträglicher Pollakisurie vor, wobei der Urin tropfenweise und teilweise gallertartig kommt. Eventuell kommt es auch zu Anurie und Tenesmus.

< Berührung, ruhiges Liegen
> Reiben

Causticum Hahnemanni (Löschwasser von Kalk)

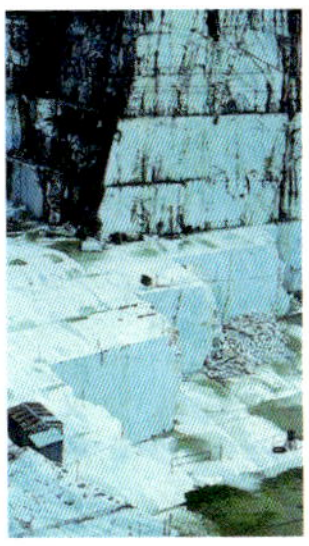

Brennende Schmerzen beim Wasserlassen. Die Differenzialdiagnose zu Cantharis ist ein Verlust des Empfindens für Urinabgang sowie eine Inkontinenz beim Husten, Lachen und Niesen. Der Urin hat einen stark stinkenden Geruch.

< Darandenken, Aufregung, morgens, Kälte
> Bett-Wärme

Dulcamara (Bittersüß)

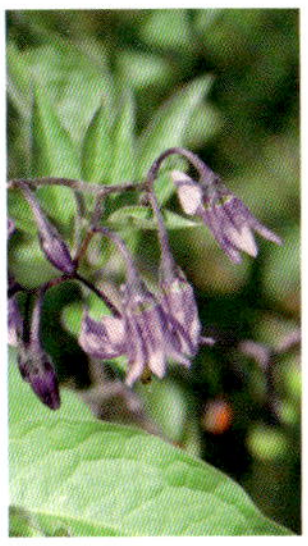

Der Auslöser der Cystitis ist eine Unterkühlung z.B. durch Sitzen auf feucht-kaltem Boden. Die Patienten beklagen einen ständigen Harndrang, der oft mit Stuhldrang gekoppelt ist. Das Sediment ist dick, eitrig, schleimig.

< Feuchtigkeit
> Wärme, Bewegung

Eupatorium purpureum (Roter Wasserhanf)

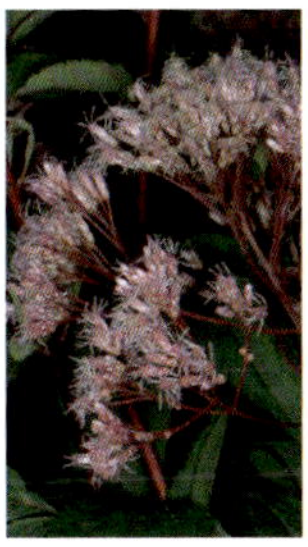

Hämorrhagische Cystitis, Reizblase (bei Frauen), dumpfe Blasenschmerzen durch Abkühlung. Der Urin sieht milchig oder blutig aus. Typischerweise liegt ein Brennen am Ende der Miktion vor.

Petroselinum (Petersilie)

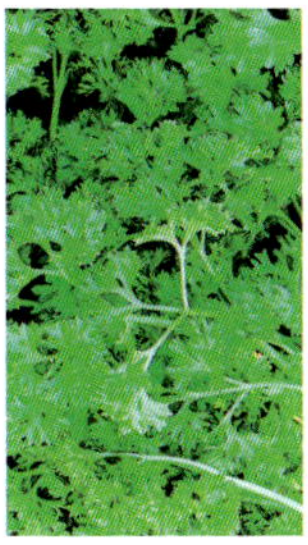

Plötzlicher imperativer Harndrang mit Beißen, Jucken und Brennen in der Blase bzw. Urethra.

6.2 Enuresis nocturna

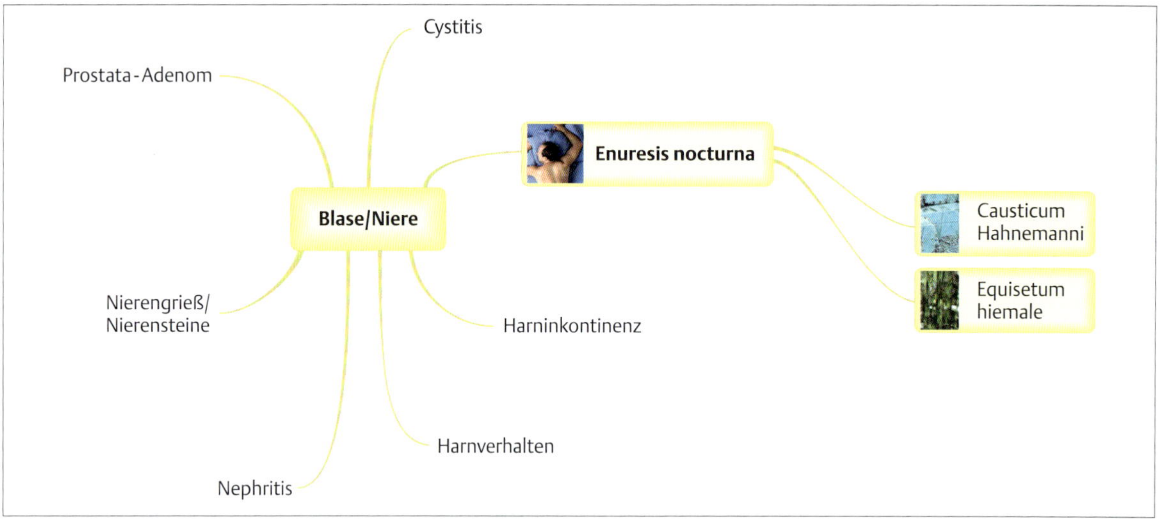

Causticum Hahnemanni (Löschwasser von Kalk)

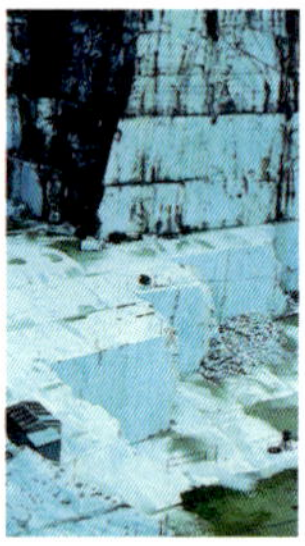

Die betroffenen Kinder haben meist Angst vor Dunkelheit. Die Farbe des Urins ist dunkelbraun.

Equisetum hiemale (Winter-Schachtelhalm)

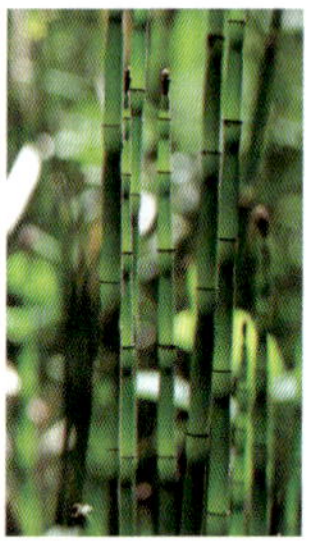

Bettnässen mit Blasenreizung und Schmerz in der rechten Nierengegend.

> nachmittags

6.3 Harninkontinenz/Harnverhalten

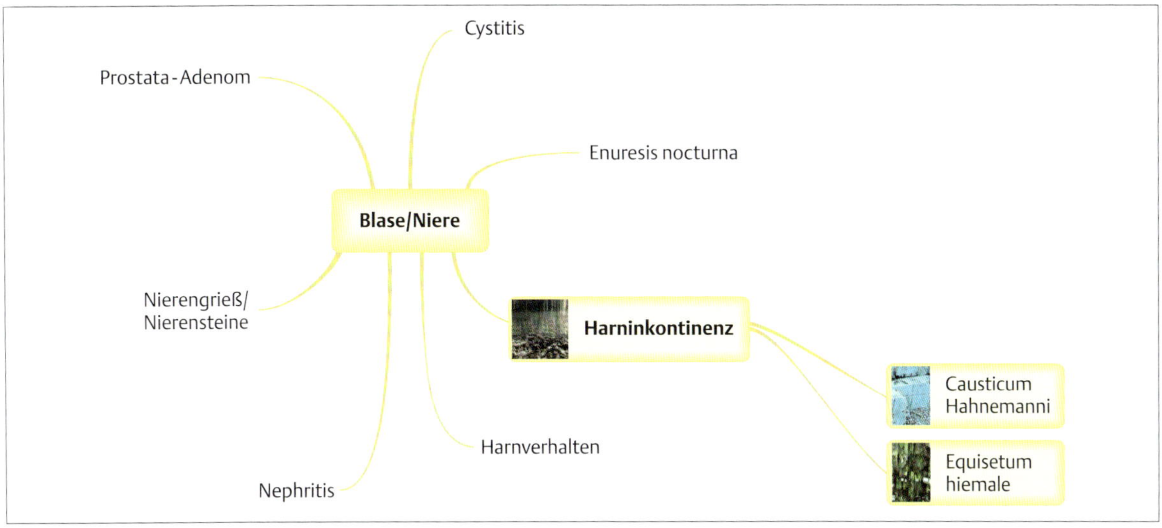

Causticum Hahnemanni (Löschwasser von Kalk)

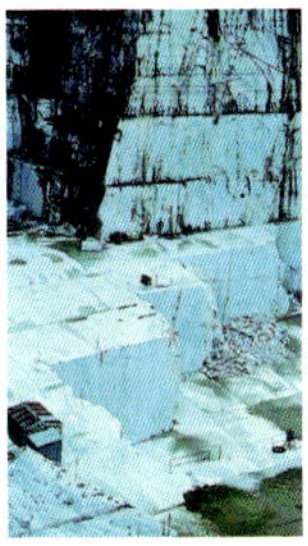

Unwillkürlicher Urinabgang beim Husten bei Kindern oder Frauen mit Sphinkterschwäche.

< Kälte, um die Periode
> Wärme

Equisetum hiemale (Winter-Schachtelhalm)

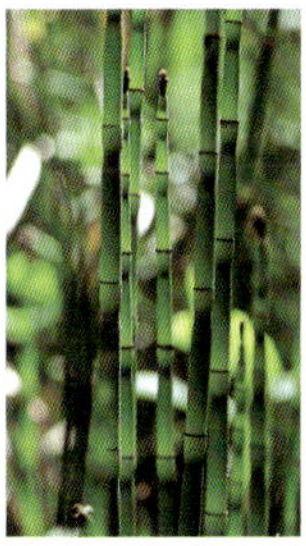

Inkontinenz bei Kindern und alten Menschen. Typischerweise bessern sich der dumpfe Schmerz und das Völlegefühl in der Blase nicht durch Harnentleerung. Verhaltung und Dysurie während Gravidität und post partum sind ebenfalls gute Indikationen für den Einsatz von Equisetum hiemale.

< Hinsetzen, Kälte, Druck
> Wärme, Hinlegen

6.4 Harnverhalten

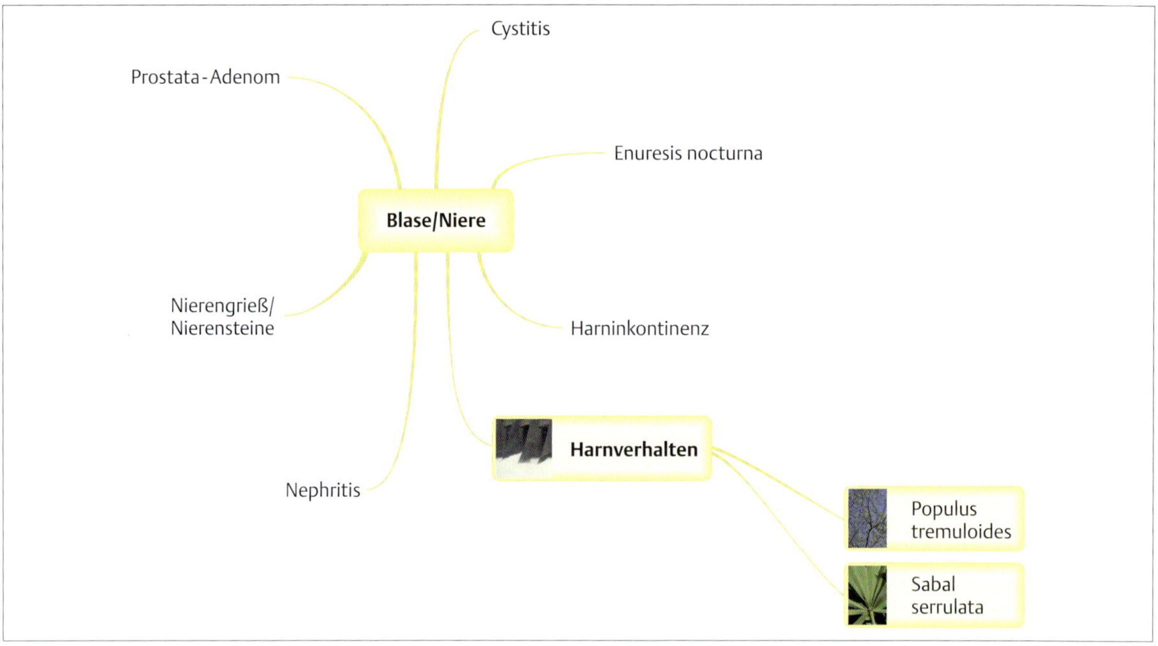

Populus tremuloides (Pappel)

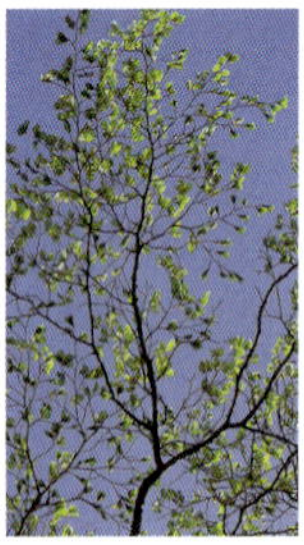

Populus tremuloides hat eine histiotrope Wirkung auf die ableitenden Harnwege. Indikationen sind neben Cystitis und Prostatahyperplasie die beginnende Harnretention zum Beispiel postoperativ und in der Gravidität. Der Urin ist dabei schleimig und eitrig.

< nach der Miktion, Schwangerschaft

Sabal serrulata (Sägepalme)

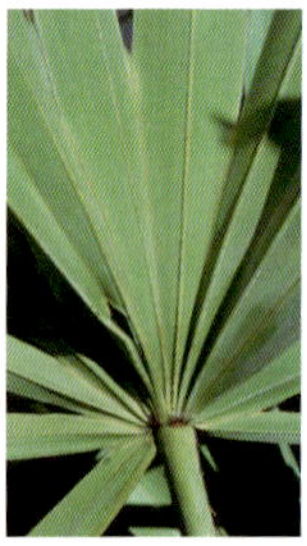

Sabal serrulata wird auch als „homöopathischer Katheter“ bezeichnet und hat einen Bezug zu den Harnwegen und Geschlechtsorganen. Es findet vielfältigen Einsatz. Erwähnt seien hier die Indikation bei Prostatahypertrophie und die Reizblase mit Harninkontinenz nach Katheterisieren.

< nachts im Bett

6.5 Nephritis

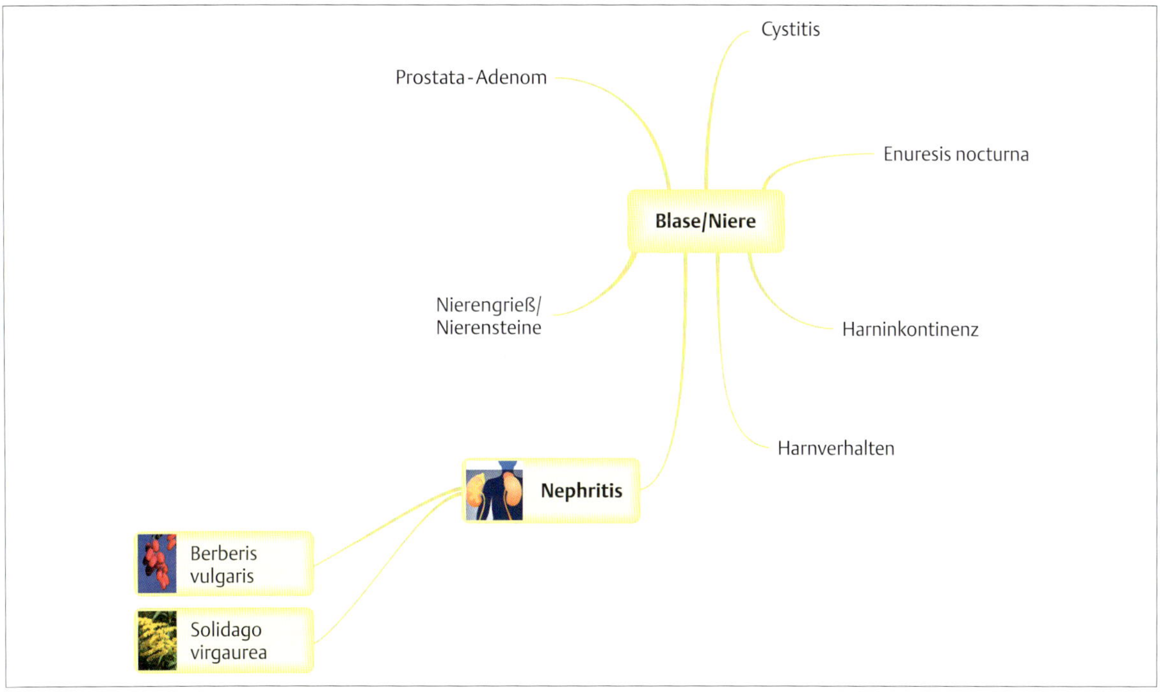

Berberis vulgaris (Berberitze)

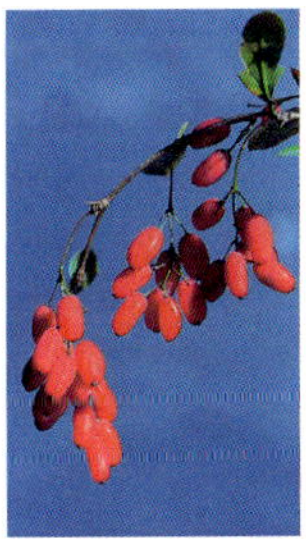

Wundheitsgefühl und Schmerz in den Nieren mit viel rötlichem Sediment. Gefühl von platzenden Blasen in der Nierengegend („Brodeln").

Solidago virgaurea (Goldrute)

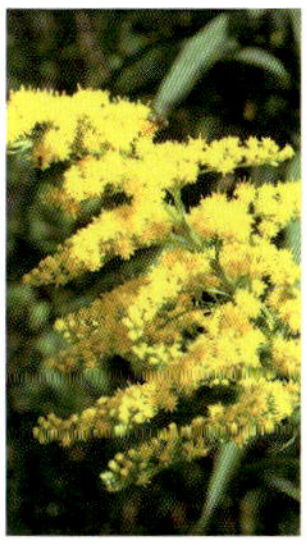

Drainagemittel für die Niere mit den Leitsymptomen: Dysurie, Blut und Eiweiß im Urin.

< Kälte, Nässe
> Wärme

6.6 Nierengrieß/Nierensteine

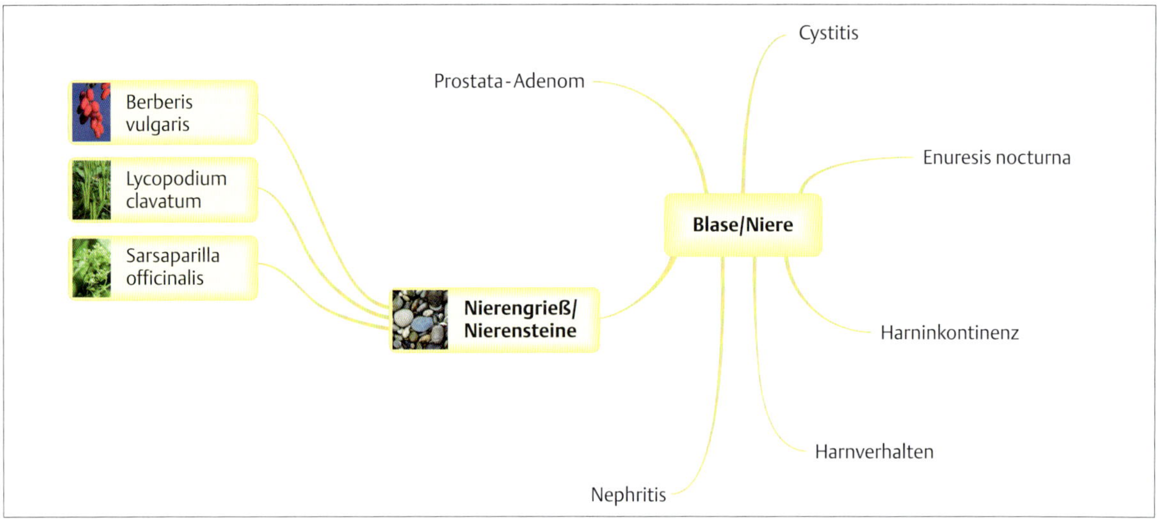

Berberis vulgaris (Berberitze)

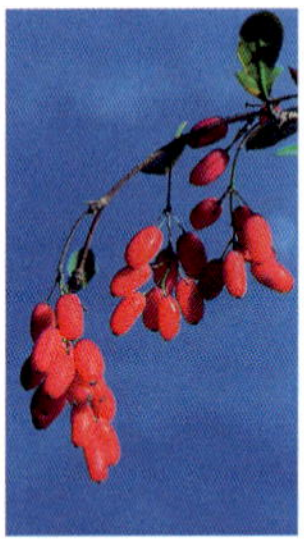

Harnsaure Diathese, viel Nierengrieß, Steine und Hämaturie. Brennende Schmerzen vor, während und nach dem Wasserlassen. Berberis vulgaris bewirkt oft eine Lockerung der krampfartigen Beschwerden, so dass ein Steinabgang möglich wird. Berberis vulgaris wirkt stärker auf die rechte Körperhälfte als auf die linke.

< Erschütterung durch Bewegung, langes Stehen
> durch Urin, Stuhl, Schweiß

Sarsaparilla officinalis (Stechwinde)

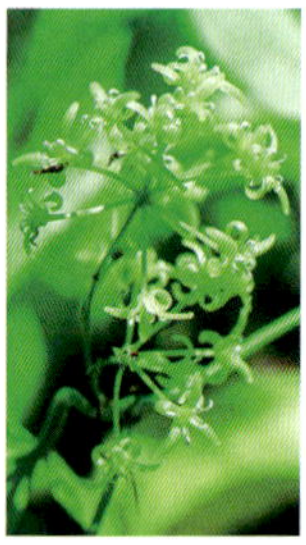

Nierenkolik rechts häufiger als links mit starken Schmerzen am Ende der Miktion (Weinen vor dem Wasserlassen). Der spärliche Urin hat ein trübes, weißes Sediment, kann aber auch blutig sein.

< Feuchtigkeit, nachts, nach dem Wasserlassen, Kälte
> Bewegung, Wärme

Lycopodium clavatum (Bärlapp)

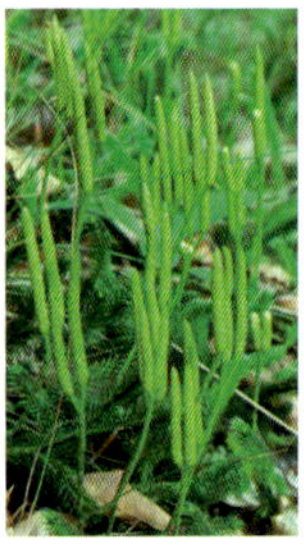

Es liegt eine harnsaure Diathese mit Neigung zur Nierenstein-Bildung vor. Der Urin kommt nur langsam in Fluss – jedoch Polyurie nachts.
Der Patient kann nicht auf der schmerzhaften Seite liegen (Rückenschmerzen sind rechts stärker als links).

< vor dem Wasserlassen, Bettruhe
> Bewegung, nach Mitternacht, nach Blasenentleerung, Kälte

6.7 Prostata-Adenom

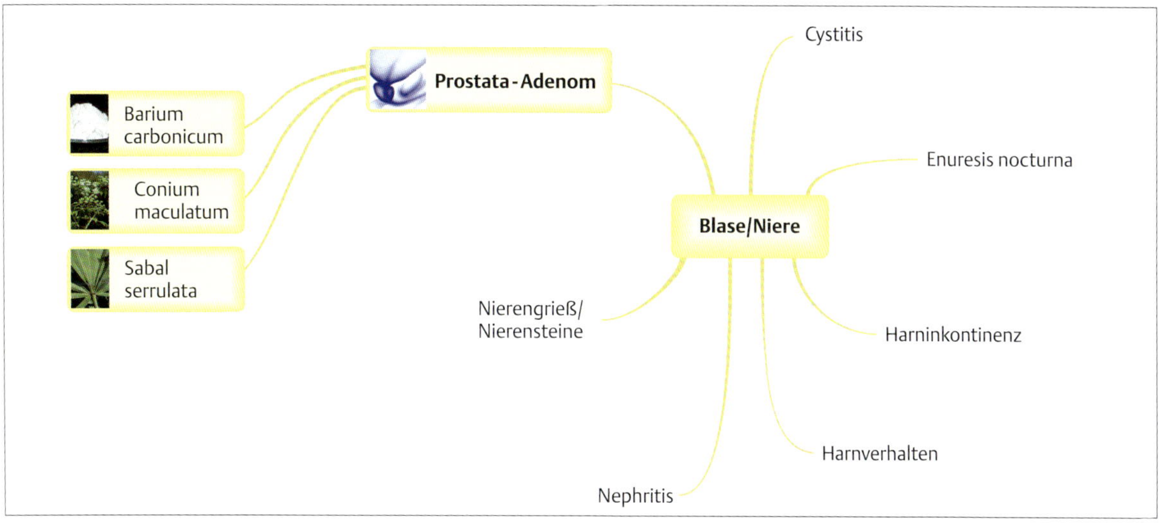

Barium carbonicum (Bariumkarbonat)

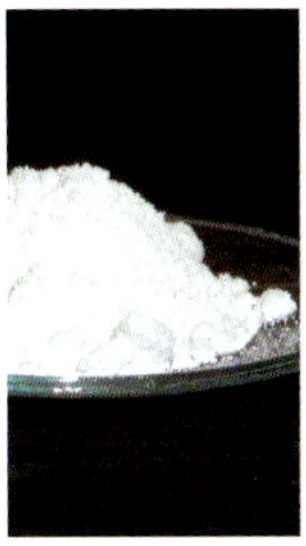

Barium carbonicum ist ein Kinder- und Greisen-Medikament mit Entwicklungs- und Wachstumsstörungen. „Alles ist zu hart und versagt" (Drüsen, Gefäßsklerose). Ständiger Harndrang bei Prostatahypertrophie mit dem Gefühl, den Urin nicht lange halten zu können.

< nachts, nasskaltes Wetter, Unterkühlung
> Ruhe, Wärme, Selbstgespräche

Conium maculatum (Gefleckter Schierling)

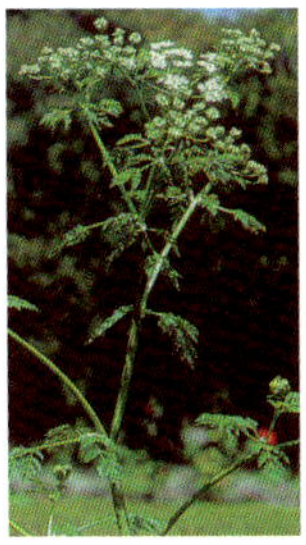

Conium maculatums Indikationen in Bezug auf die Prostata sind ein schmerzhafter, nächtlicher Harndrang mit Schmerzen auch an der Prostata beim älteren, kindisch-geilen Mann.

< morgens, aus lebhaften Träumen erwachend, Kälte
> Essen, Bewegung, Wärme

Sabal serrulata (Sägepalme)

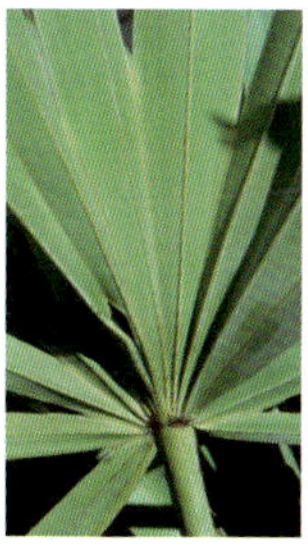

Sabal serrulata ist ein wichtiges Blasen- und Prostatamedikament bei Reizblase mit Harninkontinenz und Prostatahypertrophie. Gefühl, als wäre die Blase übervoll und als ob sich der Strahl durch eine Enge zwängen müsste.

< nachts im Bett

7 Gynäkologie

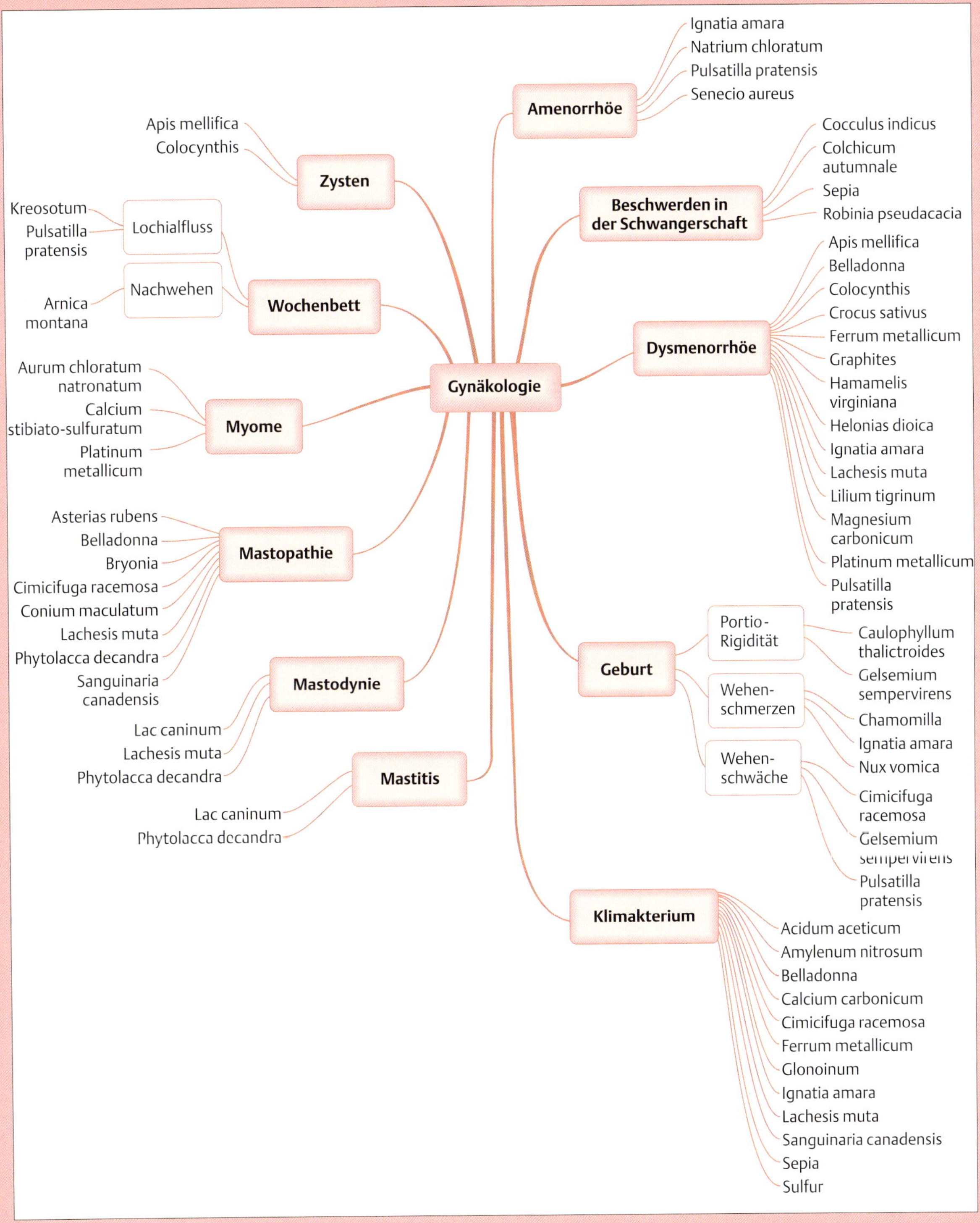

7.1 Amenorrhöe

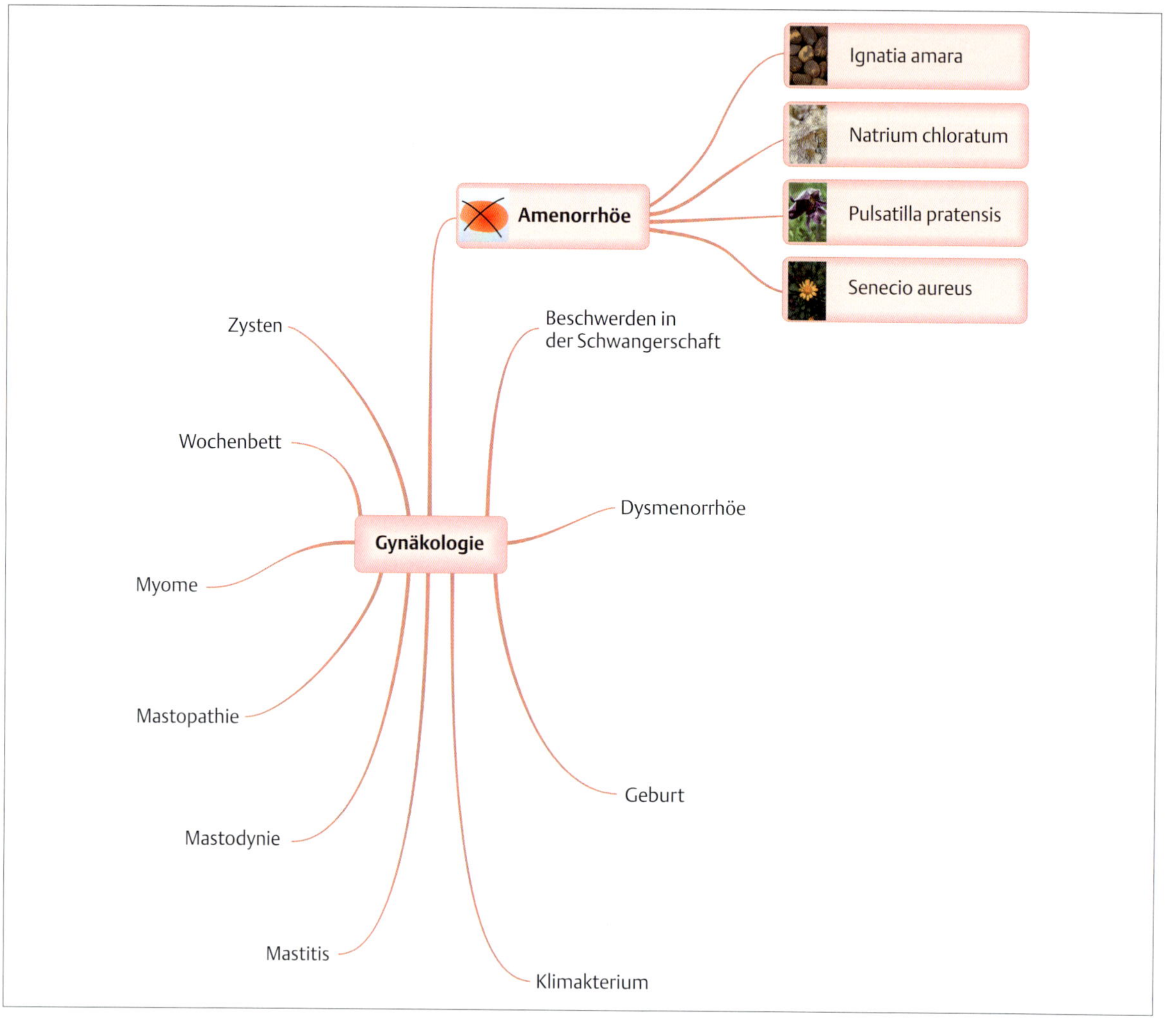

Ignatia amara (Ignazbohne)

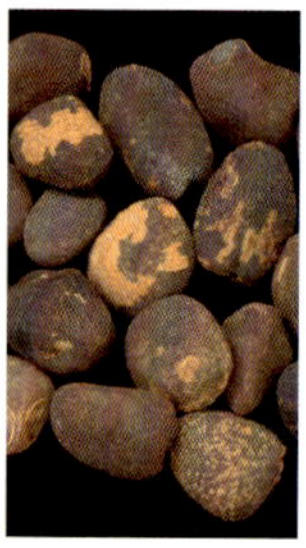

Unterdrückung der Periode durch Kummer und Frigidität. Es sind nervöse, hysterische und reizbare Frauen, die intensiv seelisch oder körperlich leiden.

< Genussmittel
> Essen

Natrium chloratum (Natriumchlorid)

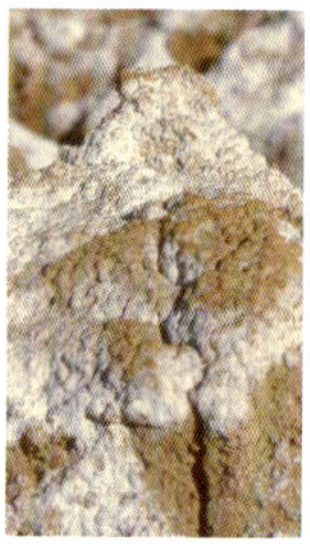

Psychische Krankheitsursachen mit Folgen von Kummer, Angst oder Ärger. Unterdrückte oder sehr unregelmäßige Periode mit Hitzegefühl des Körpers. Nach unten ziehende Bauchschmerzen bei reichlicher Blutungsstärke. Trockene Vagina mit scharfem, wässrigem, weißem Fluor.

< morgens

Pulsatilla pratensis (Wiesenküchenschelle)

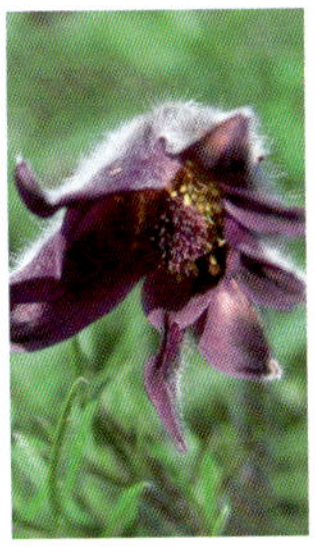

Die geduldige, ängstliche und weinerliche Patientin ist verzagt, entschlussschwach und neigt zur Depression. Der Angriffspunkt von Pulsatilla pratensis ist das zentrale und vegetative, hormonelle, Herz-, Kreislauf-, Magen-, Darm-, Leber-, Haut- und Schleimhaut-System mit östrogenartiger Wirkung. Alles ist verlangsamt – somit ist die Periode auch zu spät, schwach oder aussetzend. Sterilität und Amenorrhöe sowie unterdrückte Menses durch nervöse Schwäche sind Indikationen für den Einsatz der Wiesenküchenschelle. Ein weiteres Symptom für die Mittelwahl ist ein gelblichgrüner, sahniger Fluor, der mild ist.

< im Zimmer, Unterkühlung, nasskalte Füße
> im Freien, Bewegung, kühle Luft

Senecio aureus (Kreuzkraut)

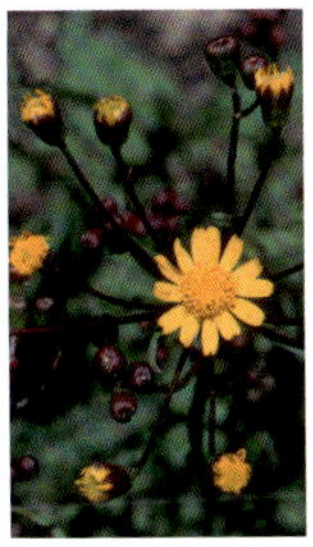

Einsatz des Kreuzkrautes bei funktioneller Amenorrhöe junger Mädchen.

> Eintreten der Blutung

7.2 Beschwerden in der Schwangerschaft

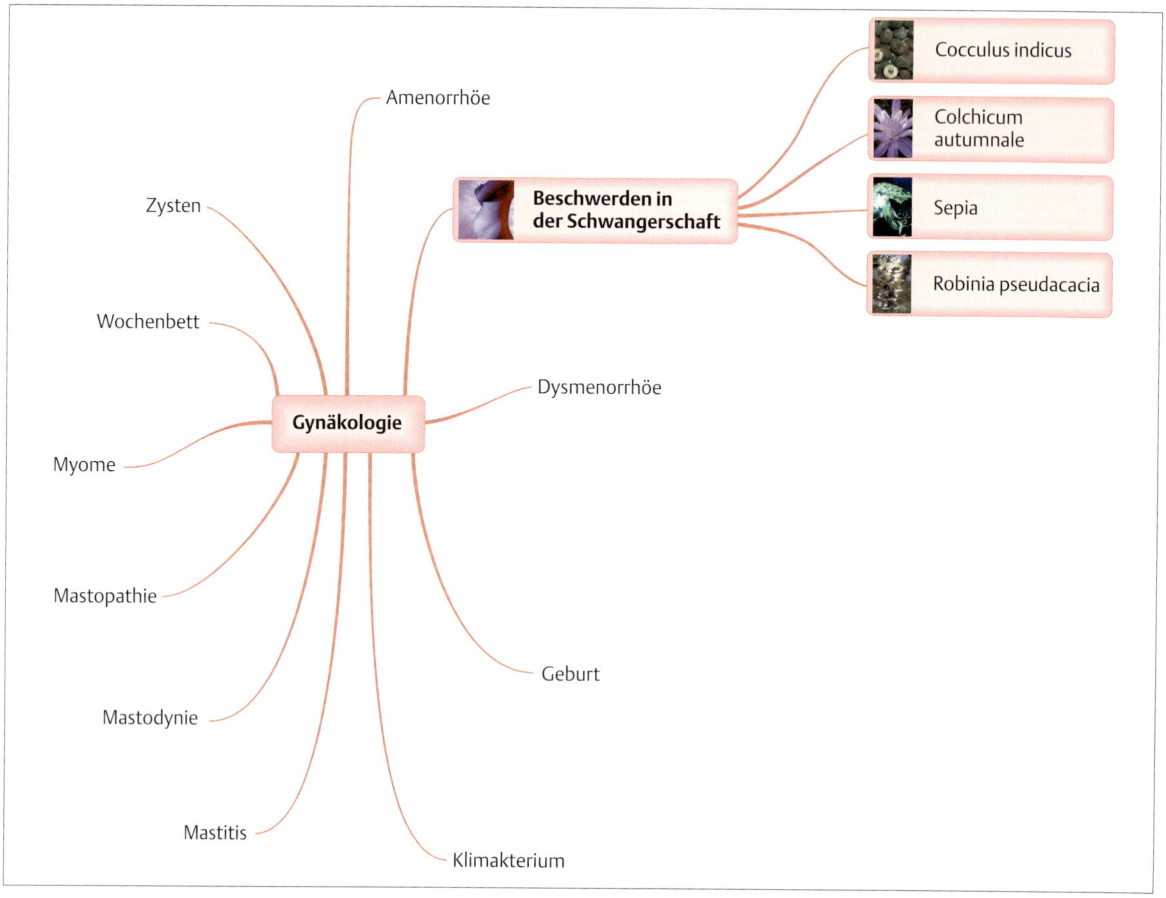

Cocculus indicus (Indische Kockelskörner)

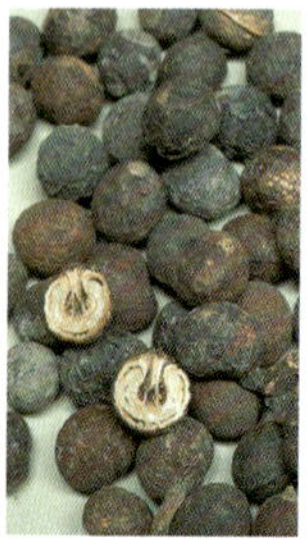

Übelkeit mit Schwäche, Schwindel und Erbrechen herrschen vor.

< während des Essens, Fahren, Kaltwerden, Essensgerüche

Colchicum autumnale (Herbstzeitlose)

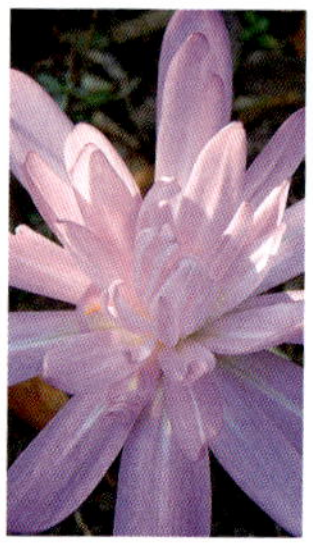

Geruch von Nahrung erregt Übelkeit bis zur Ohnmacht. Starker Speichelfluss – Erbrechen von Schleim, Galle und Nahrung. Typischerweise liegt ein Kältegefühl im Magen oder Brennen vor.

< Bewegung, Fischgeruch

Sepia (Tintenfisch)

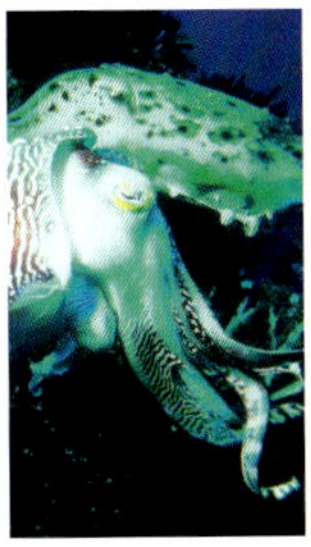

Übelkeit und Erbrechen in der Gravidität. Typisch ist ein Verlangen nach sauren Speisen – besonders nach Essig.

< morgens, vor dem Essen
> Essen!

Robinia pseudacacia (Robinie)

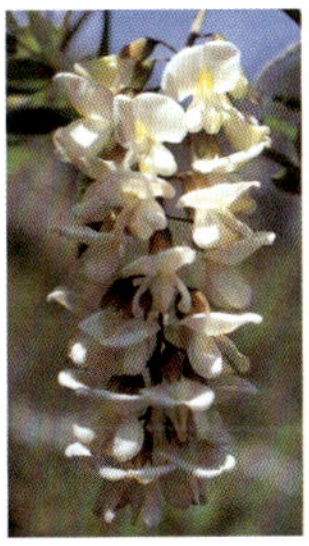

Starke Hyperacidität wie von Essig. Die Zähne können so stumpf sein wie nach Genuss von Rhabarber. Wenn es zum Erbrechen kommt, ist die Flüssigkeit sehr sauer. Blähungen begleiten diese Symptomatik.

> Essen

7.3 Dysmenorrhöe

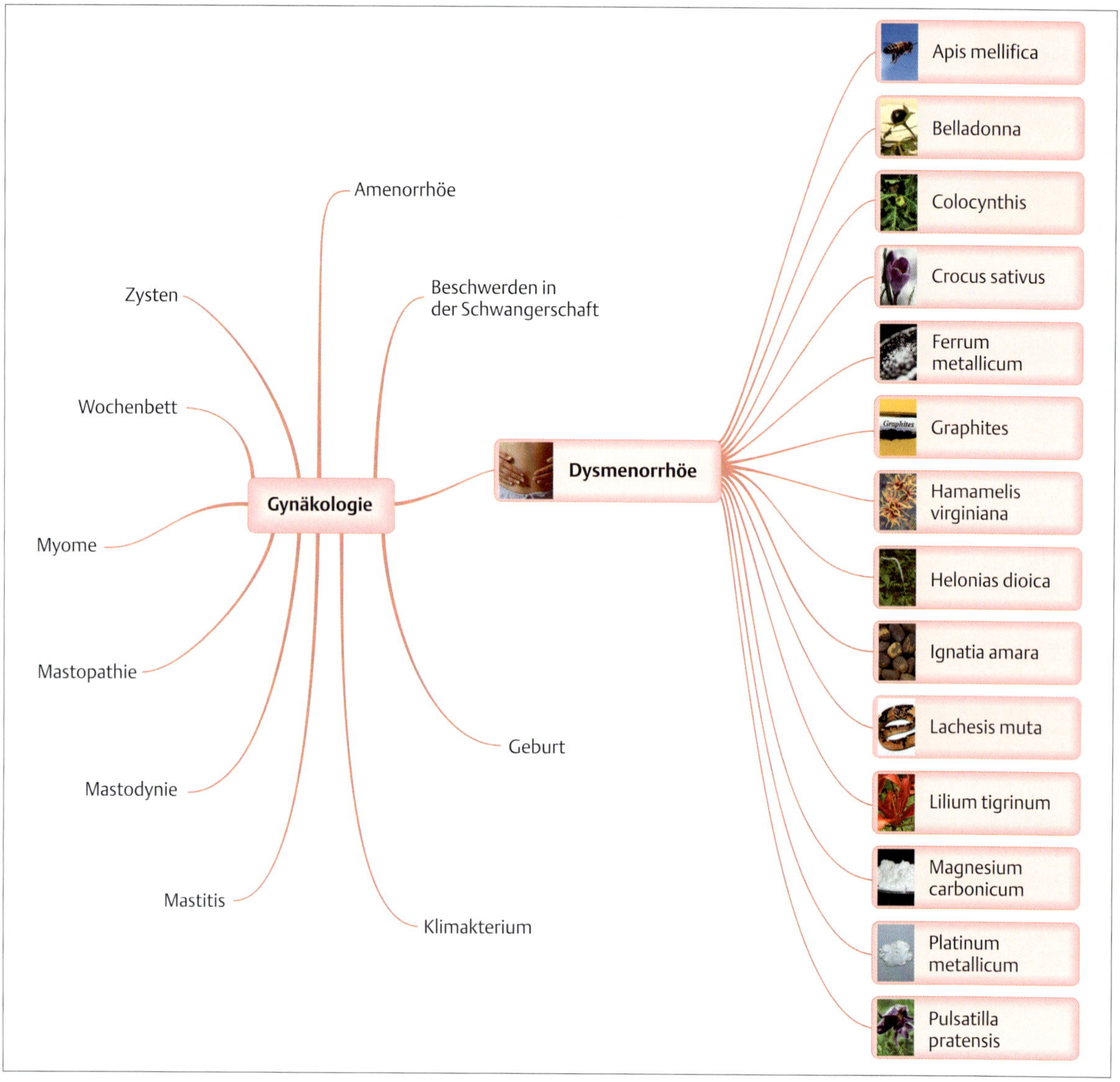

Apis mellifica (Honigbiene)

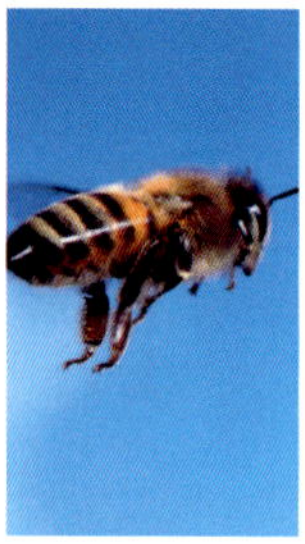

Typisch für Regelbeschwerden junger Mädchen mit starker Blutung und Ohnmachtsneigung. Das Mittel wirkt besonders auf das rechte Ovar, auf ödematöse und zystische Schwellungen. Die Patientin hat meist eine trockene Hitze, kaum Durst und stechende Bauchbeschwerden. Es besteht ein Schweregefühl im Unterbauch mit Berührungsempfindlichkeit. Die Scheidenschleimhaut ist rot und trocken.

< nach Schlaf, Druck
> Kühlung

Belladonna (Tollkirsche)

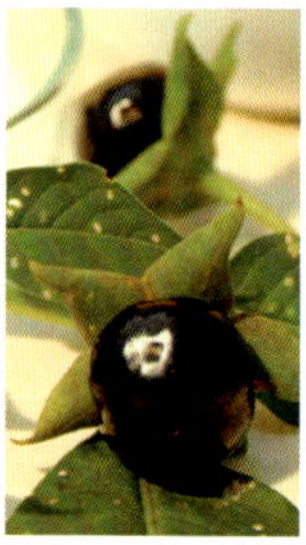

Die wehenartigen Schmerzen ziehen um das Becken herum. Die Blutung ist hellrot und zu heftig, bei trockener, roter Vagina.

< abends, nachts mit Durstgefühlen, dass Schluckkrämpfe entstehen können
> Anziehen der Beine

Colocynthis (Koloquinte)

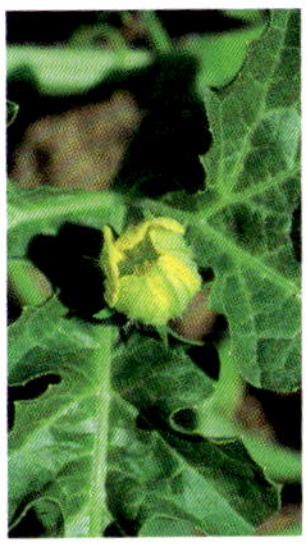

Blitzartige, krampfige Schmerzen im Bauch mit quälendem, kneifendem Charakter bringen die Patientinnen dazu, sich zusammenzukrümmen. Typisch ist eine starke Unruhe.

< Ärger, nachts, Kälte
> Zusammenkrümmen, Wärme, starker Druck, Ruhe

Crocus sativus (Safran)

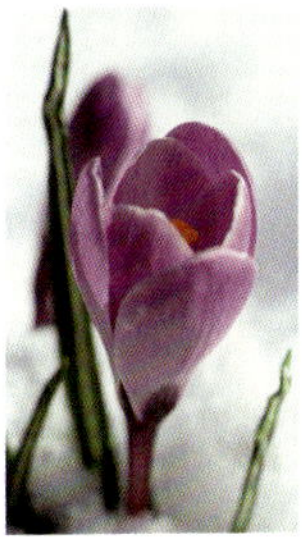

Unterbauchbeschwerden mit dem Gefühl, „als ob Leben im Unterleib wäre“. Die Patientinnen sind sehr unruhig und hysterisch. Charakteristisch ist eine großklumpige, schwarze, geronnene Regelblutung, die zu häufig und zu reichlich ist.

< Bewegung

Ferrum metallicum (Eisen)

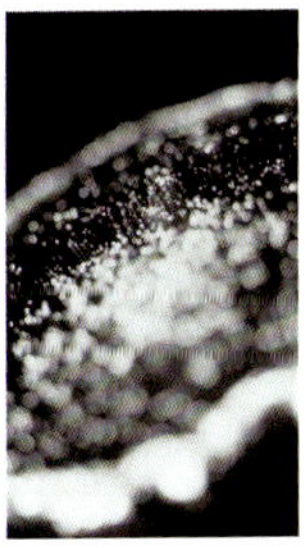

Die zurückhaltenden bis schüchternen Frauen können ein blasses oder gerötetes Gesicht haben. Durch die Gefäßlabilität ist leichtes Erröten typisch. Die Regelblutung ist zu früh, zu lange und setzt häufig am dritten Tag aus, um dann wieder neu zu beginnen. Es kann zusätzlich eine Scheidensenkung vorliegen. Die Psyche ist während der Blutung depressiv.

< Mitternacht, Ruhe
> Gehen

Graphites (Reißblei)

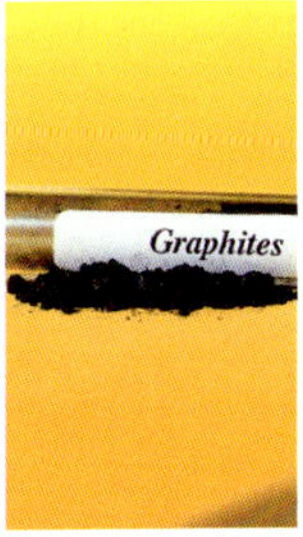

Es handelt sich meist um kräftige, träge und ängstliche Patientinnen, die leicht frieren und obstipiert sind. Die Periode ist zu spät und spärlich, kurz mit wässriger Blutung. Typisch sind ein wund machender, ätzender Fluor und ätzender Schweiß, der in Körperwinkeln, Hautfalten etc. Entzündungen verursacht.

> Essen (z. B. als Kummermittel)

Hamamelis virginiana (Virginische Zaubernuss)

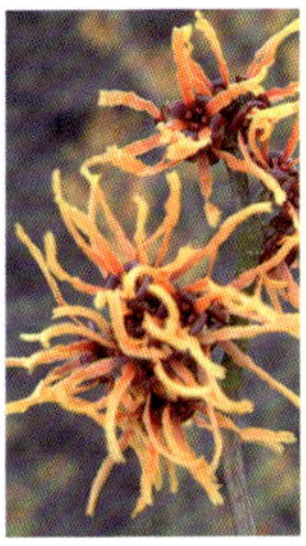

Die Periodenblutung ist sehr heftig und dunkelrot. Es sind oft Zwischenblutungen in der Mitte des Zyklus, juckender, starker Ausfluss und Schmerz an den Ovarien vorhanden. Allgemein liegen Obstipation und Thromboseneigung vor.

< feucht-warme Luft

Helonias dioica (Falsche Einkornwurzel)

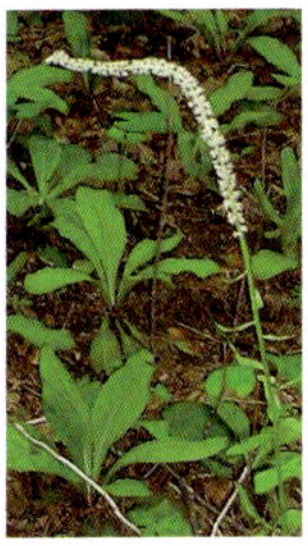

Kombination von Obstipation, heller, starker und zu häufiger Blutung. Ebenso Einsatz bei Zustand nach Abort mit der gleichen Blutungsqualität. Die Mammae sind während der Periode geschwollen, kombiniert mit schmerzhaften, stark druckempfindlichen Varizen.

< Berührung, Bewegung
> durch Ausscheidungen

Ignatia amara (Ignazbohne)

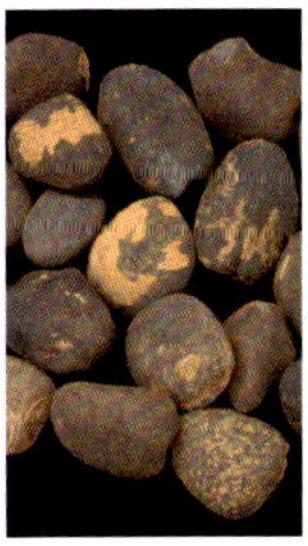

Ignatia amara ist ein großes Kummermittel mit Folgen von Zurücksetzung, Kummer und Enttäuschung. Die Periodenblutung ist dunkel, zu heftig, zu früh oder spärlich und spät. Spastische Krämpfe im Unterbauch mit Afterkrämpfen. Psychisch kommen Weinkrämpfe vor.

< morgens, im Freien, Kaffee
> Essen

Lachesis muta (Buschmeister)

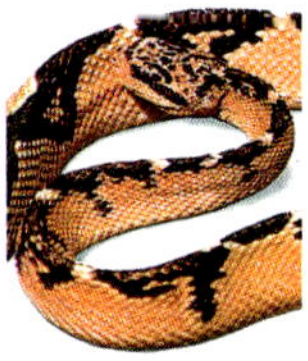

Lachesis muta ist ein stark links wirkendes Medikament. Somit ist auch das linke Ovar verhärtet, geschwollen und sehr schmerzhaft. Die Periodenblutung ist zu schwach und zu kurz.

< Schlaf, Kleiderdruck
> durch Ausscheidung wie zum Beispiel auch Menstruation

Lilium tigrinum (Tigerlilie)

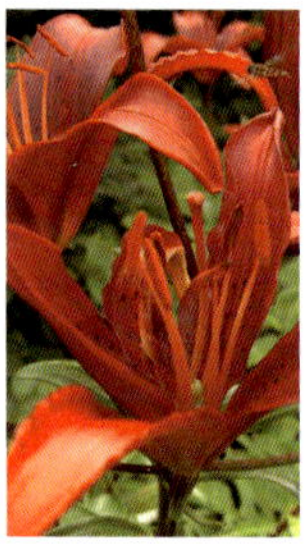

Vor der Periode fällt eine Reizbarkeit bei starker Libido auf. Ausgeprägtes Senkungsgefühl im Unterbauch mit Uterusverlagerung und Prolaps. Gefühl, „als ob alle Organe wie durch einen Trichter nach unten heraustreten" – mit der Neigung, andauernd die Beine zu überkreuzen. Die frühe, spärliche, dunkel-klumpige Blutung ist übel riechend. Charakteristisch ist der Regelfluss stärker beim Herumgehen und weniger in Ruhestellung. Der Schmerz zieht von den Ovarien bis in die Oberschenkel.

< nachts, warme und enge Räume, Trost
> Reiben, frische Luft, Ruhe

Magnesium carbonicum (Basisches Magnesiumkarbonat)

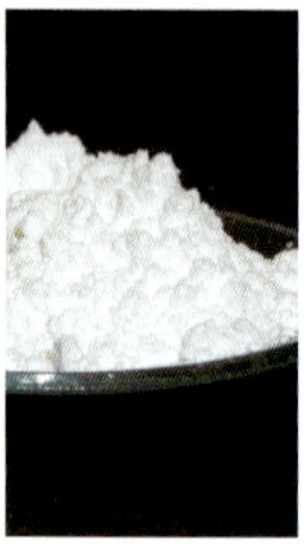

Erkältungssymptome wie Schnupfen oder verstopfte Nase, Halsschmerzen, ebenfalls Durchfall vor der Periode. Die Blutung kommt alle drei Wochen, ist dunkel, spärlich und dick, fast pechartig - wie geronnen. Das Blut fließt nur im Schlaf und ergießt sich beim Aufstehen im Schwall.

< Bettwärme, Temperaturwechsel
> Gehen im Freien, warme Luft

Platinum metallicum (Platin)

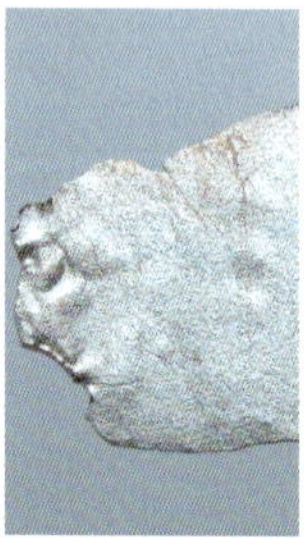

Es sind häufig sehr arrogante, überhebliche Persönlichkeiten, die Platinum metallicum benötigen – nicht selten gepaart mit Nymphomanie, die sich typischerweise im Wochenbett verschlimmert. Die Menses ist zu früh, zu spärlich, klumpig-dunkel mit Bauchspasmen. Überempfindlichkeit der Geschlechtsteile mit Vibrieren und eventueller Ohnmacht beim Koitus, Vaginismus.

< Stehen, Sitzen, abends
> Gehen

Pulsatilla pratensis (Wiesenküchenschelle)

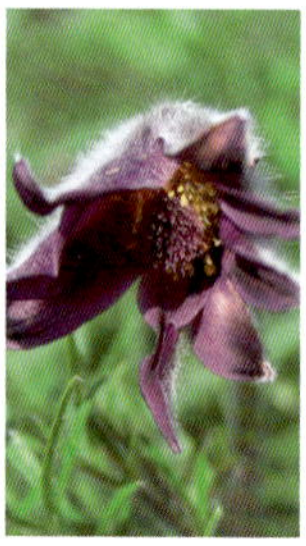

Intermittierende, verzögerte Regelblutung, die dick, klumpig und dunkel ist. Durchfall während oder nach Menses, sowie Übelkeit mit schmerzhaftem Druck nach unten und Rückenschmerz. Charakteristisch sind Durstlosigkeit bei trockenem Mund, Abneigung gegen Fett, Varikose und Weinerlichkeit.

< Hitze, fette Nahrung, Wärme, Liegen auf der linken und schmerzlosen Seite
> frische Luft, kalte Anwendungen, kalte Nahrung und Getränke, Eintreten der Blutung

7.4 Geburt

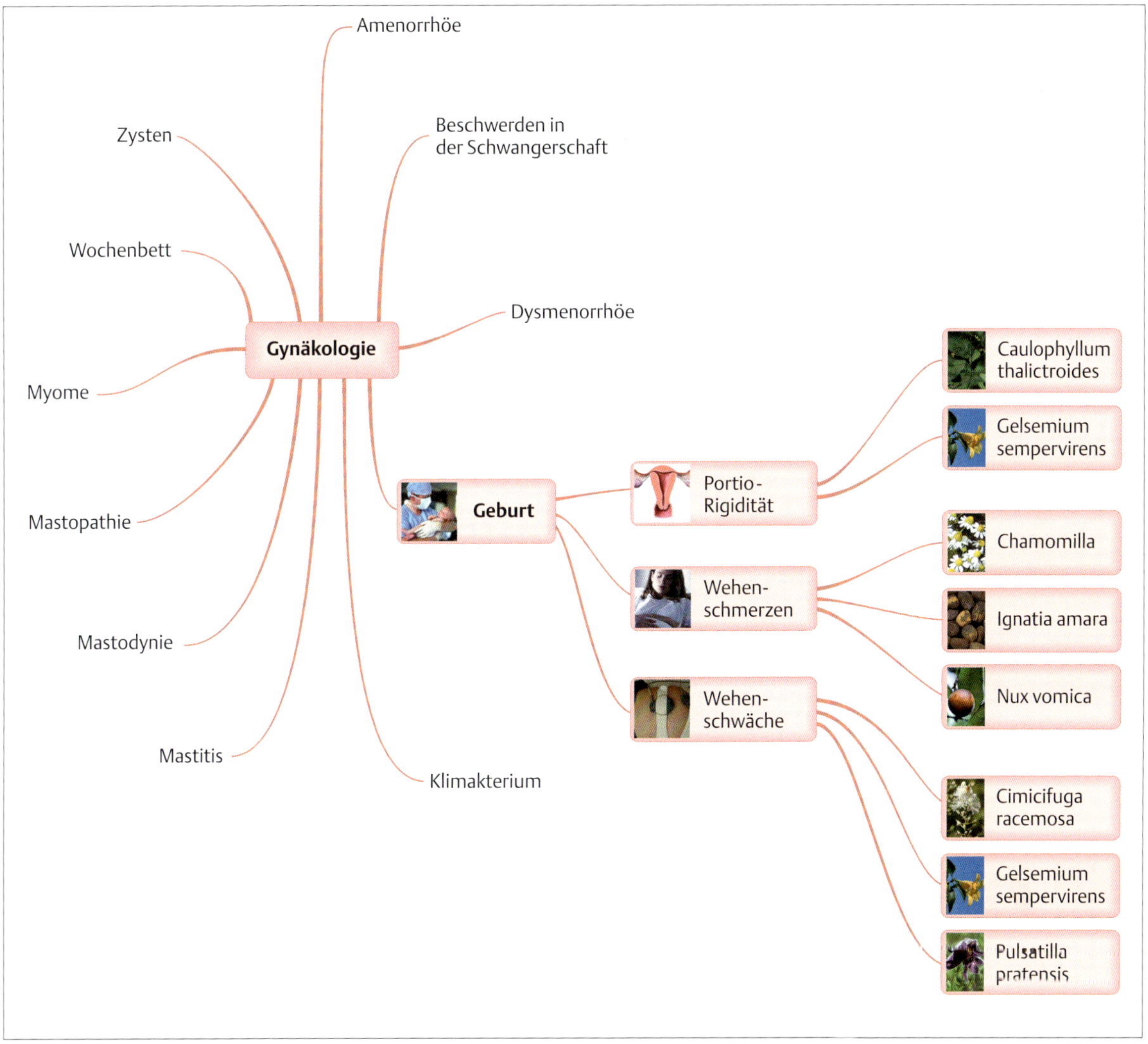

7.4.1 Portio-Rigidität

Caulophyllum thalictroides (Frauenwurzel)

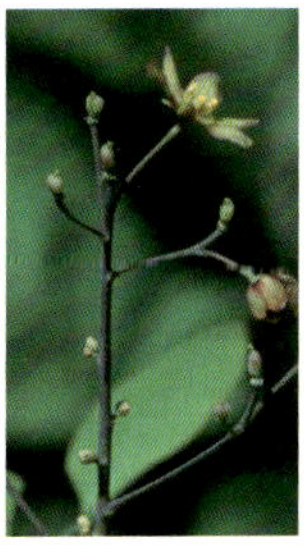

Caulophyllum thalictroides ist ein sehr bewährtes Homöopathikum gegen die Cervix-Rigidität bei Uterusschwäche.

< Kälte
> Wärme

Gelsemium sempervirens (Gelber Jasmin)

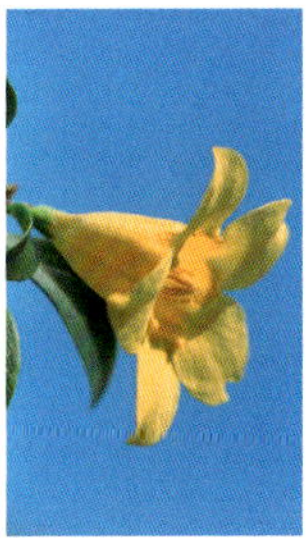

Bei Portio-Rigidität mit allgemeiner Schwäche, Zittrigkeit und Erregung ist Gelsemium sempervirens zu verordnen.

< Angst, Darandenken, Erwartungsspannung
> Harnabgang

7.4.2 Wehenschmerzen

Chamomilla (Echte Kamille)

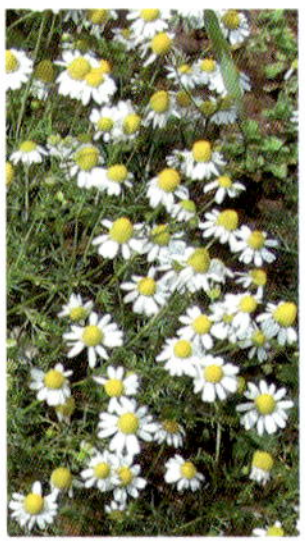

Chamomilla wird zur Reduzierung spastischer, unerträglicher Wehenschmerzen eingesetzt und hat eine extreme Überempfindlichkeit – besonders gegenüber Schmerz.

< geistige Anstrengung, Wärme, Zorn
> lokale Wärme

Ignatia amara (Ignazbohne)

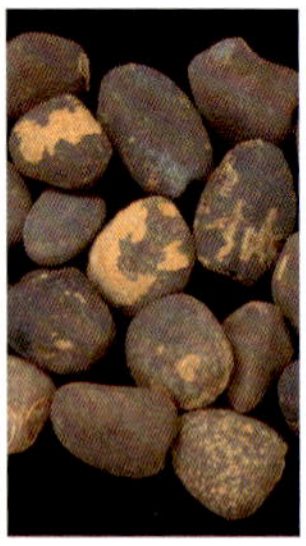

Ignatia amara wird von verkrampften, überempfindlichen, hysterischen und nervenschwachen Frauen bei Krampfwehen benötigt. Es ist ein widersprüchliches Mittel, was bedeutet, dass, wenn es der Patientin körperlich gut geht, sie sich seelisch unwohl fühlt und umgekehrt. Sie stöhnt und seufzt sehr viel.

< Furcht, Kummer, Denken an die Beschwerden
> Lagewechsel, Seufzen

Nux vomica (Brechnuss)

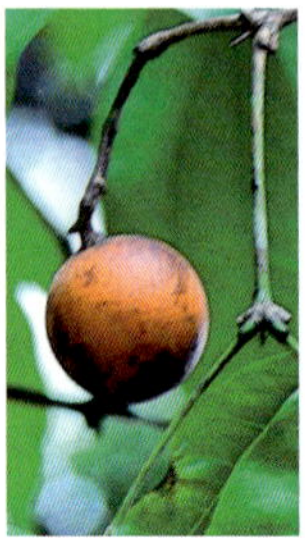

Nux vomica ist eine Substanz, die bei falschen Wehen mit Stuhl- und Harndrang eingesetzt wird. Die Frauen sind gereizt, können begleitend Kopfschmerzen oder Wadenkrämpfe haben mit Übelkeit und Brechreiz.

< morgens, nach dem Essen, feuchte Kälte
> abends, Wärme, nach Erbrechen

7.4.3 Wehenschwäche

Cimicifuga racemosa (Wanzenkraut)

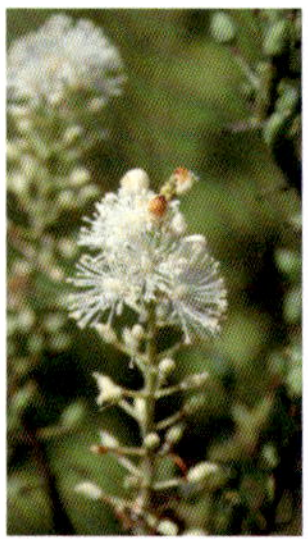

Cimicifuga racemosa wirkt funktiotrop zum weiblichen Hormonsystem und ist gut wirksam zu Zeiten hormoneller Umstellung wie Schwangerschaft, Geburt und Klimakterium. Man setzt es bei vorzeitigen Wehen, Abortus imminens und zur Geburtserleichterung ein. Die Frauen sind nervös, ruhelos, hysterisch und neigen zur Depression.

< Kälte, Aufregung
> lokale Wärme

Gelsemium sempervirens (Gelber Jasmin)

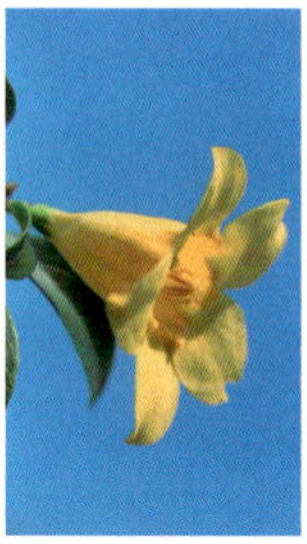

Gelsemium sempervirens ist ein Mittel für Wehenschwäche, Übertragung der Geburt und Portio-Rigidität. Die Frauen können krampfartige Schmerzen haben, die in Hüfte und Rücken ausstrahlen. Die Patientinnen sind zittrig und geschwächt.

< Kummer, Angst, Darandenken
> Harnflut, Reizmittel

Pulsatilla pratensis (Wiesenküchenschelle)

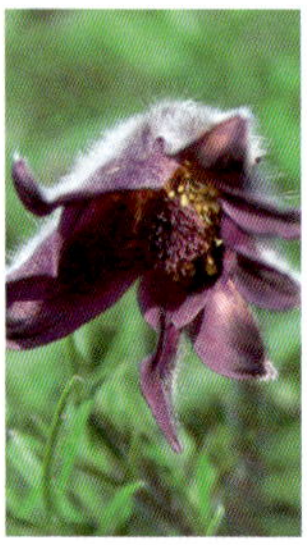

Pulsatilla pratensis passt gut zur Geburtsvorbereitung und zur Wehenschwäche über seine hormonale Wirkung.

< abends
> wenn Personen in der Nähe sind

7.5 Klimakterium

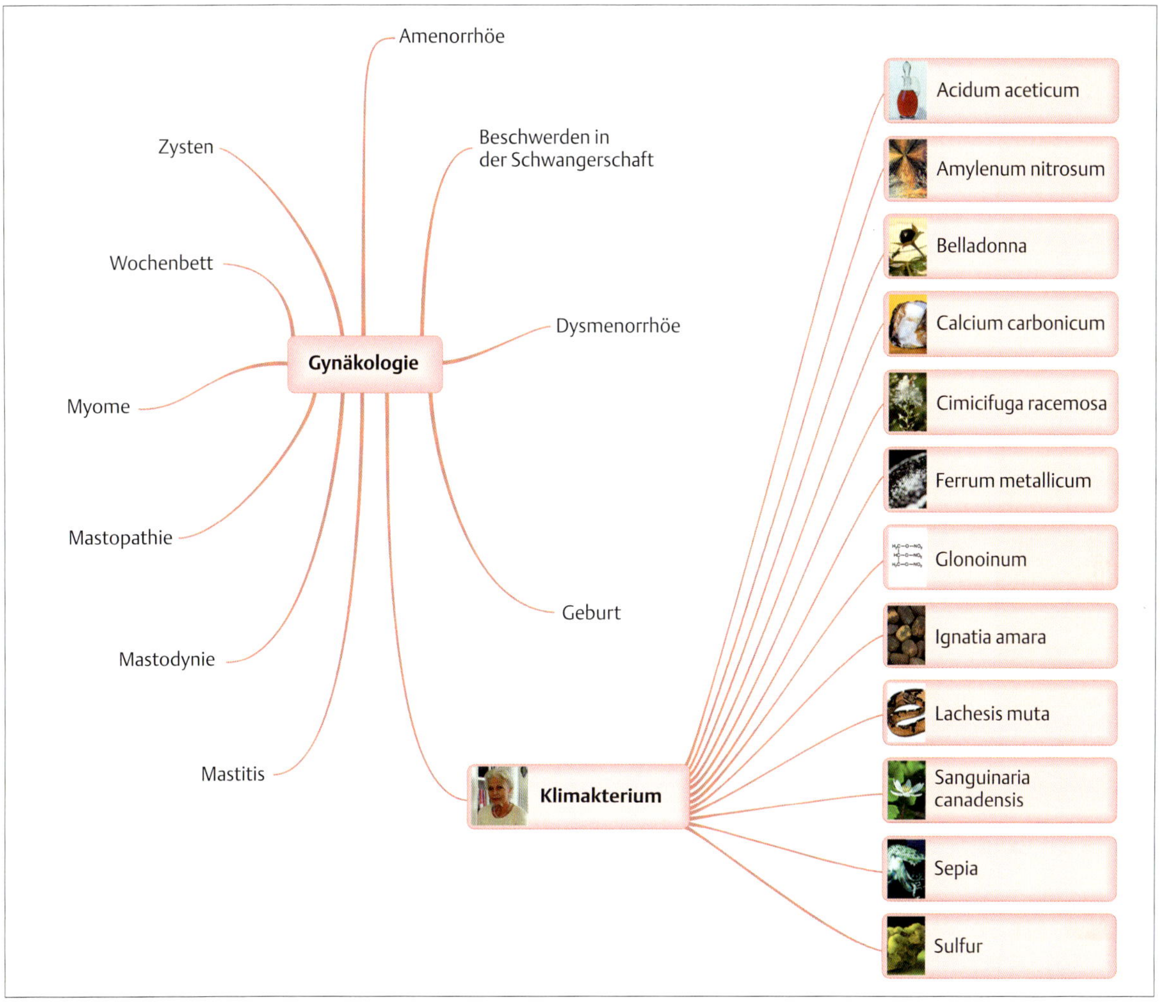

Acidum aceticum (Essigsäure)

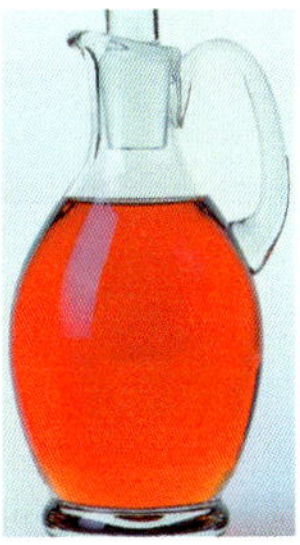

Schwäche und starke kalte Nachtschweiße überwiegen bei den meist schlanken, blassen Frauen mit eingesunkenen Augen. Die Wallungen erzeugen ein rotes Gesicht. Meist sind die Mammae schmerzhaft vergrößert.

< morgens

Amylenum nitrosum (Salpetrigsäureamylester)

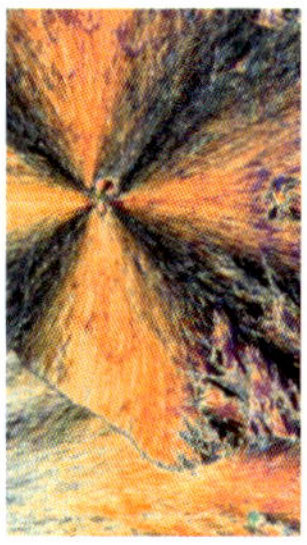

Dies ist eines der Hauptmittel bei feuchten Wallungen mit starken Schweißen und rotem Gesicht. Gefühl, „als ob die Wallungen in Herzhöhe hängen blieben" – eventuell kommt Herzklopfen vor. Es sind häufig sehr ängstliche Frauen.

Belladonna (Tollkirsche)

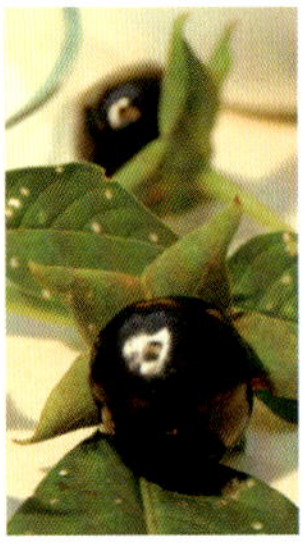

Rotes oder bläulich-rotes Gesicht mit Kongestionen – später mit Schweißen. Erregungszustände mit unruhigem Schlaf und Hyperästhesie aller Sinne. Charakteristischerweise sind die Schleimhäute trocken – kombiniert mit wenig Durst.

< Hinlegen, Berührung, nach 12 Uhr
> halbaufrechtes Sitzen, fester Druck, Zurückbeugen

Calcium carbonicum (Austernschalenkalk)

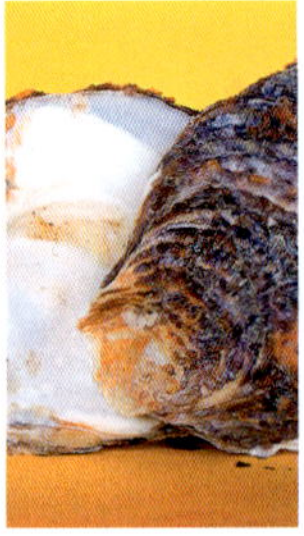

Pastöse, bleiche, meist kräftige, langsame und träge Persönlichkeiten mit depressiv-ängstlicher und sorgenvoller Grundhaltung gekoppelt mit Pessimismus. Wallungen und Schwindel mit innerlichem Frieren. Depressionen überwiegen in der Menopause. Große Mammae und Neigung zur Uterusverlagerung.

< körperliche und geistige Anstrengung, Kälte, Wasser, feuchtes Wetter, Stehen, Vollmond
> trockenes Klima, fortgesetzte Bewegung

Cimicifuga racemosa (Wanzenkraut)

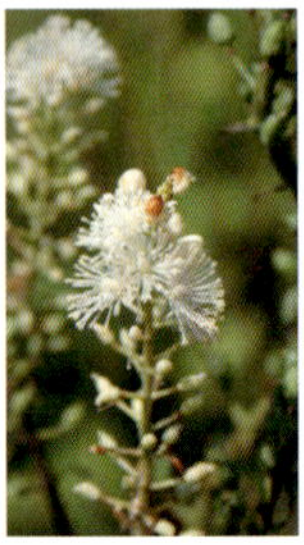

Wirkung auf Ovarien, Uterus und Hypophyse. Einsatz besonders bei klimakterischen Frauen, die depressiv und hysterisch sind (mit Suizidneigung). Genitalbedingte Migräne, wobei der Kopf so heftig schmerzt, „als wolle der Schädel zerspringen" oder „als würde von hinten ein Keil eingetrieben mit dem Gefühl, als ob sich der Kopf öffnet und schließt". Typische Bauchbeschwerden: Schmerzen wie elektrische Schockwellen mit Erregung. Der Schmerz kann quer durch das Becken von Hüfte zu Hüfte ziehen.

< mit der Menstruation (d.h. die Beschwerden nehmen mit der Stärke der Periode zu)
> Wärme, Essen

Ferrum metallicum (Eisen)

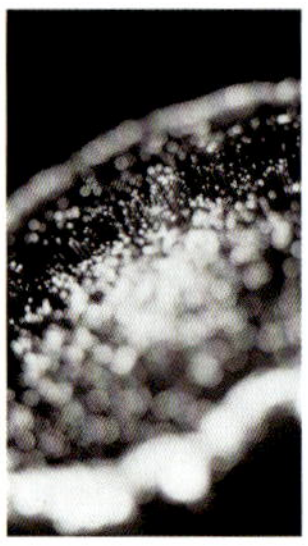

Trockene Röte im Wechsel mit Haut-Blässe-Schwächegefühl (trotz blühendem Aussehen!) mit Brustbeklemmung, Blutandrang zur Brust und Herzklopfen. Prolaps der Vagina.

< Schwitzen, Stillsitzen, Mitternacht
> langsame Bewegung, nach dem Aufstehen

Glonoinum (Nitroglyzerin)

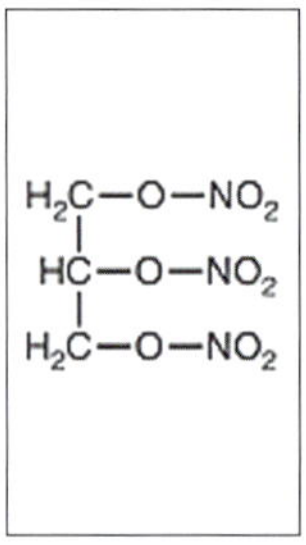

Oft begleiten ein dunkelrotes Gesicht und arterielle Hypertonie das Mittelbild. Die Wallungen sind trocken mit Kollapsgefühl. Es sind leicht reizbare Patientinnen, die lustlos bezüglich der Arbeit sind.

< Sonne, offenes Feuer, Stress, Bücken, Hinlegen, linke Seite, 6–12 Uhr
> Branntwein

Ignatia amara (Ignazbohne)

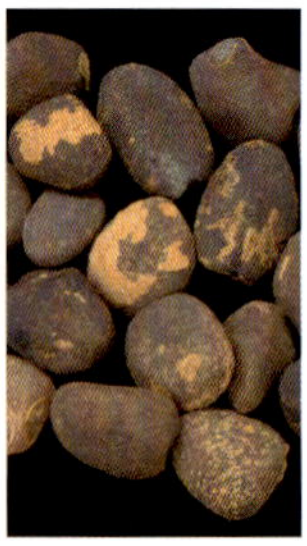

Geht es dem Ignatia-Patienten körperlich gut, fühlt er sich seelisch schlechter und umgekehrt. Die Frauen sind feinnervige, wechselhafte, streitsüchtige, seufzende und gähnende Hysteriker, die Kummer in sich „hineinfressen" und gerne allein sind (Zuspruch verschlimmert). Spastische Diathese.

< Kummer, morgens, Rauchen, Kaffee, Seufzen, Gähnen
> Essen, kühle Umgebung

Lachesis muta (Buschmeister)

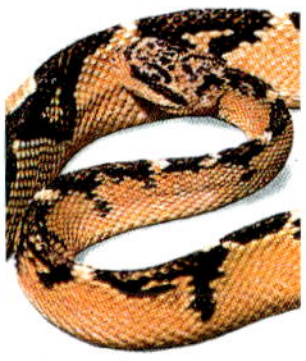

Lachesis muta ist passend zur pastösen, phlegmatischen Konstitution – wie auch zur mageren, erschöpften und depressiven Person. Klimakterische Beschwerden mit Hitze, Schwitzen, Wallungen mit Beengungsgefühlen, Herzklopfen, Schwächeanfällen, Schwindel und Ohnmacht. Kalte Stirn- und Handschweiße, Blutungen und Scheitelkopfschmerz. Charakteristisch ist eine Empfindlichkeit gegen Berührung, wobei der Druck der Kleidung am Hals und in der Gürtelregion nicht auszuhalten ist. Die aufgeregten, hektischen und geschwätzigen Patientinnen zeigen ein rotes, heißes und feuchtes Erscheinungsbild.

< Wärme, feuchtes Wetter, Ruhe (der Kranke schläft in die Verschlimmerung hinein), morgens, Erwachen, Klimakterium

> Abgabe von Sekreten (wie Schweiß, Erbrechen, Schnupfen, Periode, Nasenbluten etc.), Bewegung

Sanguinaria canadensis (Kanadische Blutwurz)

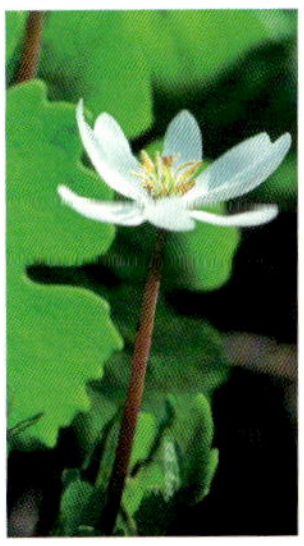

„Fliegende Hitze" mit trockenen, brennenden, heißen Hand-, Fuß- und Gesichtsschweißen sowie aktiver Hautrötung. Periodisch auftretender kongestiver rechtsseitiger Kopfschmerz mit Übelkeit. Der Schmerz beginnt dabei am Hinterkopf, breitet sich nach oben aus und setzt sich über den Augen fest. Charakteristisch für Sanguinaria ist eine starke Trockenheit der Schleimhäute, verbunden mit großem Durst, sowie Brennen an Händen und Füßen.

< rechte Seite, Sonne, Hitze, Kälte, Wetterwechsel, um Mitternacht, Süßigkeiten, Bewegung, Berührung, Schweiße, Aufdecken, Regeleintritt

> Schlaf, Dunkelheit, Essen, Säuren, Erbrechen, Aufstoßen, Blähungen

Sepia (Tintenfisch)

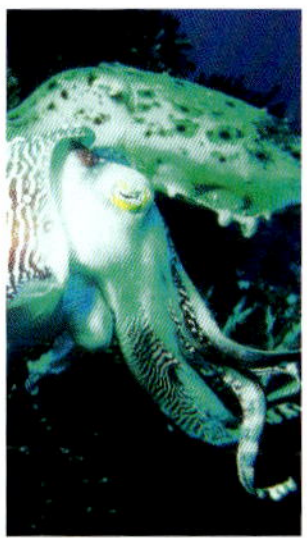

Passend zur Medikation sind es reizbare Frauen mit Gleichgültigkeit gegenüber der Familie bei Neigung zu Widerspruch und Depression. Herabhängen und Nachuntendrängen des Uterus mit starker Bindegewebsschwäche. Häufige Wallungen in der Menopause mit Schwäche und Schweißausbrüchen – Kältegefühle und Abneigung gegen Koitus. Alle Symptome erstrecken sich von unten nach oben.

< vormittags und abends, nach Schweiß, kalte Luft

> Beine kreuzen, Bewegung in frischer Luft, kaltes Baden, nach Schlaf

Sulfur (Schwefel)

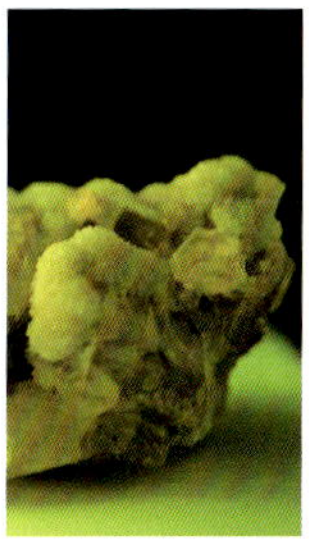

Typisch sind starke, übel riechende Schweiße (in den Achselhöhlen nach Knoblauch riechend) mit heftigen Hitzewallungen durch den ganzen Körper, Tag und Nacht.

< Ruhe, Bettwärme, Waschen, Baden, morgens, Alkohol

> trockenes, warmes Wetter

7.6 Mastitis

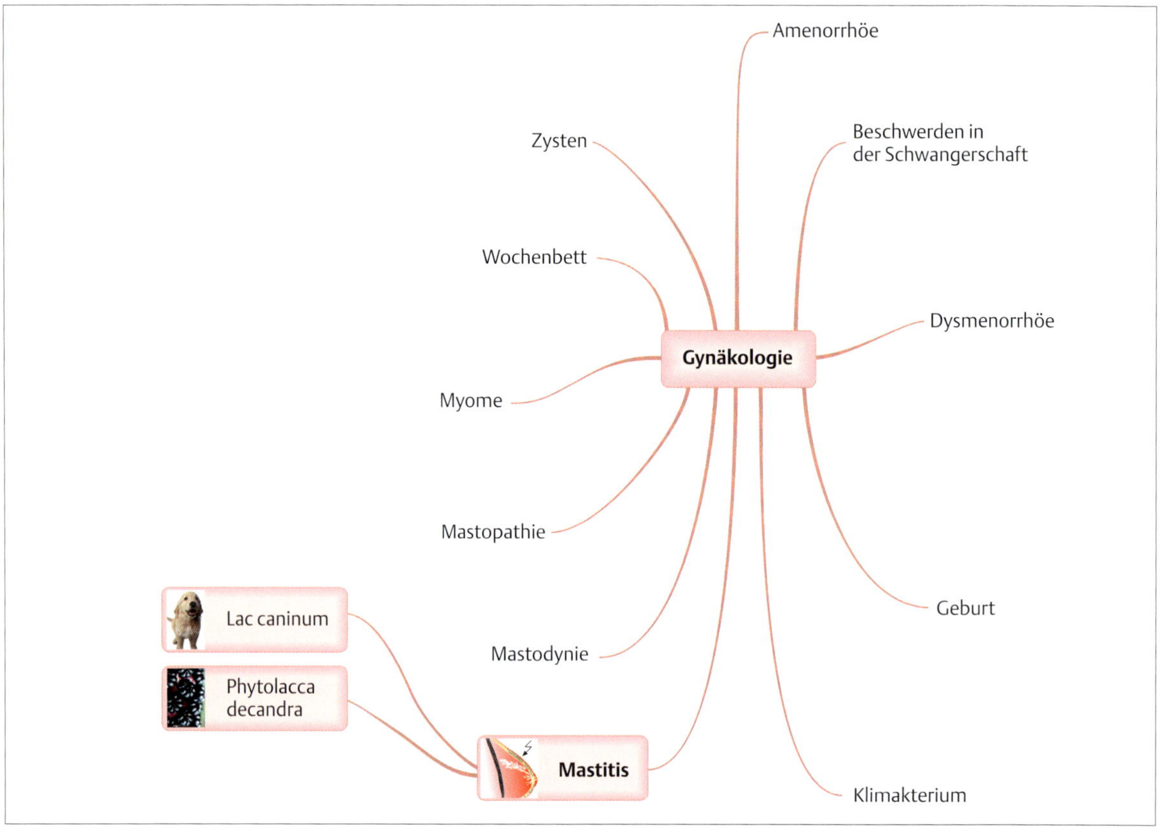

Lac caninum (Hundemilch)

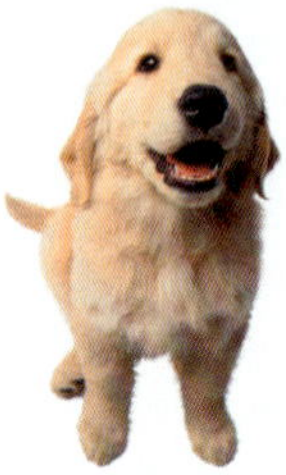

Brustschmerzen und Brustentzündung während des Stillens mit großer Empfindlichkeit. Typisch ist der Seitenwechsel der Beschwerden. Einsatz von Lac caninum ist sowohl bei Milchmangel stillender Frauen als auch bei Galaktorrhöe indiziert. Abstillen wird durch die Mittelgabe erleichtert.

< morgens, Berührung, Erschütterung
> Hochbinden der Brüste, kalte Anwendungen

Phytolacca decandra (Kermesbeere)

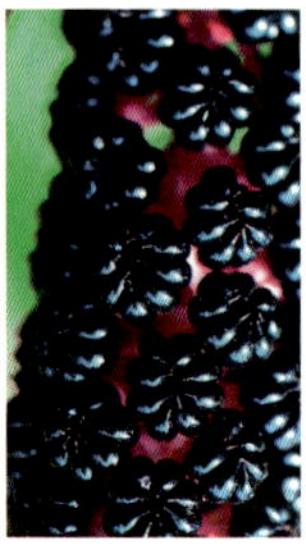

Phytolacca decandra hat eine Affinität zum Lymphsystem und zu den Drüsen wie zum Beispiel den Brustdrüsen. Die Mammae sind stark geschwollen, purpurfarben, sehr hart, heiß und schmerzhaft. Der Schmerz strahlt beim Stillen über den ganzen Körper aus. Nach der Stillzeit können noch lange chronische Absonderungen aus den Mamillen beobachtet werden. Risse und kleine Ulzera finden sich in der Nähe der Brustwarzen.

< feuchte Kälte, nachts, Bewegung
> Wärme, Ruhe

7.7 Mastodynie

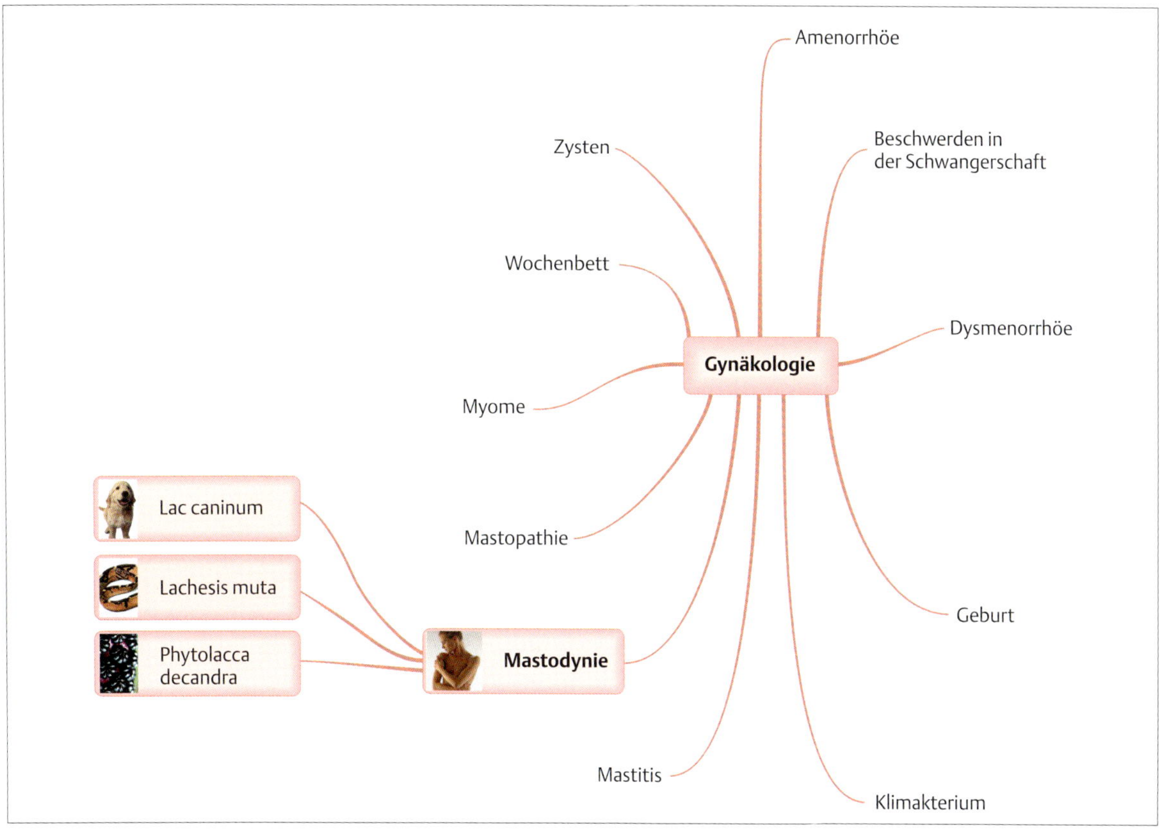

Lac caninum (Hundemilch)

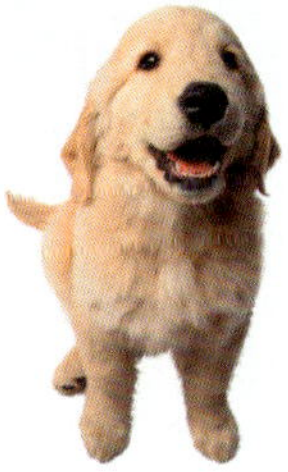

Lac caninum hat einen starken Bezug zu den weiblichen Geschlechtsorganen mit Schmerzen, die wandern. Der Seitenwechsel der Beschwerden ist typisch, wobei die Symptome von der einen Seite auf die andere wandern und wieder zurück. Die Brüste sind vor und während der Periode geschwollen und sehr berührungsempfindlich.

< morgens, Berührung, Erschütterung
> kalte Anwendungen

Lachesis muta (Buschmeister)

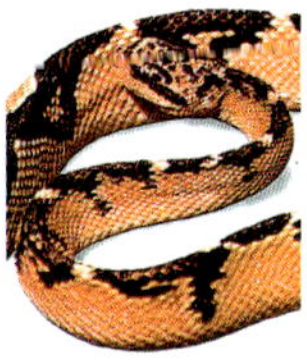

Lachesis muta findet seinen Einsatz bei Brustspannen vor der Periode vorwiegend links mit einer ausgeprägten Berührungsempfindlichkeit. Die Patientinnen neigen zu Unruhe, vielem Reden und Schweißen.

< Wärme, nach Schlaf
> Bewegung, beginnende Körpersekretionen

Phytolacca decandra (Kermesbeere)

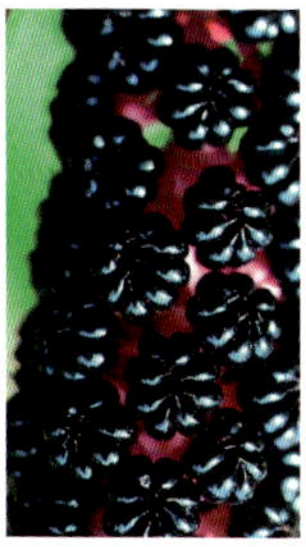

Während der Periode harte, geschwollene und schmerzempfindliche Mammae, die knotig sind, können mit Phytolacca decandra behandelt werden.

< feuchte Kälte, nachts, Bewegung
> Wärme, Ruhe

7.8 Mastopathie

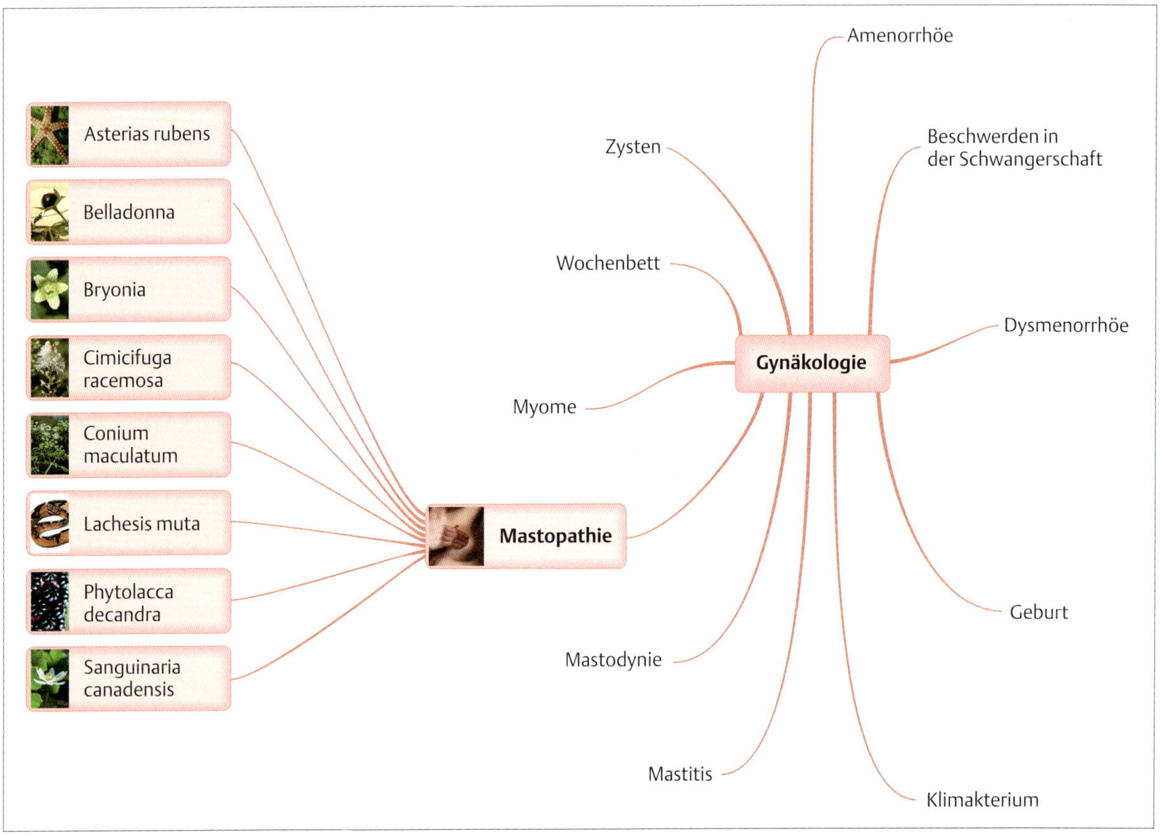

Asterias rubens (Roter Seestern)

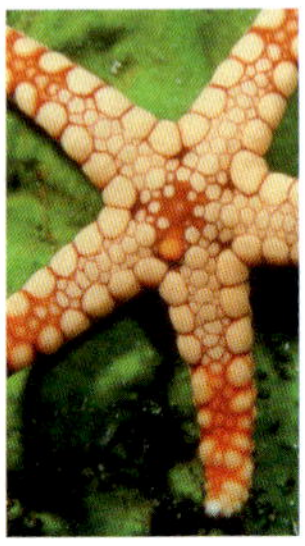

Die Mammae sind vor der Periode geschwollen und normalisieren sich mit Eintritt der Blutung. Die linke Brust schmerzt besonders und kann eine Schmerzausstrahlung bis zur Schulter und den linken Arm in die Fingerspitzen hinein haben (eventuell mit Taubheitsgefühl). Der Schmerzcharakter ist durchdringend und scharf mit Verhärtung der Brust und dem typischen Gefühl, „als ob die linke Brust nach innen gezogen würde".

< Kaffee, nachts, feucht-kaltes Wetter, linke Seite
> Eintritt der Periode

Belladonna (Tollkirsche)

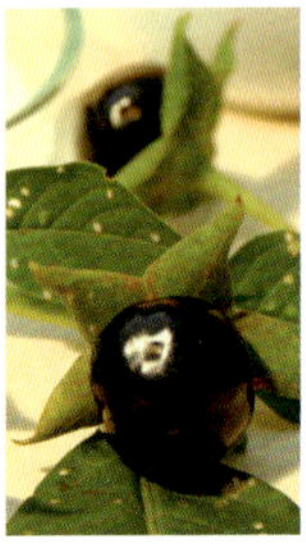

Pulsierende Schmerzen der geröteten Mammae, wobei die Röte strichweise von der Mamille ausstrahlen kann. Die Brüste sind hart und derb mit Schwere- und Hitzegefühl.

< Hinlegen
> durch Rückwärtsstrecken

Bryonia alba aut dioica (Weiße oder rote Zaunrübe)

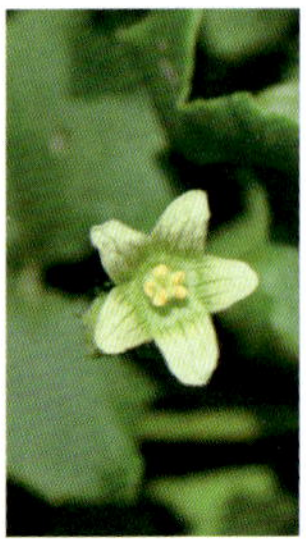

Während der Periode sind die Mammae heiß und schmerzhaft. Es kommen auch Mamma-Abszesse vor.

< Bewegung, Wärme, Aufregung, Ärger, Essen, heißes Wetter, Anstrengung, Berührung
> Liegen auf der schmerzhaften Seite, Druck, Ruhe, Kälte

Cimicifuga racemosa (Wanzenkraut)

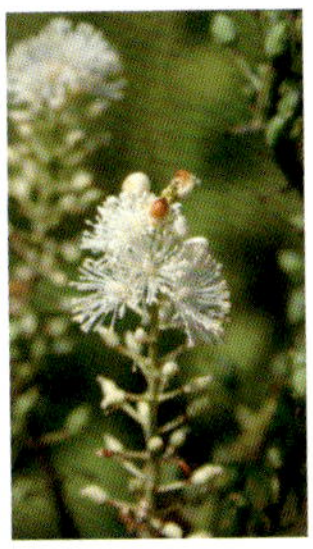

Depressive und hysterische Frauen im Klimakterium. Genitalbedingte Migräne. Vorherrschend ist ein schlaffes Bindegewebe mit sehr großen oder geschrumpften Mammae. Besonders ist die linke Brust schmerzhaft.

< morgens, Kälte, während der Periode, Bücken
> Wärme, Essen

Conium maculatum (Gefleckter Schierling)

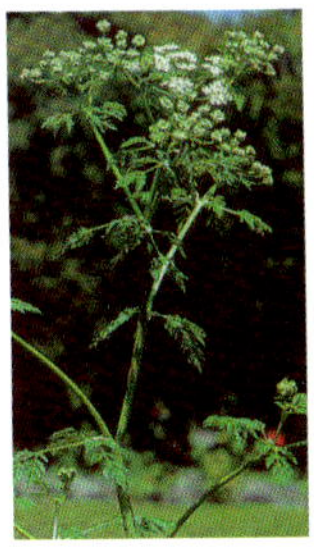

Die Mammae sind vergrößert und schmerzhaft vor und während der Periode – sonst sind sie eher schlaff, hart und geschrumpft. Typisch sind eine Verhärtung der Brustdrüse und Stiche in den Mamillen. Die Brüste sind berührungsempfindlich – die Patientin hat aber das Bedürfnis, diese stark mit den Händen zusammenzupressen.

< Hinlegen, vor und während der Periode
> Druck auf den schmerzhaften Stellen, Fasten

Lachesis muta (Buschmeister)

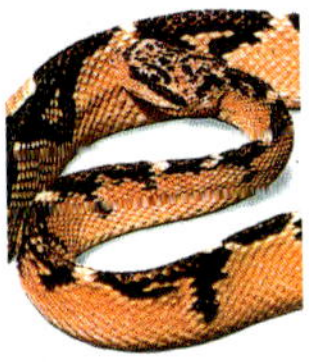

Vor der Periode sind die Mammae schmerzhaft verhärtet und bläulich entzündet. Die linke Seite ist stärker betroffen als die rechte.

> Eintritt der Blutung

Phytolacca decandra (Kermesbeere)

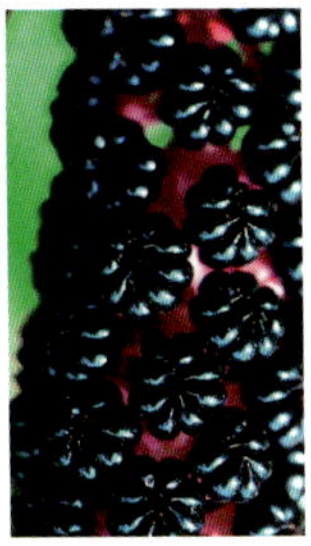

Heiße, harte Mammae, die sehr empfindlich vor und während der Periode sind. Der Brustschmerz geht von der Mamille aus über den ganzen Körper mit Rissen und kleinen Ulzera in der Nähe der Brustwarzen (besonders ausgeprägt sind diese Symptome natürlich während einer Mastitis in der Stillzeit). Die Hautfarbe der Brust bei einer Mastitis ist purpurfarben. Galaktorrhöe auch außerhalb der Stillzeit.

< nachts, Bettwärme
> Bewegung, warme Umschläge

Sanguinaria canadensis (Kanadische Blutwurz)

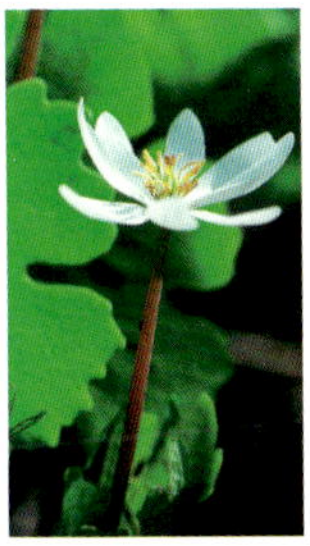

Die rechte Brust ist schmerzhafter als die linke mit einem Wundheitsgefühl.

< rechte Seite, Bewegung, Berührung
> Schlaf, Dunkelheit

7.9 Myome

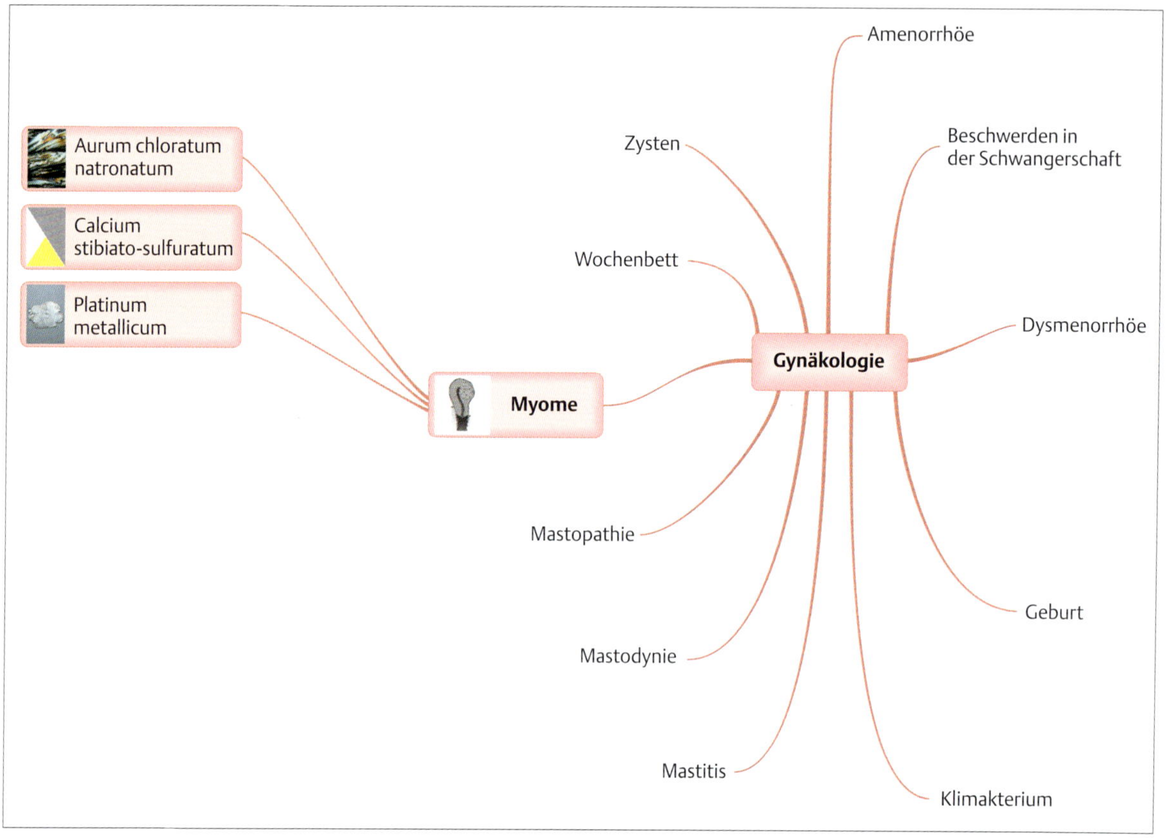

Aurum chloratum natronatum (Natriumchloraureat)

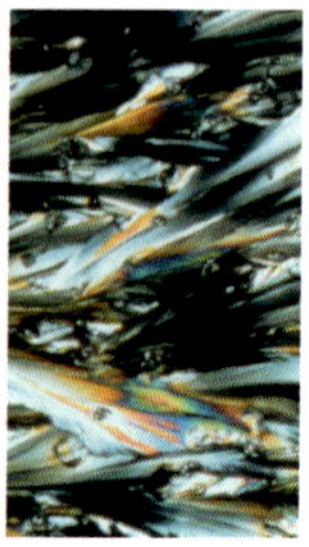

Die bewährte Indikation für dieses Mittel sind stark blutende Myome.

Calcium stibiato-sulfuratum (Schmelzprodukt aus Calcium carbonicum, Schwefel und schwarzem Spießglanz)

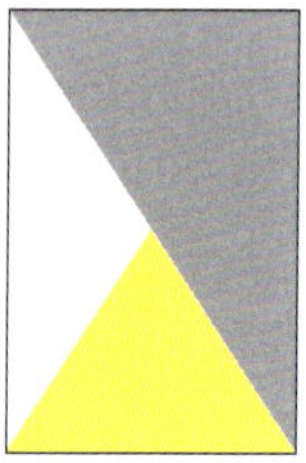

Empirischer Einsatz bei Myomblutungen.

Platinum metallicum (Platin)

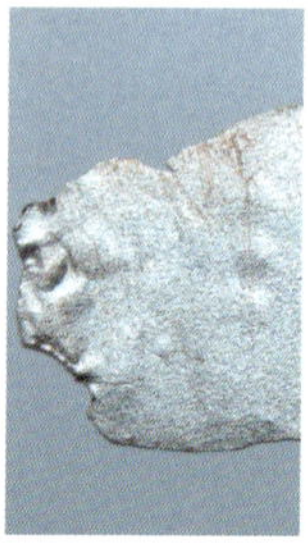

Platinum metallicum wird bei Myomen mit starker Blutungsneigung verwendet. Es passt bei konstitutionell anmaßenden, reizbaren, überheblichen Frauen voller Wahnideen und sexuellen Lüsten. Die Gemütssymptome basieren auf sexueller Überreizung oder Funktionsstörungen.

< abends, bei Dämmerung, beim Erwachen, Druck, Berührung, Zureden
> Alleinsein, im Freien

7.10 Wochenbett

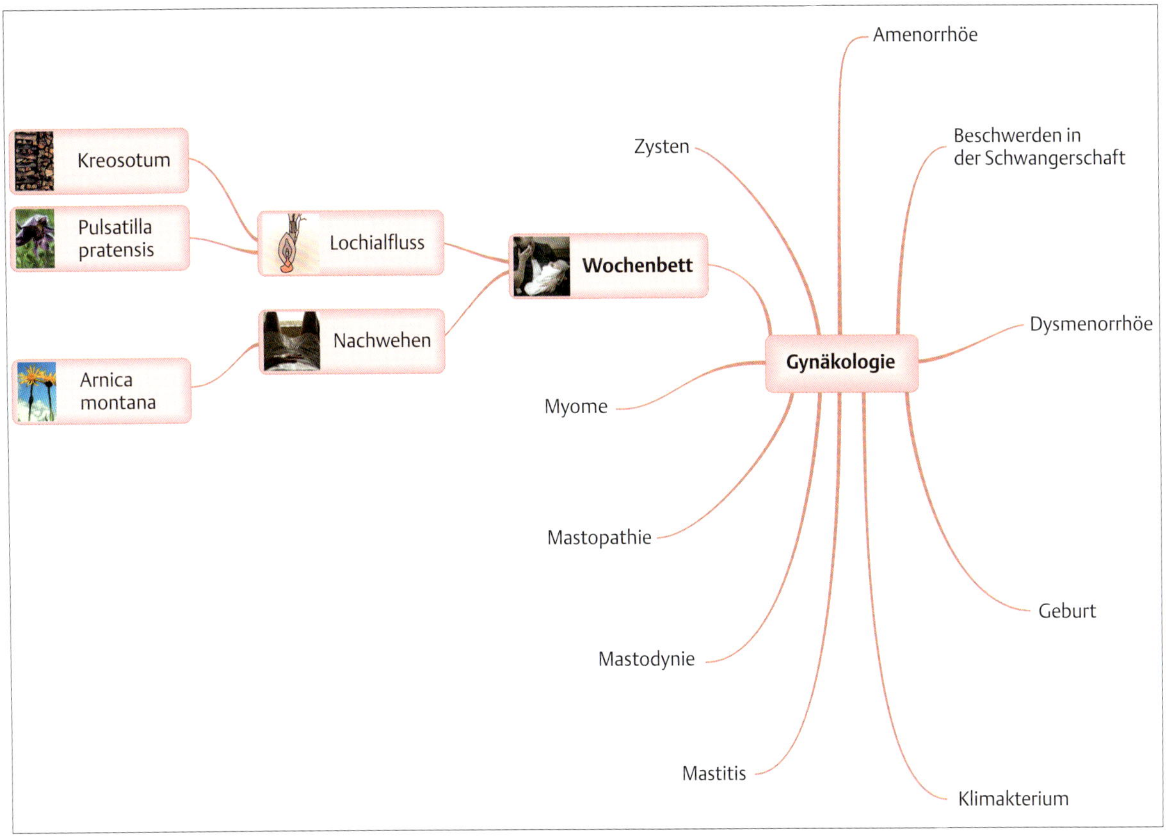

7.10.1 Lochialfluss

Kreosotum (Buchenholzteerkreosot)

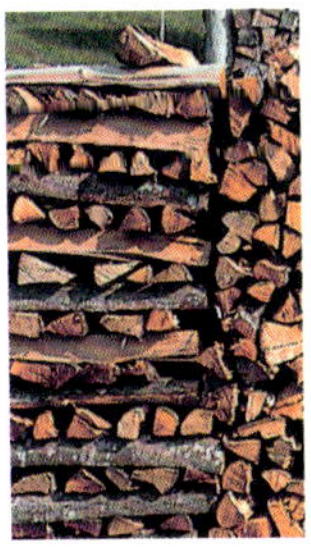

Der Ausfluss ist stinkend und blutig, scharf und wund machend mit eventuell juckender Vulva.

< Kälte, Ruhe
> Wärme, Bewegung

Pulsatilla pratensis (Wiesenküchenschelle)

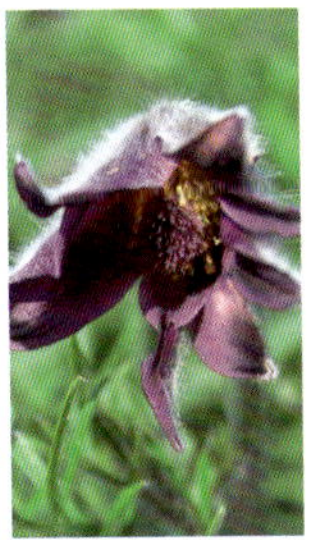

Pulsatilla pratensis passt zu den Beschwerden als Folge von Unterdrückung der Absonderungen, der unterdrückten Lochien. Der Ausfluss ist dick-milchig oder gelb-rahmig, reichlich und mild.

< abends, Unterkühlung
> Wärme

7.10.2 Nachwehen

Arnica montana (Bergwohlverleih)

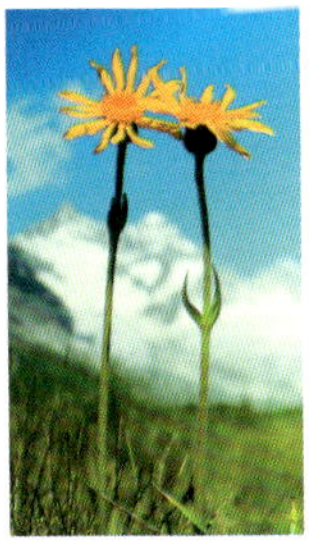

Arnica montana hilft nach Operationen, Blutungen, Verletzungen und Geburten: die Wunden heilen schneller und es kommt nicht zu Nachblutungen.

< nachts, Erschütterung
> Ruhe

7.11 Zysten

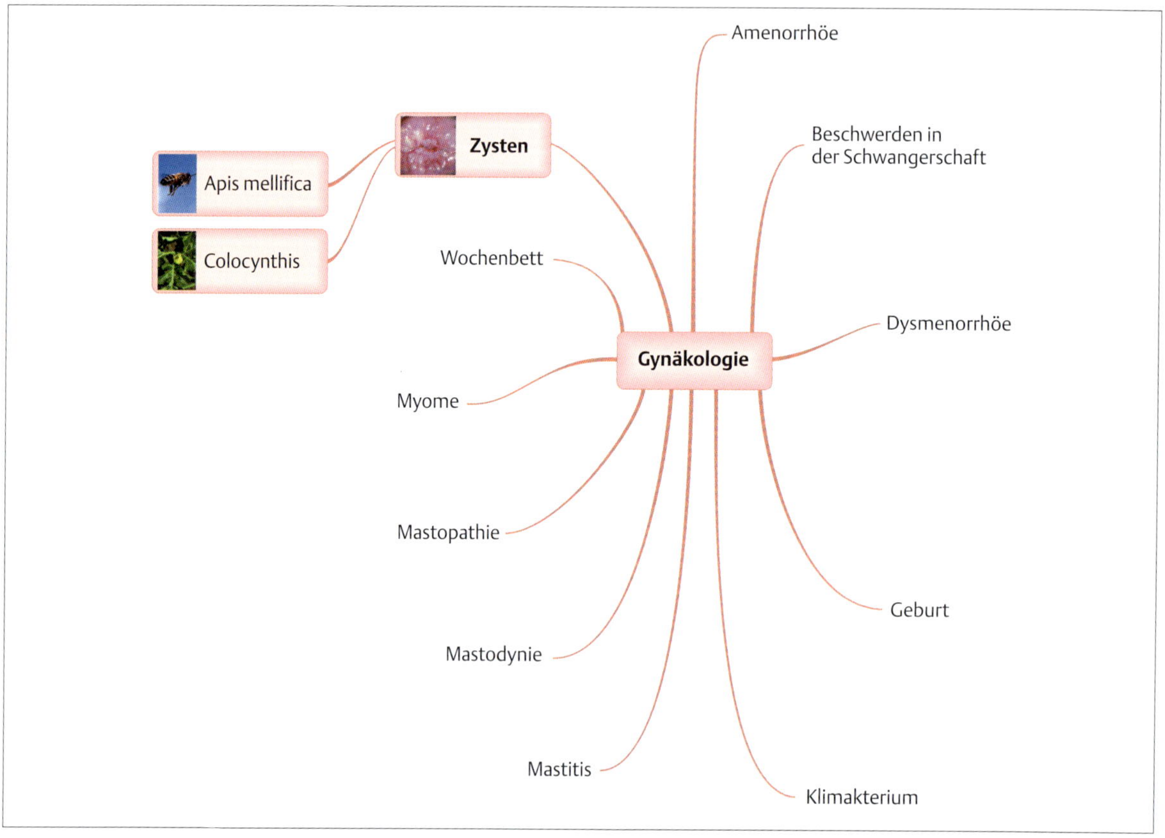

Apis mellifica (Honigbiene)

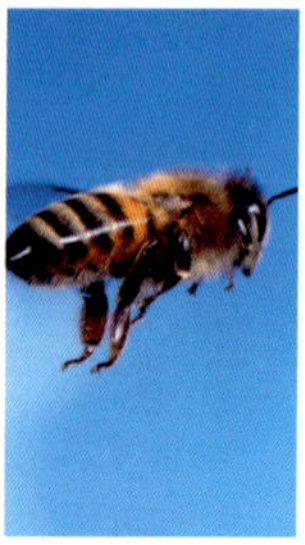

Ödematöse, zystische Schwellungen der Ovarien, wobei das rechte Ovar stärker betroffen ist. Charakteristisch ist ein Schweregefühl mit Berührungsempfindlichkeit des Unterbauches.

< nach Schlaf, Druck
> Kühlung

Colocynthis (Koloquinte)

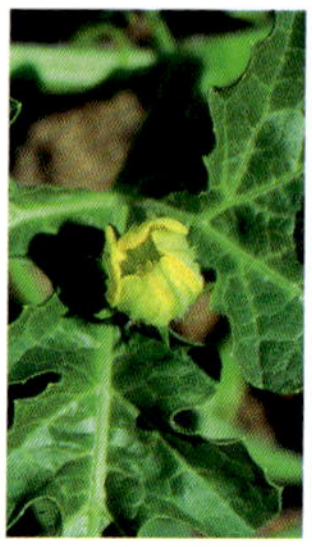

Kleine zystische Tumoren in den Ovarien und breiten Mutterbändern. Die krampfartigen Bauchbeschwerden ziehen nach unten, wobei sich die Patientin zusammenkrümmt.

< Ärger, Kälte, nachts
> starker Druck, Wärme, Krümmen

8 Knochen/Wirbelsäule/Bewegungsapparat

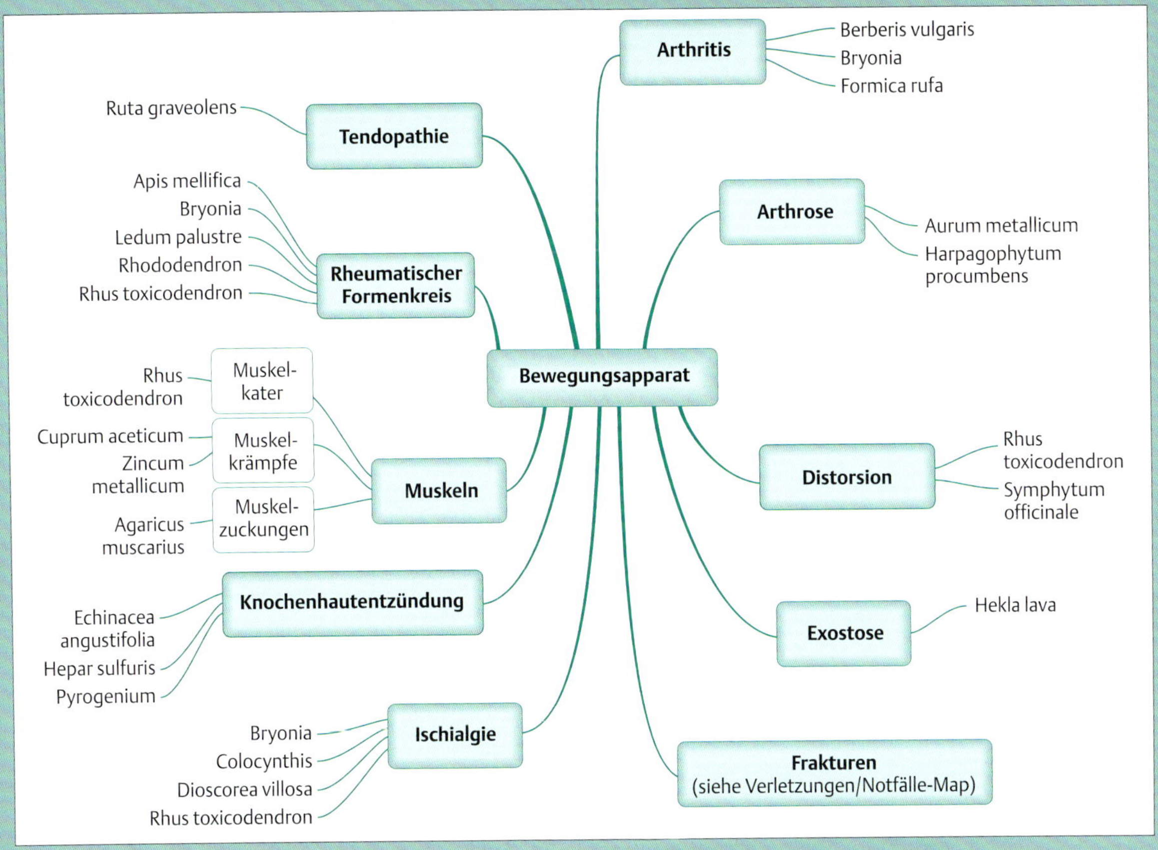

8.1 Arthritis

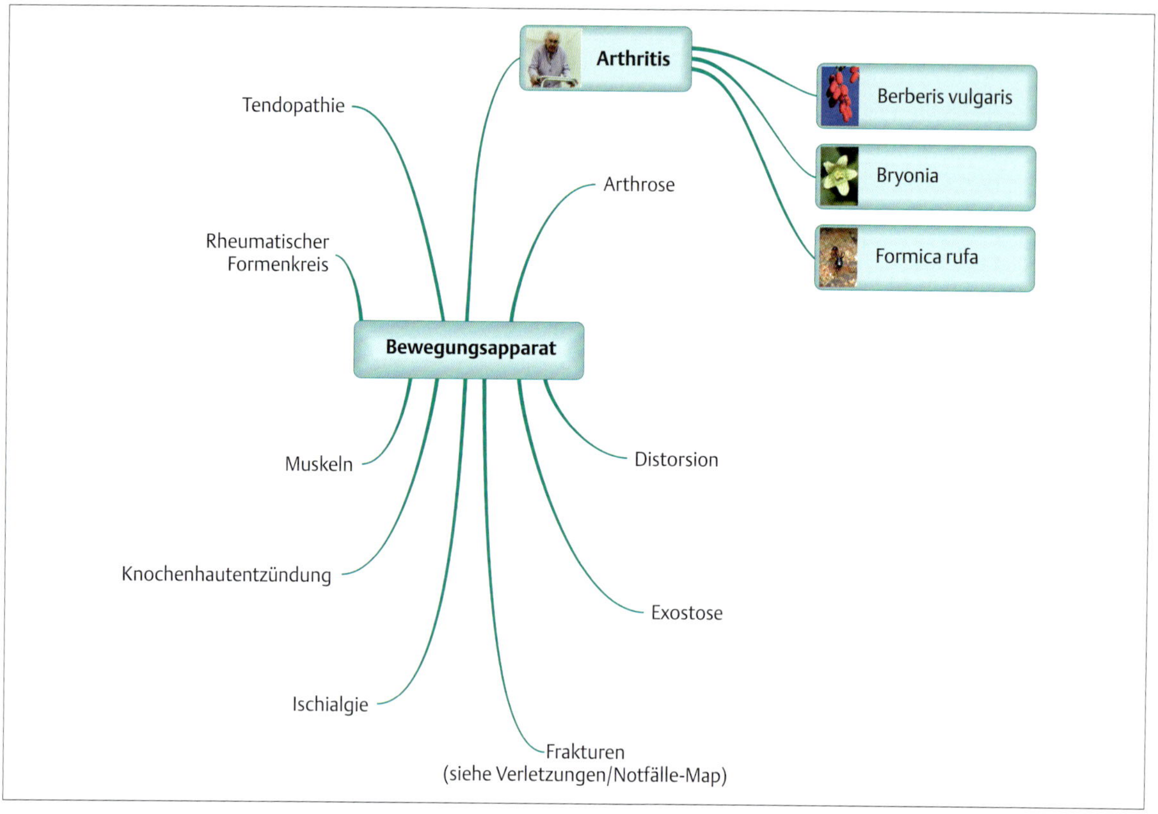

Berberis vulgaris (Berberitze)

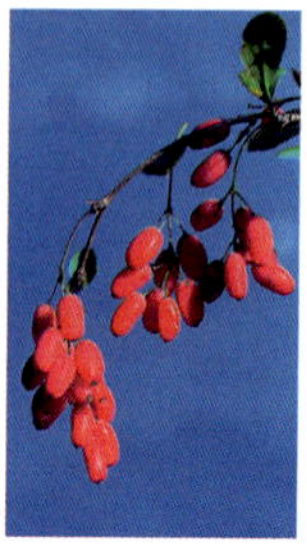

Die Berberitze hat einen starken Bezug zu Leber, Niere, Haut, Stütz- und Bewegungsapparat. Muskel- und Gelenkrheumatismus und die Gichtarthritis produzieren ein Stechen, Brennen und Reißen.

< morgens beim Erwachen, langes Sitzen und Stehen
> Schwitzen, Stuhl- und Harnabgang

Bryonia alba aut dioica (Weiße oder rote Zaunrübe)

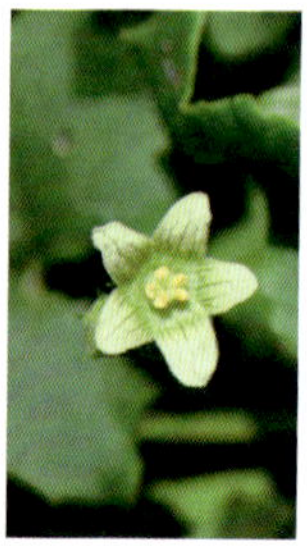

Bei der Arthritis mit Neigung zu Schwellungen und Erguss, Hitze und Rötung der Gelenke bringt Bryonia Linderung. Es handelt sich um heftige, stechende Schmerzen mit deutlicher Verschlimmerung bei Bewegung. Die Gelenke sind heiß und steif, wobei sich die akute Erkrankung langsam entwickelt.

< Bewegung, Hitze, morgens, trockenes, kaltes Wetter, Berührung
> Ruhe, frische Luft, Druck

Formica rufa (Rote Waldameise)

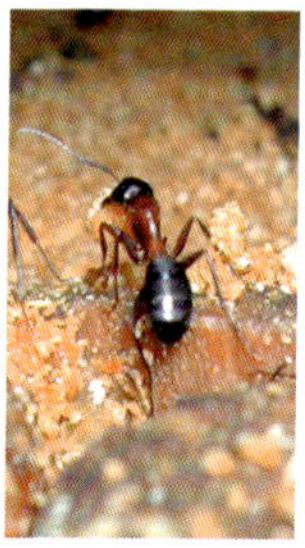

Arthritis mit wechselndem Gelenkbefall, Steifheit und Zusammenziehen der Gelenke, auch plötzlich auftretender Rheumatismus in den Gelenken mit Unruhezuständen lassen an die Gabe von Formica ruta denken.

< Bewegung, Kälte
> Ruhe, Wärme, Druck

8.2 Arthrose

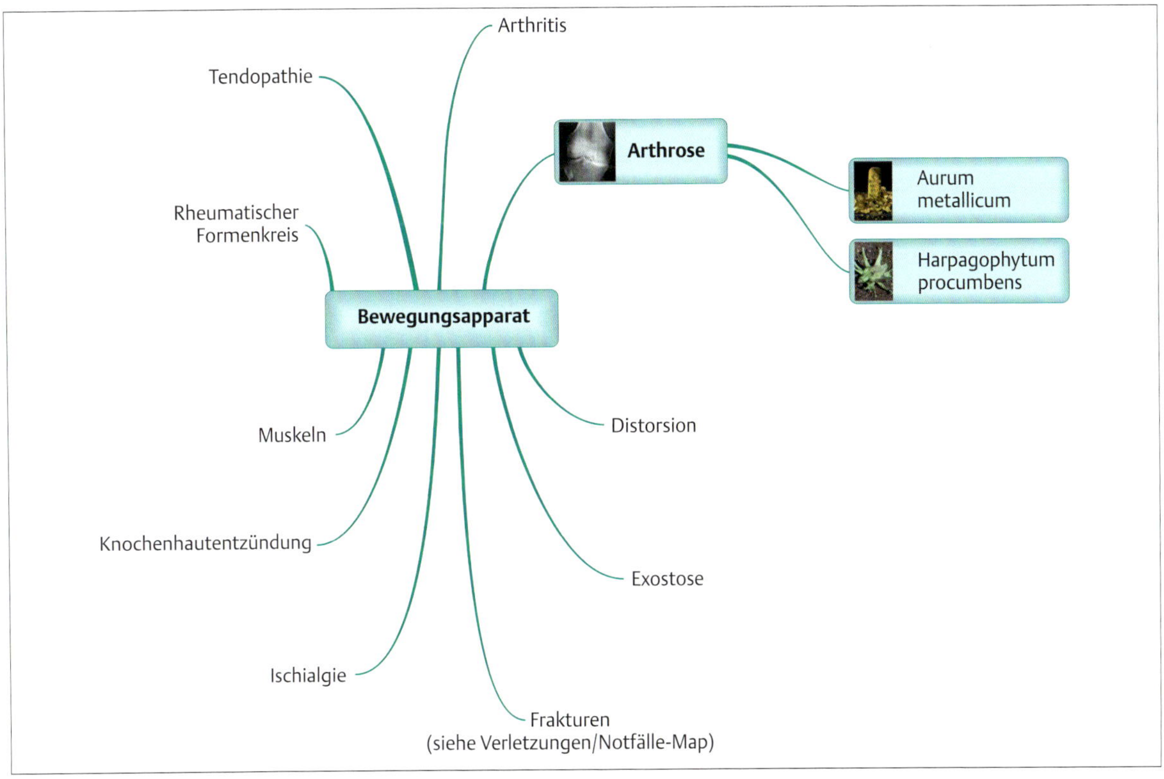

Aurum metallicum (Metallisches Gold)

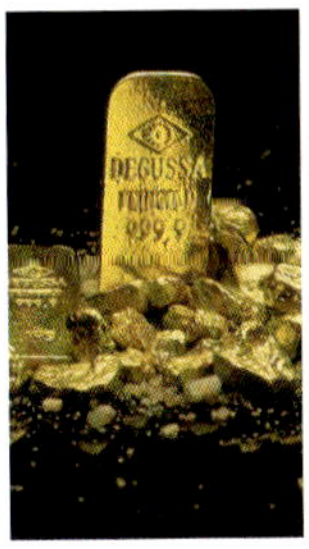

Die Empfindung bei Aurum metallicum ist vor allem eine Überempfindlichkeit gegen alle Schmerzen. Die Knochenschmerzen treten besonders nachts und morgens auf. Es kann sich um Arthritis, Arthrose, Spondylarthrose und auch um Morbus Bechterew handeln. Die bohrenden, krampfartigen oder reißenden Schmerzen treiben derartig zur Verzweiflung, dass der Patient Suizidgedanken bekommen kann.

< nachts, am frühen Morgen, Winter, Kälte
> abends, Sonne, im Freien, traurige Musik

Harpagophytum procumbens (Teufelskralle)

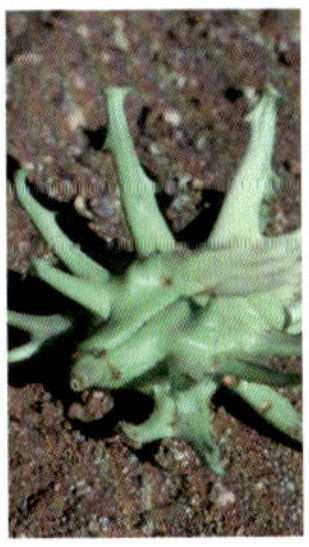

Harpagophytum procumbens passt zu den degenerativen Arthrosen besonders der großen Gelenke wie Gonarthrose, Koxarthrose, aber auch Spondylarthrosen, Morbus Bechterew, Gicht und Muskelrheumatismus.

8.3 Distorsion

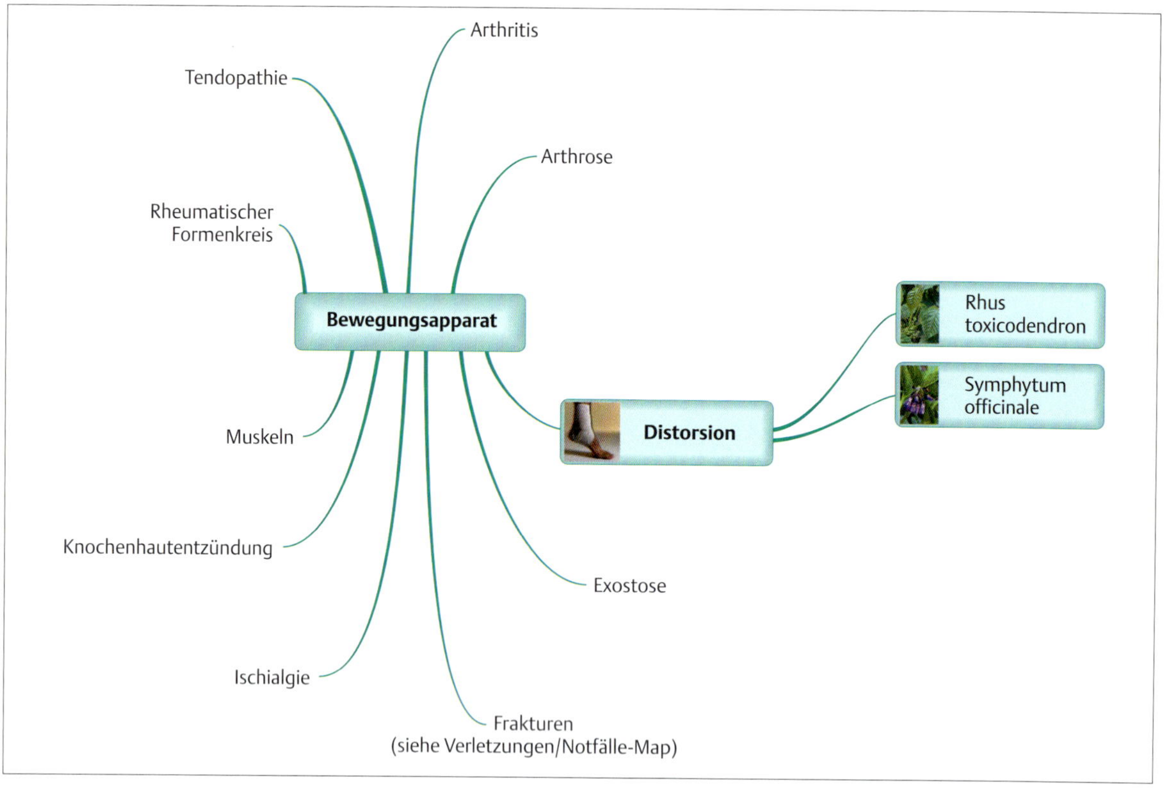

Rhus toxicodendron (Giftsumach)

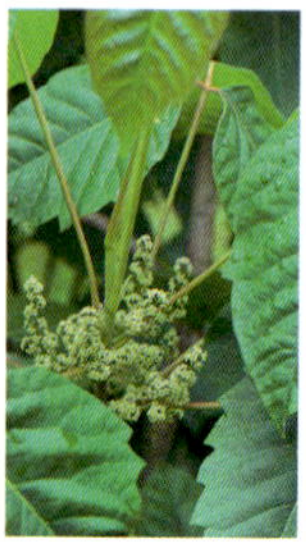

Infolge von Anstrengung, Verrenkung oder Verstauchung findet Rhus toxicodendron seinen Einsatz für die steifen Muskel und Gelenke. Sie sind besonders zu Beginn einer Bewegung lahm, schmerzhaft und steif.

< nasskaltes Wetter, nachts und morgens beim Aufstehen
> trockene Wärme, Strecken der Glieder, fortgesetzte Bewegung

Symphytum officinale (Beinwell)

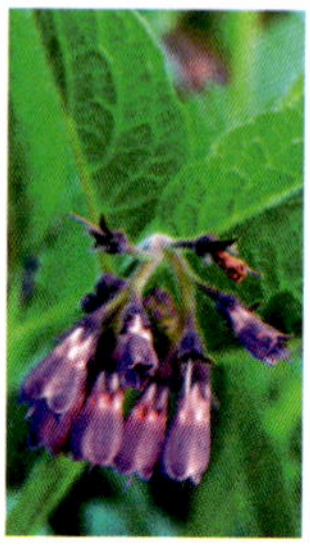

Bei Zustand nach Trauma und Begleithämatomen ist der Einsatz von Symphytum officinale äußerst hilfreich, um diese zu resorbieren.

8.4 Exostose

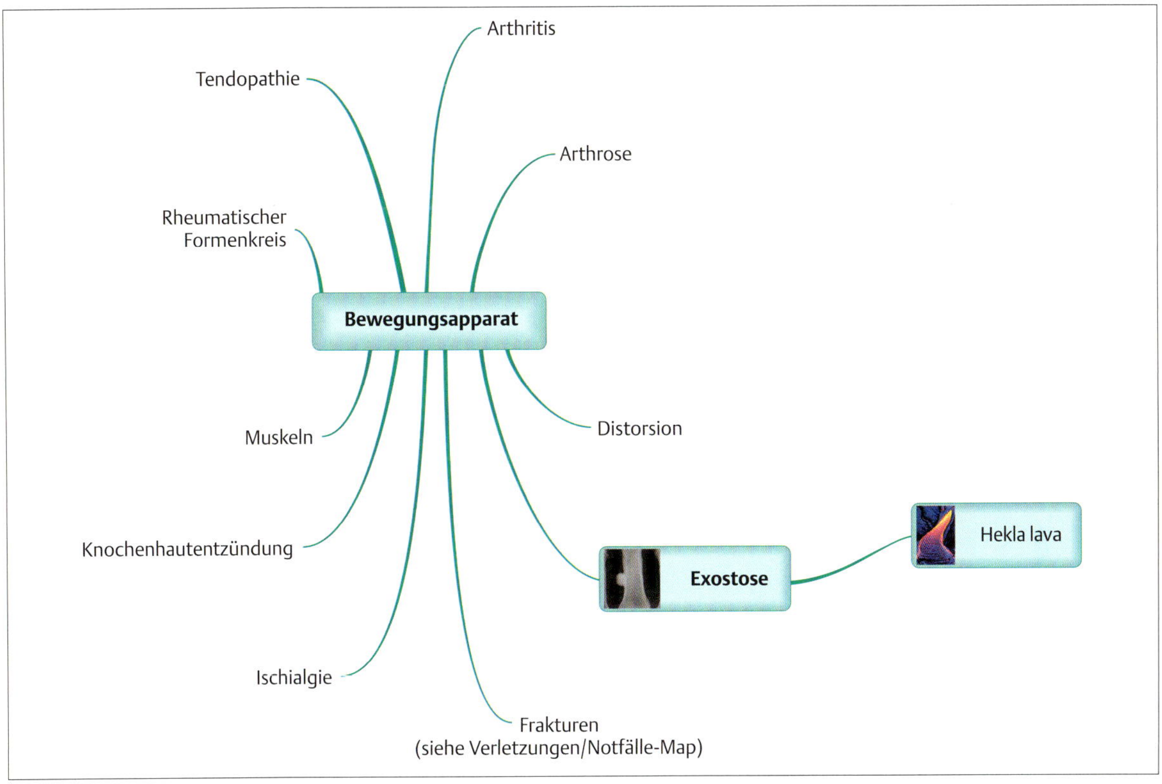

Hekla lava (Hekla lava)

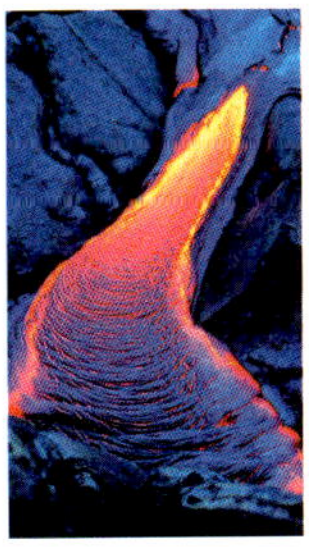

Hekla lava hilft mit seiner Wirkung auf den Stütz- und Bewegungsapparat bei Erkrankungen der Knochen wie Exostosen, Knochenentzündungen mit Schwellung oder Zystenbildung an Kiefer oder Fersenbein.

8.5 Frakturen

Siehe Verletzungen- und Notfälle-Map

8.6 Ischialgie

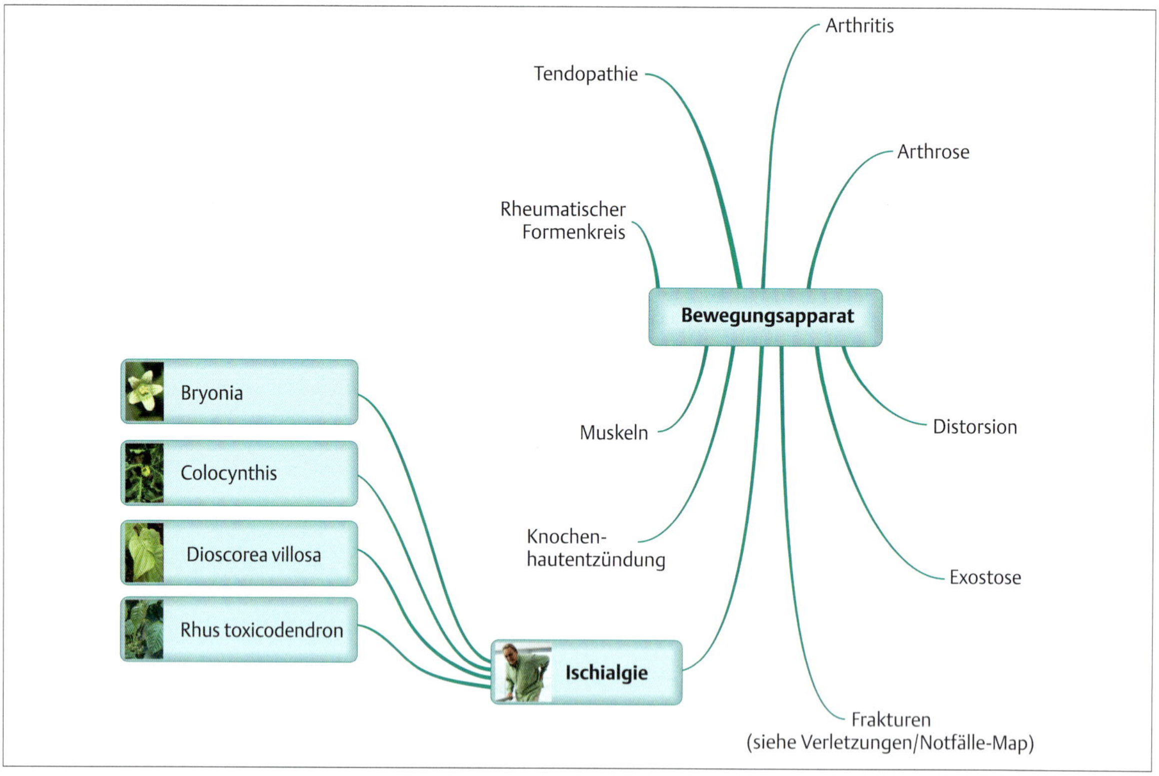

Bryonia alba aut dioica (Weiße oder rote Zaunrübe)

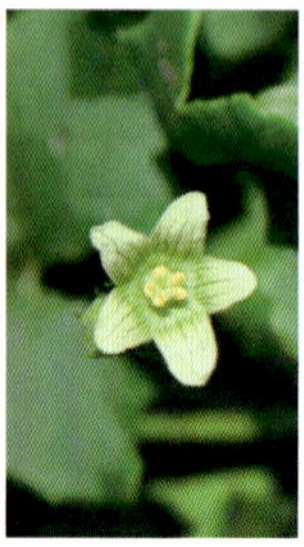

Bryonia ist bei Lumbago angezeigt, der heftige, stechende, reißende oder ziehende Schmerzen hat. Der Ischias kann als Folge von Ärger, Sorgen, Schreck und Aufregungen auftreten.

< Bewegung, warme Räume, Berührung, morgens
> Ruhe, frische Luft, Druck

Colocynthis (Koloquinte)

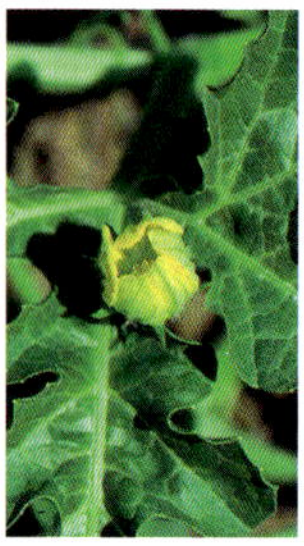

Leitsymptom für die Therapie der Ischialgie mit Colocynthis ist die Verbesserung der akuten krampfartigen Schmerzen durch Anziehen des Beins der betroffenen Seite.

< durch Aufregungen, abends und nachts
> Gegendruck, Ruhe, Wärme

Dioscorea villosa (Yamswurzel)

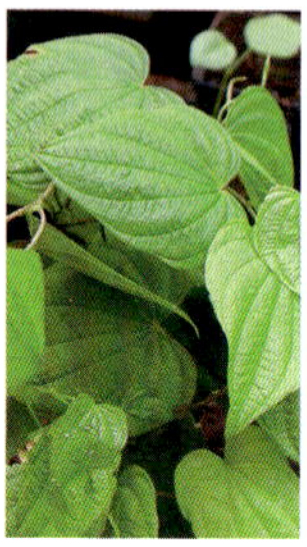

Dioscorea villosa hilft bei Ischialgie, neuralgischen Schmerzen in Nacken, Armen, Rücken und Lenden. Leitsymptome sind einschießende Schmerzen entlang des Nervus ischiadicus und eine Lahmheit des Rückens. Eine Verbesserung ist durch Rückwärtsbeugen möglich.

< Hinlegen, Sichkrümmen
> Geradestrecken bzw. Rückwärtsbeugen

Rhus toxicodendron (Giftsumach)

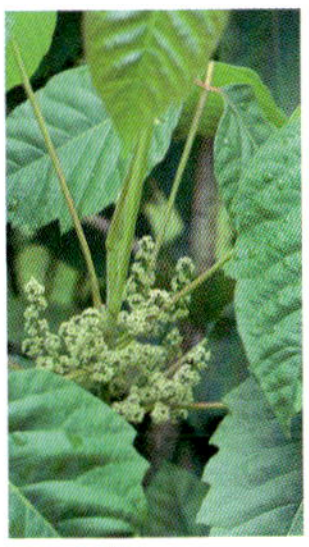

Ischialgie als Folge von Unterkühlung, Durchnässung oder Erkältung sowie Überanstrengung lässt sich effektiv mit Rhus toxicodendron angehen. Steifheit und eine große Ruhelosigkeit sind Leitsymptome für Rhus toxicodendron.

< Bettwärme, Ruhe, nachts, Anfangsbewegung
> lokale Wärme, fortgesetzte Bewegung

8.7 Knochenhautentzündung

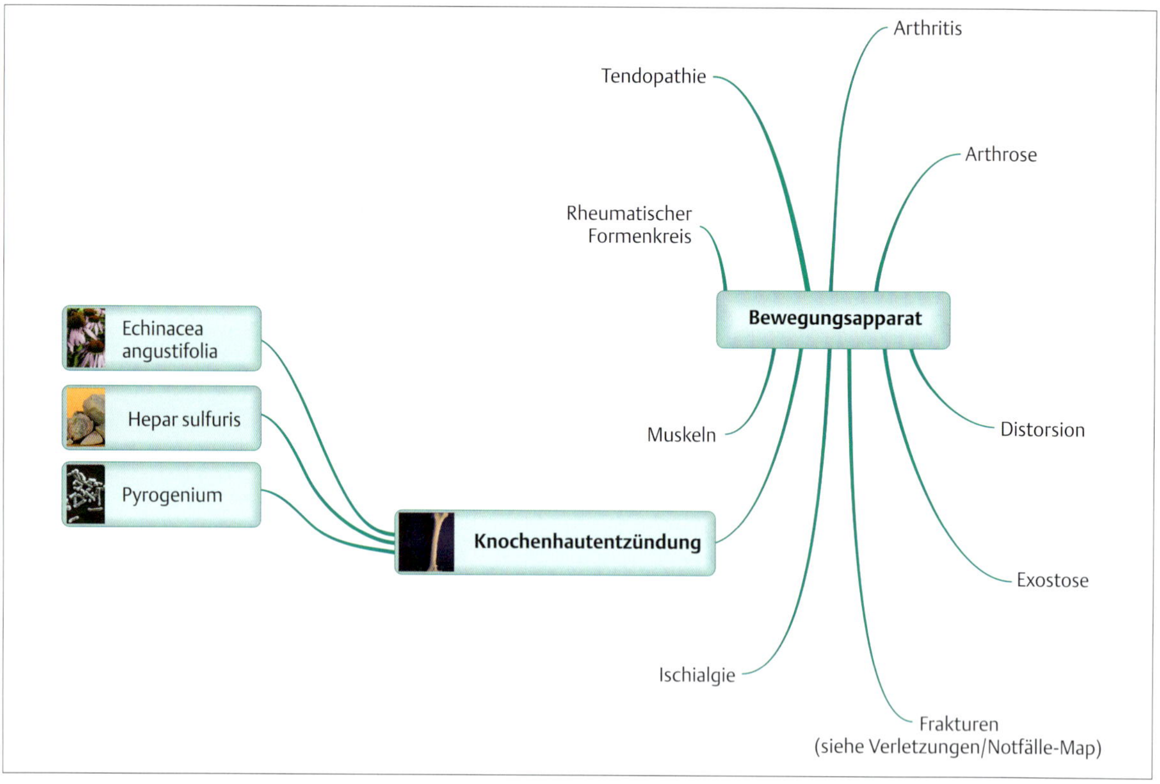

Echinacea angustifolia (Sonnenhut)

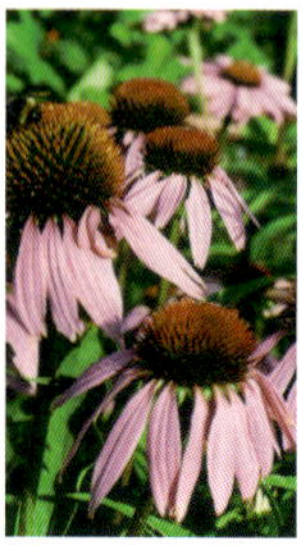

Sehr bewährt zur Abwehrsteigerung des Körpers ist Echinacea angustifolia, wenn man die Allergie gegen Korbblütler und andere Gegenanzeigen beachtet. Es ist hilfreich bei entzündlich-septischen Prozessen, wozu die Periostitis gezählt werden kann.

< Kälte

Pyrogenium (Pyrogenium-Nosode)

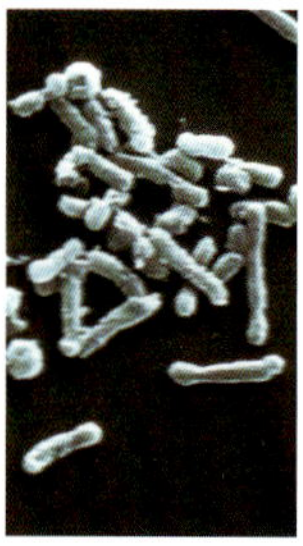

Pyrogenium ist ein Heilmittel septischer Zustände. Der Name entstand aus der Fieber erzeugenden Kraft einer sterilisierten Fäulnis-Nosode aus Ochsenfleisch und kann mit einer Einmalgabe heftige Reaktionen auslösen. Leitsymptome sind Schüttelfrost, ansteigendes Fieber und Unruhe.

< hartes und ruhiges Liegen, Körpersekretionen, Kälte
> Bewegung und Wärme

Hepar sulfuris (Kalkschwefelleber)

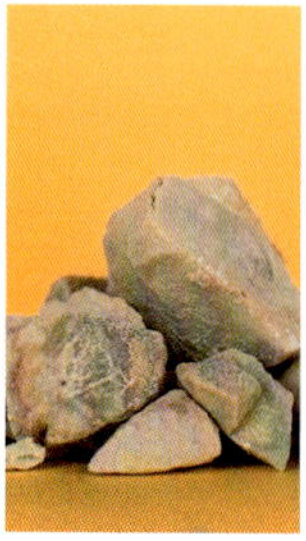

Hepar sulfuris ist ein ganz wichtiges Medikament bei Entzündungen mit Eiterungs-, Abszess- und Fistelneigung. Es ist ein Reizmittel höchsten Grades sowohl für das Gemüt als auch für Nerven und sonstige Gewebe. Es fördert und reguliert Eiterungen in bemerkenswerter Weise (ähnlich wie Silicea). Hepar sulfuris hat als charakteristischstes Leitsymptom die Überempfindlichkeit gegenüber Berührung, Schmerz und kalter Luft. Es kann ein so genannter „Splitter-Schmerz" auftreten.

< Berührung, Luftzug, Kälte, nachts
> feuchte Wärme, warmes Einhüllen

8.8 Muskeln

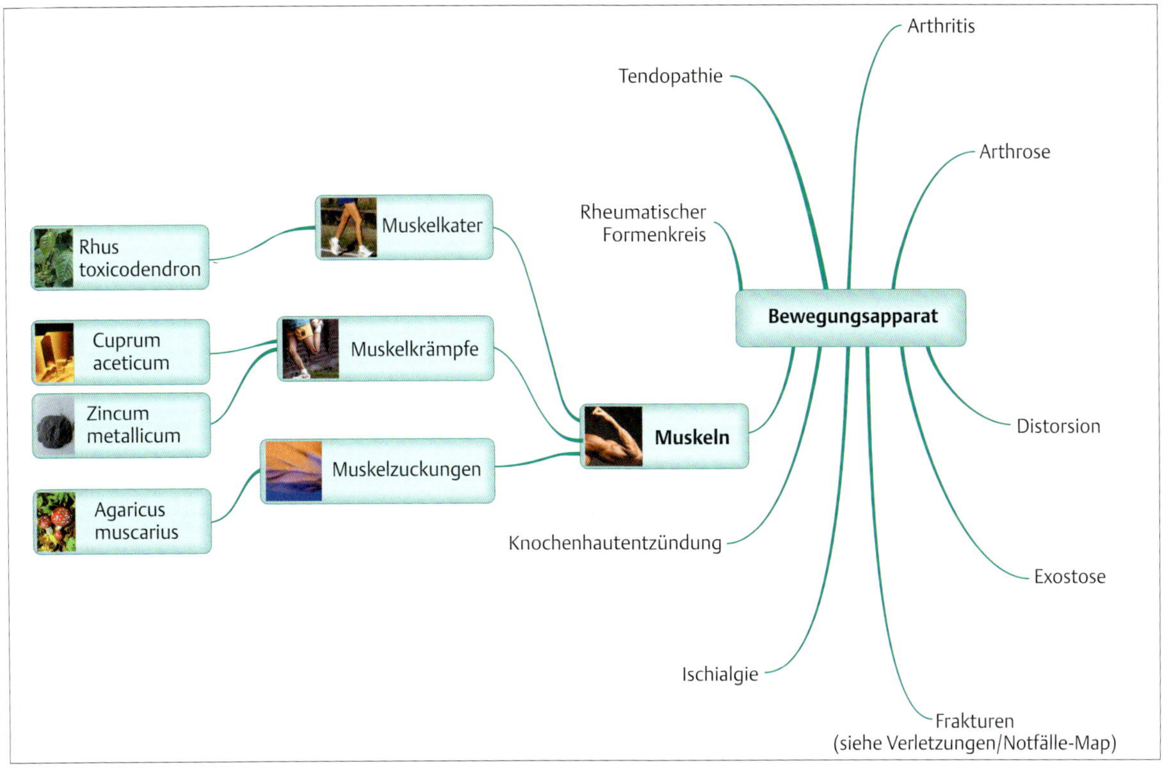

8.8.1 Muskelkater

Rhus toxicodendron (Giftsumach)

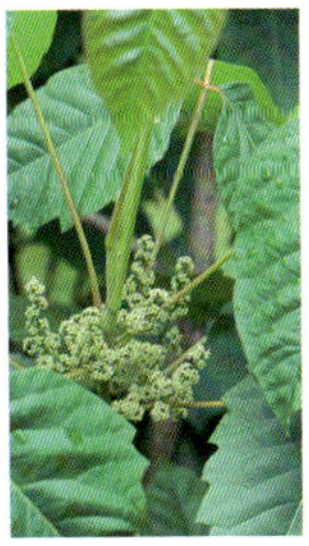

Die Indikation für Rhus toxicodendron sind ziehende, reißende Schmerzen, Stechen, Steifheit und Knacken der Muskeln, Sehnen und Gelenke nach Überanstrengung.

< Nässe, Kälte, Ruhe, nachts

> trockenes, warmes Klima, die fortgesetzte Bewegung, Schweißausbrüche

8.8.2 Muskelkrämpfe

Cuprum aceticum (Kupferazetat)

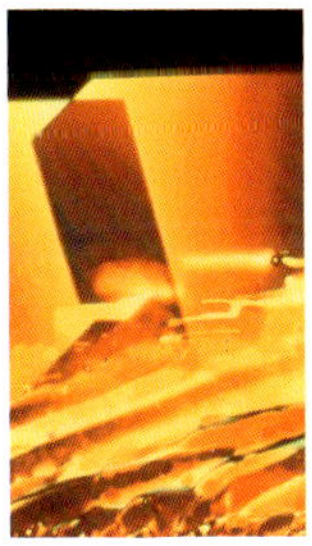

Cuprum aceticum kann als Krampf mittel für alle Organsysteme verwendet werden und hat einen Bezug zum zentralen Nervensystem, zum Magen-Darm-Trakt, zu den Atemwegen, zur Haut und zu den Harnwegen.

< nachts, vor der Periode

> Eintritt von Absonderungen, Gegendruck, Trinken von kaltem Wasser

Zincum metallicum (Metallisches Zink)

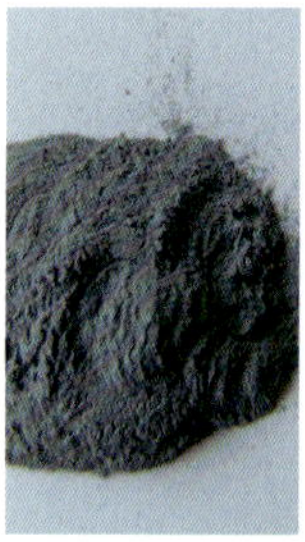

Kontraktionen und Spasmen einzelner Muskeln oder Muskelgruppen und eine Schwäche und Ruhelosigkeit der Beine lassen an den Einsatz von Zincum metallicum denken – ebenso krampfartige Spannungen in den Händen und Fingerkrämpfe.

< nach dem Essen, nach Weingenuss, abends, nachts, im Schlaf, Ruhe
> Bewegung

8.8.3 Muskelzuckungen

Agaricus muscarius (Fliegenpilz)

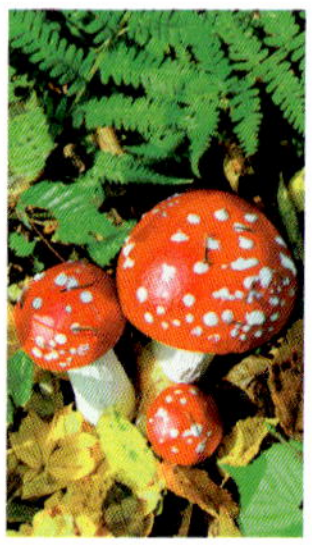

Die Fliegenpilzvergiftung hat eine große Ähnlichkeit zum Alkoholrausch. Leitsymptome für den Einsatz von Agaricus muscarius sind unkoordinierte Bewegungen mit einer Kraftlosigkeit und Zuckungen der Extremitäten.

< morgens, Ruhe, Kälte, Stimulantien, Essen
> Schlaf, Bewegung im Freien

8.9 *Rheumatischer Formenkreis*

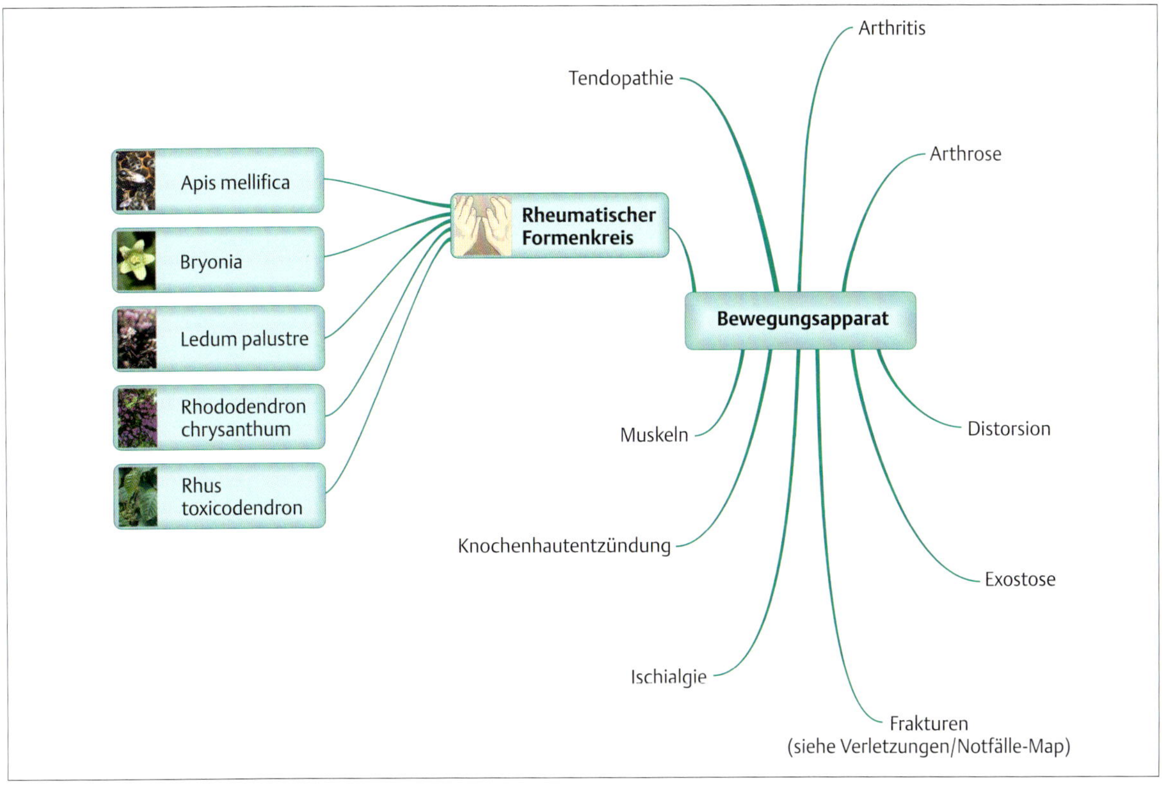

Apis mellifica (Honigbiene)

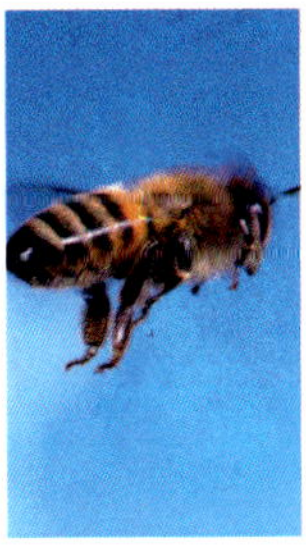

Apis mellifica hat den allgemeinen Einsatz bei Schwellungen und Ödemen. Es herrschen Ungeschicklichkeit, Kraftlosigkeit und Koordinationsstörungen vor bei aufgedunsener Schwellung der Hände und Füße. Die unteren Extremitäten sind häufiger betroffen, wo Entzündungen der Gelenke und Gelenkkapseln besonders an Knien und Knöcheln vorhanden sind. Die Schmerzen in den geschwollenen Gelenken sind stechend.
Cave: mit der Gabe von Tiefpotenzen bei Allergikern!

< Wärme, Hitze, Berührung, Druck
> kalte Anwendungen, in frischer Luft

Bryonia alba aut dioica (Weiße oder rote Zaunrübe)

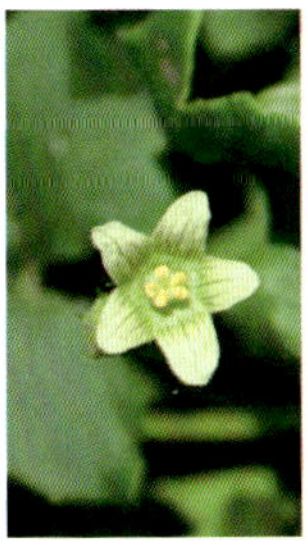

Bryonia ist eines der wichtigsten Medikamente bei rheumatischem Fieber und akutem Rheuma der Muskeln, Gelenke, Bänder, Sehnen und des Bindegewebes. Dabei zeigen sich die Gelenkentzündungen mit roten, heißen, geschwollenen und steifen Gelenken. Die entzündlichen Schwellungen der Gelenke gehen mit Blässe der Gewebe einher.

< Bewegung, Wärme, Berührung
> Ruhe, frische Luft, Druck

Ledum palustre (Sumpfporst)

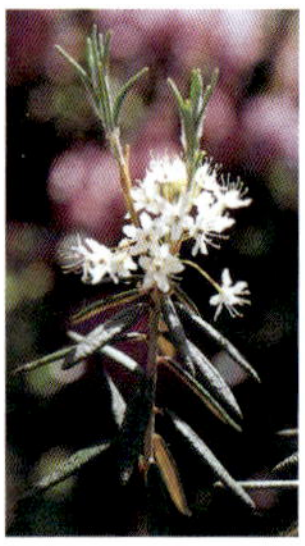

Ledum palustre verbessert den Rheumatismus der kleinen Gelenke. Die Schmerzen schießen durch den ganzen Fuß und das Bein von unten nach oben ziehend in die Gelenke hinein. Ebenso werden bei der harnsauren Diathese auch die gichtigen blassen und heiß geschwollenen Großzehenballen günstig beeinflusst.

< (Bett-) Wärme, Hitze, nachts
> Kühlung, kalte Bäder

Rhododendron chrysanthum (Alpenrose)

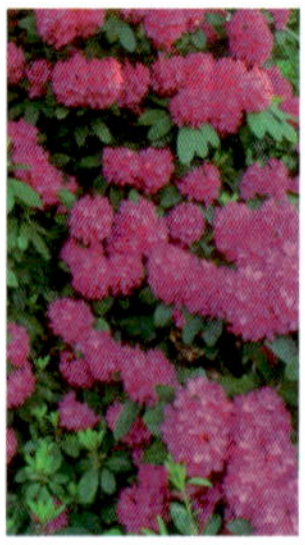

Das Leitsymptom für den Einsatz von Rhododendron chrysanthum sind rheumatische, gichtige Beschwerden, die mit einer deutlichen Wetterabhängigkeit einhergehen. Nasskaltes Wetter, Gewitter, Sturm und Regen bewirken eine deutliche Verschlechterung des Befindens. In den Extremitäten können auch Parästhesien auftreten.

< morgens, nachts, atmosphärische Spannungen
> sofort bei Bewegung – ohne Anfangsverschlimmerung, Wärme

Rhus toxicodendron (Giftsumach)

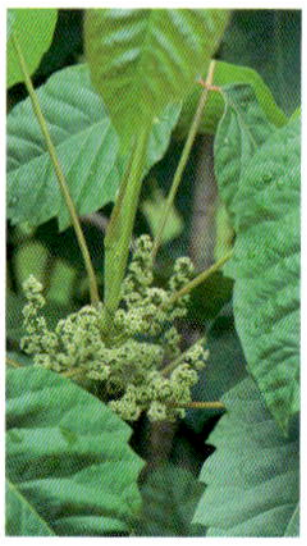

Die Indikation für den Einsatz von Rhus toxicodendron ist auch der rheumatische Formenkreis mit rheumatoiden Schmerzen an Gelenken, Sehnen, Bändern und Muskeln. Man findet Steifheit und Knacken in den Gelenken, Gefühle von Kribbeln und Taubheit sowie ein Lähmungsgefühl der Extremitäten.

< Anfangsbewegung, Ruhe, nachts, feuchtkaltes Wetter
> fortgesetzte Bewegung, Wärme, Schwitzen

8.10 Tendopathie

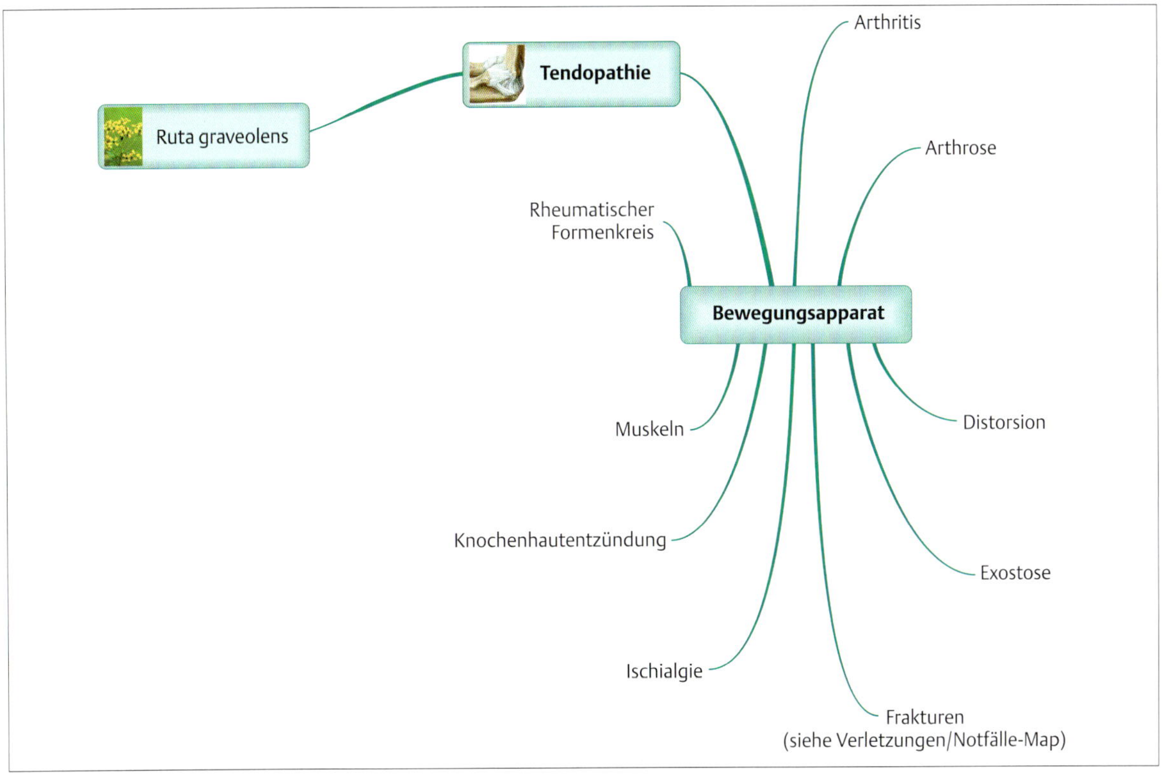

Ruta graveolens (Gartenraute)

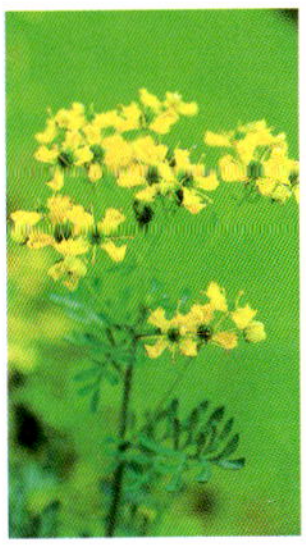

Ruta graveolens wirkt auf Knochenhaut und Knorpel. Die Schmerzen zeigen sich besonders durch Anspannung der Beugesehnen mit der Tendenz zur Bildung von Ablagerungen in Knochenhaut, Sehnen und (Hand-)Gelenken. Typischerweise liegt ein Zerschlagenheits-, Anstrengungs- und Verkürzungsgefühl vor.

< nasskaltes Wetter
> Bewegung

9 Haut

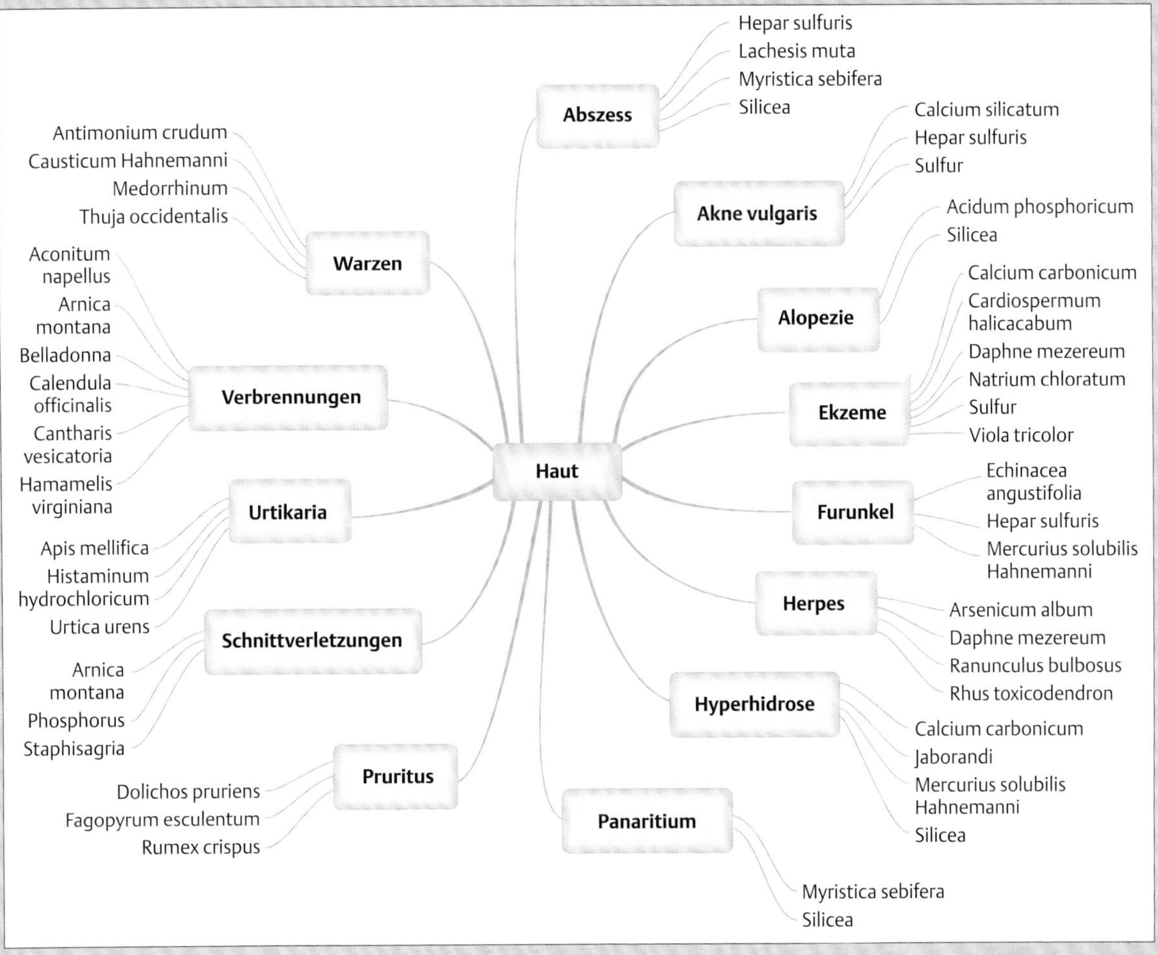
Haut
Abszess
Hepar sulfuris
Lachesis muta
Myristica sebifera
Silicea
Akne vulgaris
Calcium silicatum
Hepar sulfuris
Sulfur
Alopezie
Acidum phosphoricum
Silicea
Ekzeme
Calcium carbonicum
Cardiospermum halicacabum
Daphne mezereum
Natrium chloratum
Sulfur
Viola tricolor
Furunkel
Echinacea angustifolia
Hepar sulfuris
Mercurius solubilis Hahnemanni
Herpes
Arsenicum album
Daphne mezereum
Ranunculus bulbosus
Rhus toxicodendron
Hyperhidrose
Calcium carbonicum
Jaborandi
Mercurius solubilis Hahnemanni
Silicea
Panaritium
Myristica sebifera
Silicea
Pruritus
Dolichos pruriens
Fagopyrum esculentum
Rumex crispus
Schnittverletzungen
Arnica montana
Phosphorus
Staphisagria
Urtikaria
Apis mellifica
Histaminum hydrochloricum
Urtica urens
Verbrennungen
Aconitum napellus
Arnica montana
Belladonna
Calendula officinalis
Cantharis vesicatoria
Hamamelis virginiana
Warzen
Antimonium crudum
Causticum Hahnemanni
Medorrhinum
Thuja occidentalis

9.1 Abszess

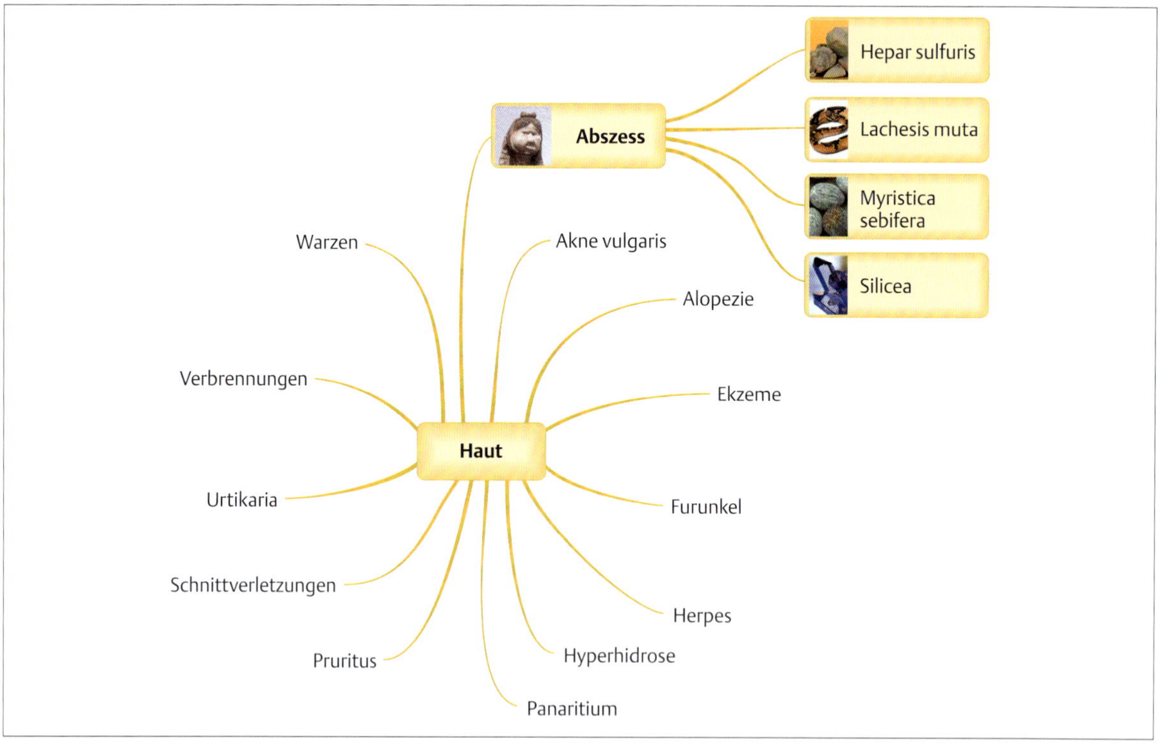

Hepar sulfuris (Kalkschwefelleber)

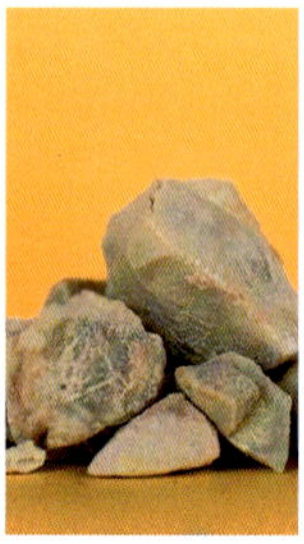

Leichte Verletzungen, die kleinsten Schrammen und selbst Hautausschläge eitern. Es können äußerst schmerzhafte Abszesse entstehen, die stechende oder splitterartige Schmerzen produzieren. Die Patienten sind extrem reizbar und heftig sowie zugempfindlich. Starke Schmerzen bei der Berührung erkrankter Stellen.

< Kälte, Berührung
> Wärme, warmes Einwickeln

Lachesis muta (Buschmeister)

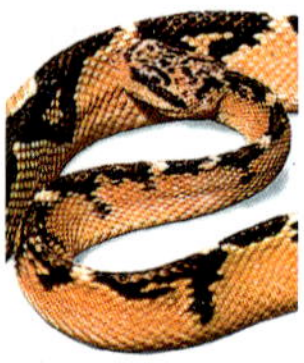

Lachesis muta zeigt eine starke Wirkung bei septischen Prozessen. Man findet eine zyanotische Verfärbung der Haut um den Abszess und eine starke Überempfindlichkeit gegenüber Berührung und Einengung.

< nach Schlaf, morgens, Wärme
> Absonderungen, Bewegung

Myristica sebifera (Talgmuskatnussbaum)

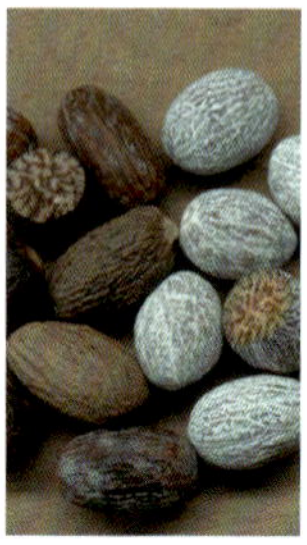

Myristica sebifera wird auch das „homöopathische Messer" genannt und findet Einsatz mit seiner großen antiseptischen Kraft bei Entzündungen der Haut, des Zellgewebes und des Periosts. Es beschleunigt Eiterungen und verkürzt ihre Dauer.

Silicea (Kieselsäure)

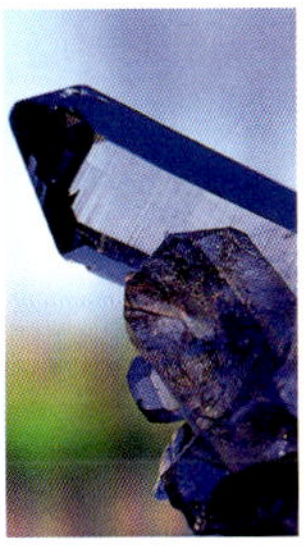

Chronisch rezidivierende Eiterungen, Furunkel und Abszesse können mit Silicea therapiert werden. Die Leitsymptomatik ist eine schlechte Heilhaut, wobei jede Verletzung zu eitern beginnt. Die Eiterungen sind übel riechend und schmierig. Die Patienten haben partielle, sauer riechende Schweiße, stinkende Sekrete wie z. B. auch wund machende Fußschweiße.
Cave: Silicea kann Fremdkörper wie Splitter herauslösen, weswegen auch eine Abstoßungsgefahr bei Zahnimplantaten, künstlichen Hüft- und Kniegelenken, Herzschrittmachern etc. besteht!

< Kälte, geistige Anstrengung
> Wärme

9.2 Akne vulgaris

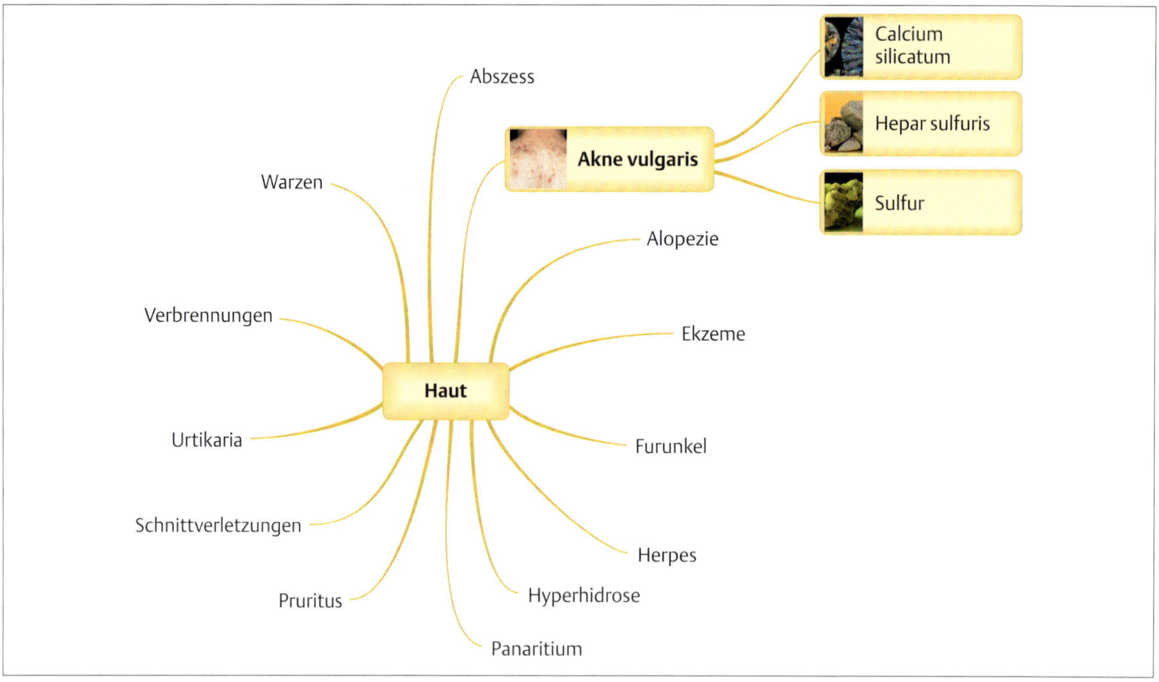

Calcium silicatum (Kalziumsilikat)

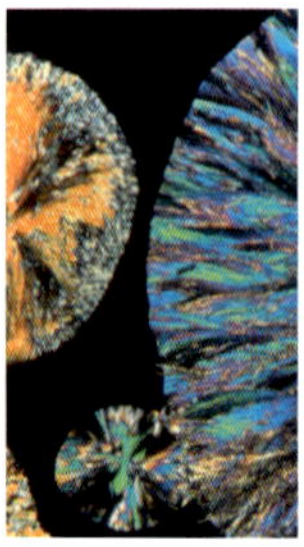

Calcium silicatum hat eine organotrope Wirkung auf Haut und Schleimhäute und ist zum Einsatz bei Akne ein bewährtes Mittel.

Hepar sulfuris (Kalkschwefelleber)

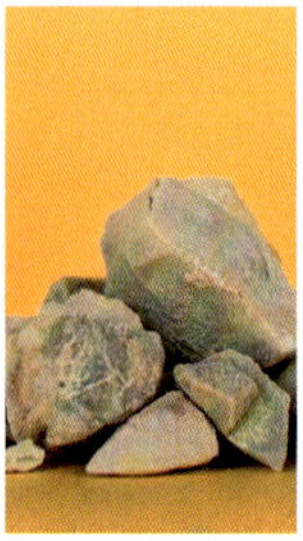

Die Leitsymptomatik bei Hepar sulfuris ist eine starke Berührungsempfindlichkeit und ein Splitterschmerz in den entzündeten Stellen. Die Patienten sind äußerst empfindlich gegen Zugluft.

< Kälte, Luftzug, Berührung
> Wärme

Sulfur (Schwefel)

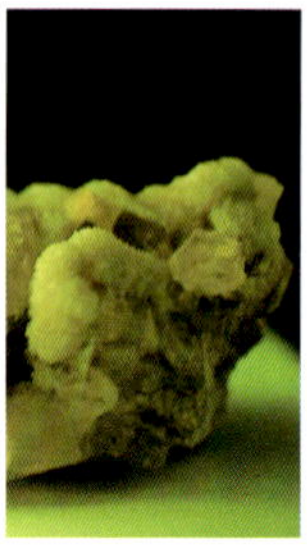

Die Haut ist unrein, trocken, rau und juckend mit der Neigung, zu eitern. Charakteristisch für den Sulfur-Patienten ist der unangenehme Körpergeruch sowie die häufig ungepflegt wirkende Erscheinung bei der bestehenden Abneigung gegen Baden und Waschen. Die Haut und besonders die Körperöffnungen sind rot, heiß und schweißig, wobei die Füße nachts zur Abkühlung aus dem Bett gestreckt werden müssen.

< Bettwärme, vormittags, Kälte, Milch, Zucker
> trockenes, warmes Wetter

9.3 Alopezie

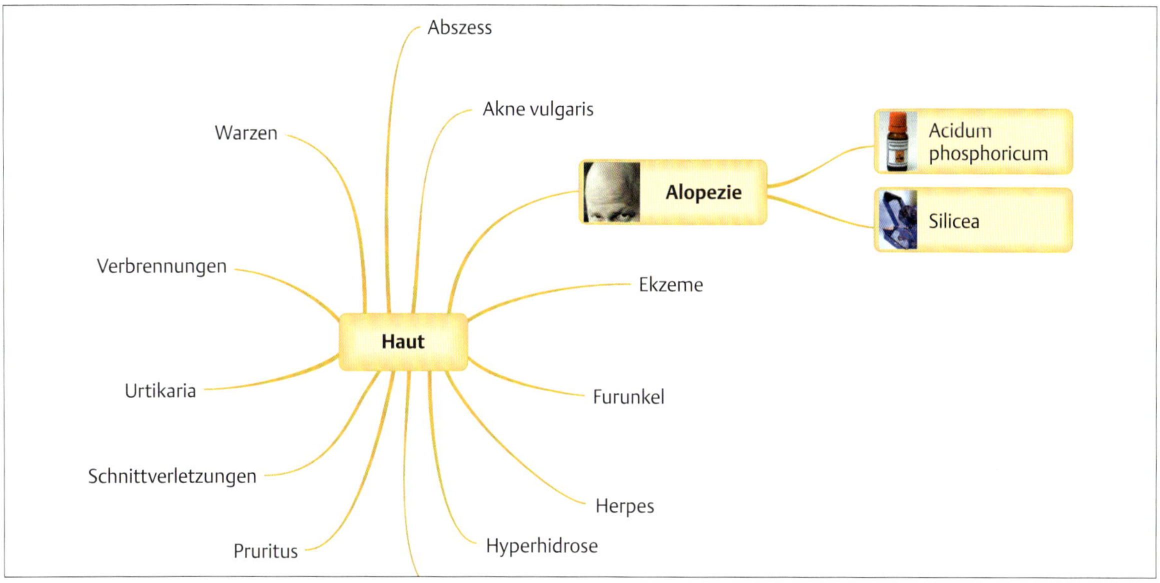

Acidum phosphoricum (Phosphorsäure)

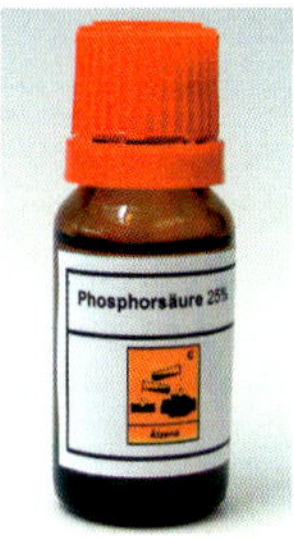

Die Leitsymptome von Acidum phosphoricum sind psychische und physische Schwächezustände und Rekonvaleszenz. Kummer und geistige Anstrengungen führen u. a. zu Haarausfall, können bei jungen Menschen auch zu frühem Ergrauen führen.

< nach geistiger Anstrengung, durch Sinneseindrücke wie Musik, Lärm und Licht
> Schlaf

Silicea (Kieselsäure)

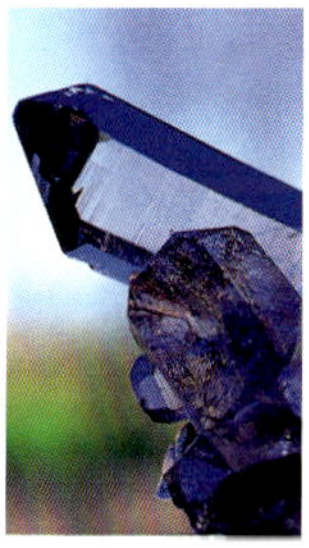

Silicea hat einen starken Bezug zu Bindegewebe, Haaren, Haut und Nägel. Es ist gut einsetzbar bei Haar- und Wachstumsstörungen.

< Kälte, Winter
> Wärme, trockenes Klima

9.4 Ekzeme

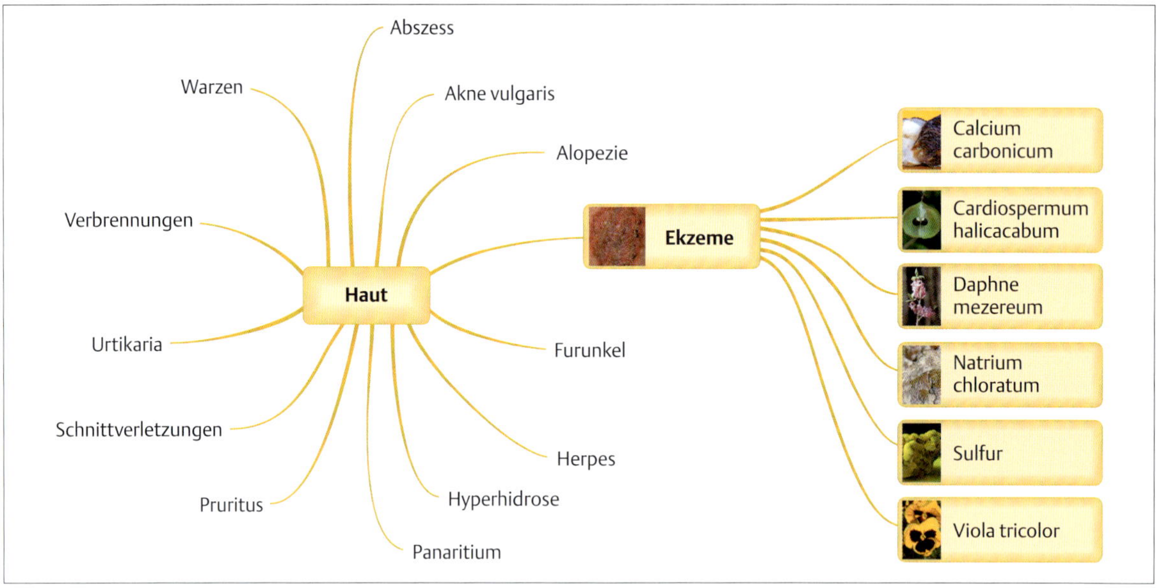

Calcium carbonicum (Austernschalenkalk)

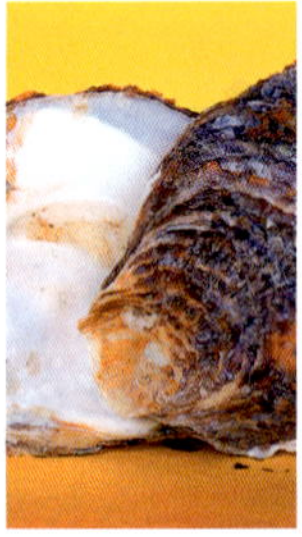

Der Calcium-carbonicum-Typ ist ein Spätentwickler mit dem Mangel an Spannkraft und der Unterfunktion aller drüsigen Organe. Es besteht die Neigung zu sauren Schweißen – besonders Kopf-, Nacken- und Brustschweiß nachts – Milchschorf, Urticaria und Neurodermitis. Die juckenden, brennenden Hautausschläge verschlimmern sich stets gegen Morgen im Bett.

< alle Kältearten, Anstrengung, Alleinsein, Kuhmilch
> trockenes Wetter, Ruhe, Wärme und Geborgenheit

Cardiospermum halicacabum (Herzsame)

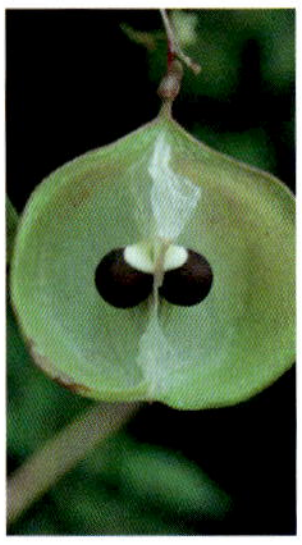

Vielfältig ist Cardiospermum halicacabum in oraler oder lokaler Anwendung bei Neurodermitis, Psoriasis, Ekzemen, Urtikaria und allergischen Dermatosen einsetzbar, um starken Juckreiz zu lindern.

< warmes Wetter

Daphne mezereum (Seidelbast)

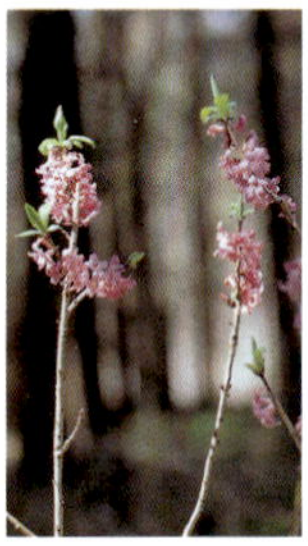

Die mit Daphne mezereum zu behandelnden Ekzeme sind nässend und herpetiform und gehen in eine gelbe Krustenbildung über. Es können aber auch brennende, juckende Erysipele sein, Impetigo, Psoriasis oder Herpes zoster.

< Bettwärme, Berührung, nachts, Kälte
> im Freien

Natrium chloratum (Natriumchlorid)

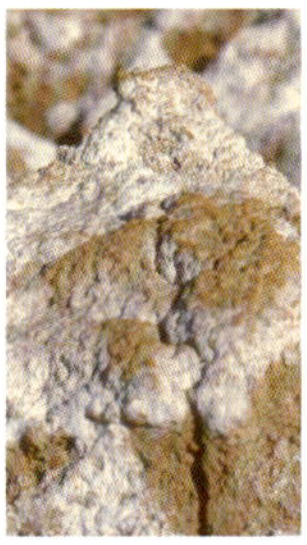

Die Hautausschläge befinden sich in den Gelenkbeugen, am Haaransatz und hinter den Ohren. Trockene, seborrhoische Haut und trockene Schleimhäute sowie rissige Lippen (häufig mit tiefem Riss in der Unterlippe), Mundwinkelrhagaden und Akne, besonders an der Stirn-Haar-Grenze zeichnen das Bild von Natrium chloratum. Die Causa der Erkrankung hat viel mit (Liebes-) Kummer, Demütigung, Ärger und Enttäuschung zu tun.

< Trost, Hitze, Sonne, am Meer, Ärger, Anstrengung
> in frischer Luft, nachmittags und abends

Sulfur (Schwefel)

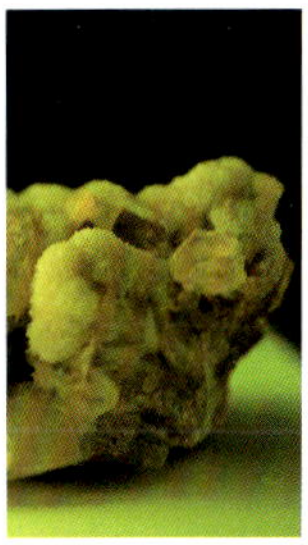

Sulfur, der Schwefel vulkanischen Ursprungs, ist „das" Antipsoricum nach Hahnemann. Unreine Haut mit der Abneigung, sich zu waschen oder zu baden, trockene, juckende Ekzeme, Psoriasis, Akne und Furunkulose sind die Zeichen für den Einsatz von Sulfur. Der Patient hat einen unangenehmen Körpergeruch, auffallend gerötete Körperöffnungen, ein Brennen an Haut und Schleimhäuten und stinkende Schweiße.
Cave: beim Einsatz von Sulfur in Tiefpotenzen, da es zu starken Erstverschlimmerungen kommen kann.

< Bettwärme, nasskaltes Wetter, vormittags, Milch und Zucker
> trockenes, warmes Wetter

Viola tricolor (Stiefmütterchen)

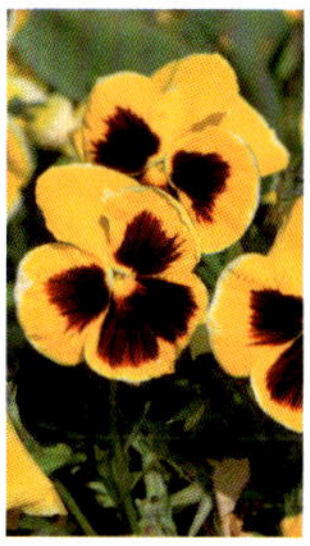

Die Indikationen für Viola tricolor sind Milchschorf, Impetigo und Ekzeme, die sich frieselartig, pustulös, trocken oder nässend in Gesicht und Ohren darstellen. Es können stark juckende Pusteln und Papeln mit Krustenbildung und Borken auftreten, die aufreißen und zähen, gelben Eiter hervortreten lassen. Einsatz des Mittels auch bei rheumatischen Beschwerden, wenn Hautausschläge um Gelenke erscheinen.

< Winter, nachts

9.5 Furunkel

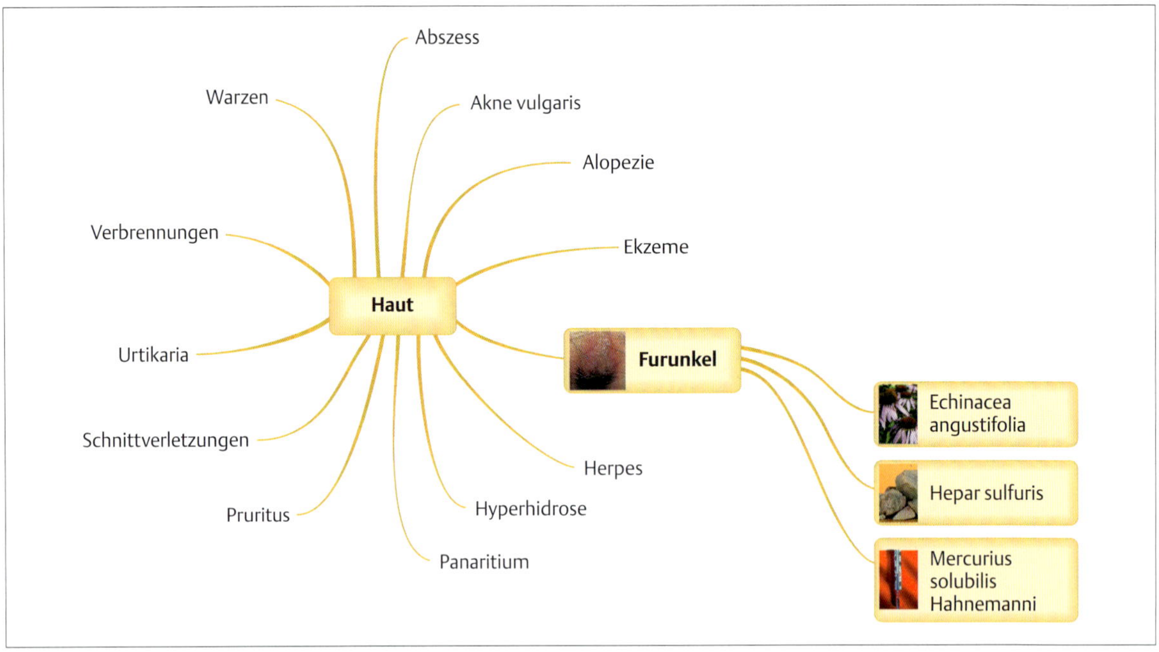

Echinacea angustifolia (Sonnenhut)

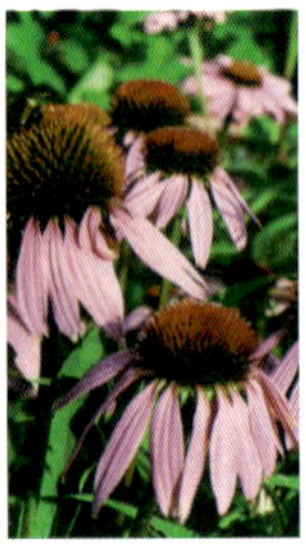

Echinacea angustifolia steigert die körpereigenen Abwehrkräfte bei akuten und chronisch-entzündlichen septischen Prozessen an Haut und Schleimhaut. Es fördert die Eiterbildung und wirkt günstig auf stinkende Absonderungen, die von Frieren, Müdigkeit und Übelkeit begleitet werden.

< Kälte
> Wärme

Hepar sulfuris (Kalkschwefelleber)

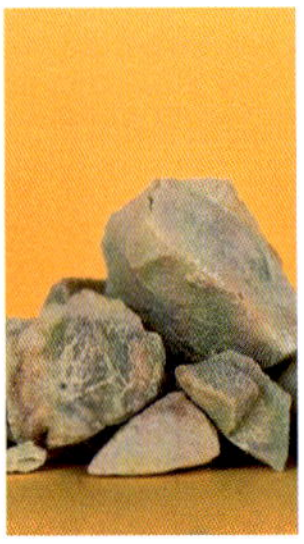

Die Leitsymptomatik von Hepar sulfuris ist eine Überempfindlichkeit gegenüber der schmerzhaften Stelle, sei es Akne, Ekzem, Pyodermie, Furunkel oder Karbunkel. Ebenso besteht eine starke Empfindlichkeit bezüglich Kälte und aller Sinneseindrücke.

< Kälte, Zugluft, Berührung
> Wärme

Mercurius solubilis Hahnemanni (Quecksilber)

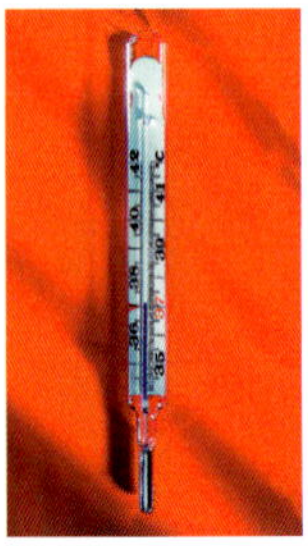

Mercurius solubilis Hahnemanni ist ein äußerst wichtiges Medikament für eitrige Entzündungen vielfältiger Art. Begleitet werden alle Prozesse von starkem Schwitzen, das sich nachts verschlimmert und keine Besserung bringt. Alle Sekrete sind sehr übel riechend.

< nachts, Bettwärme, Wärme und Kälte
> Ruhe, mäßige Temperaturen

9.6 Herpes

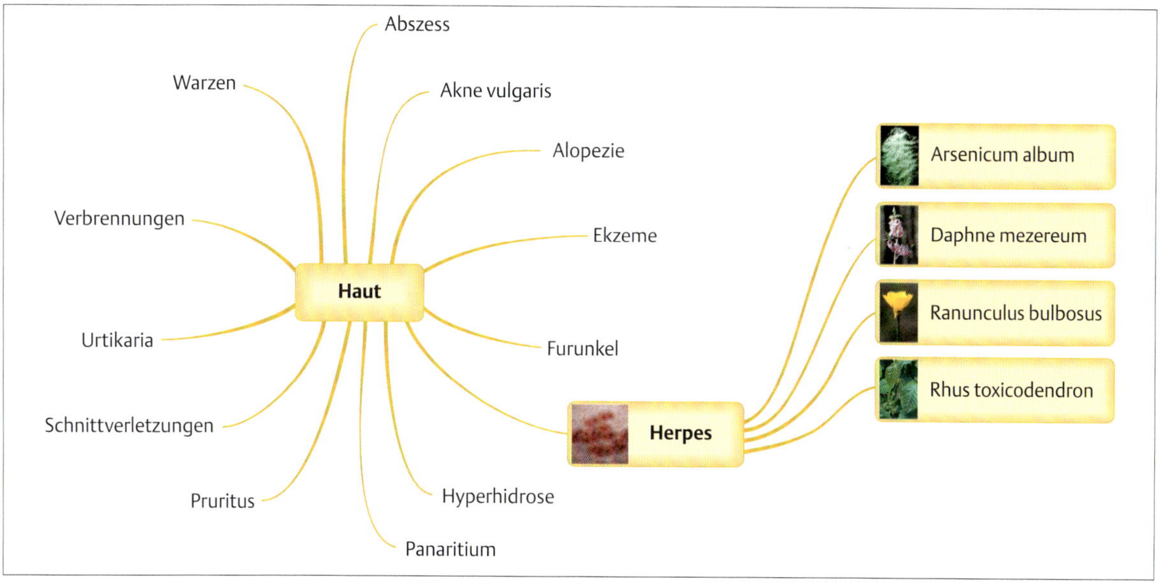

Arsenicum album (Weißes Arsenik)

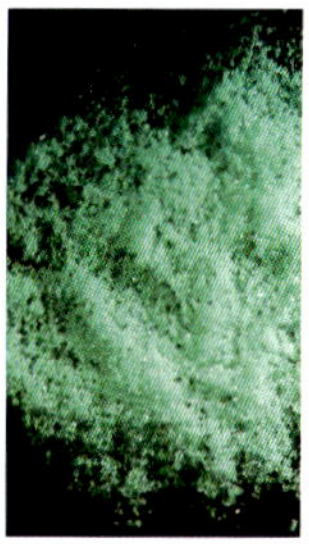

Heftige, brennende und juckende Ausschläge bei den unterschiedlichsten Hauterkrankungen und auch bei Herpes simplex oder Herpes zoster benötigen die Gabe von Arsenicum album. Die Effloreszenzen können trocken oder nässend sein.

< Kälte, Kratzen, nach Mitternacht, Aufenthalt am Meer
> Wärme

Daphne mezereum (Seidelbast)

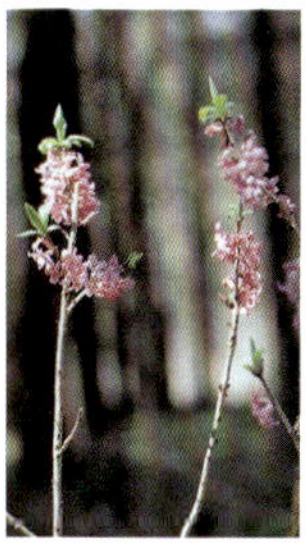

Zur Therapie mit Daphne mezereum passen Symptome wie Bläschen mit rotem Hof, Brennen und Juckreiz bei Herpes zoster. Die gelbe Krustenbildung nach dem Stadium der nässenden Effloreszenzen kann von scharfen Nervenschmerzen und Parästhesien begleitet sein.

< Bettwärme, Berührung, nachts, Kälte
> Wärme, durch Einhüllen

Ranunculus bulbosus (Knolliger Hahnenfuß)

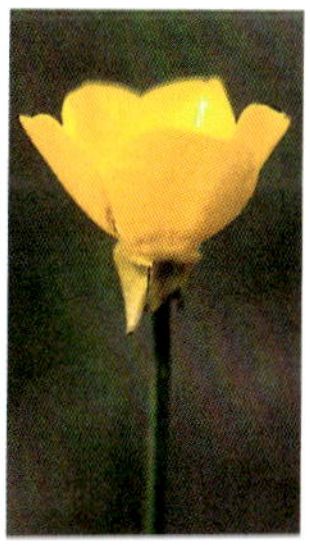

Dem Herpesbeginn kann eine stark schmerzhafte Interkostalneuralgie vorangehen. Die in Gruppen auftretenden Bläschen jucken und brennen, können auch ein bläulich-schwarzes Aussehen haben.

< morgens und abends, Berührung, Bewegung (atmungsabhängige Schmerzen im Thorax bei Interkostalneuralgie)
> Sitzen, Schwitzen

Rhus toxicodendron (Giftsumach)

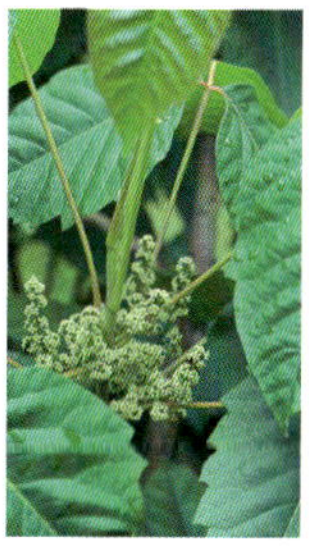

Eine extreme Ruhelosigkeit begleitet die bläschenförmigen Hautausschläge mit Schwellung, Brennen, Jucken und Stechen. Neuralgische Schmerzen folgen den nässenden Bläschen oder Quaddeln. Charakteristisch ist ein starker Bewegungsdrang.

< Bettwärme, nachts, Ruhe, kalt-feuchtes Wetter
> Reiben, Wärme

9.7 Hyperhidrose

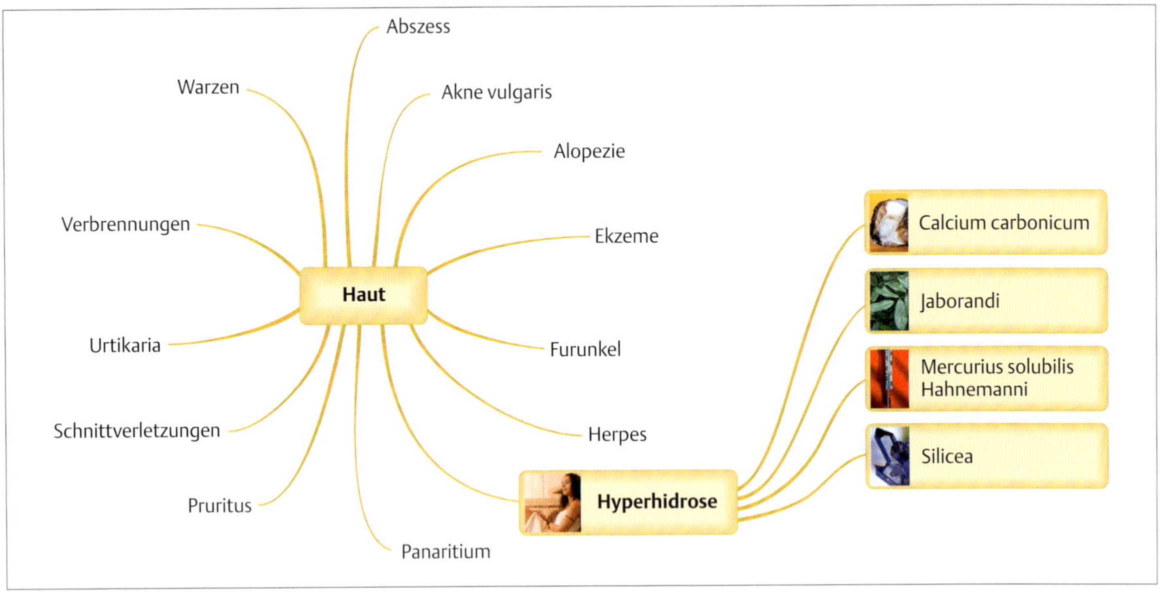

Calcium carbonicum (Austernschalenkalk)

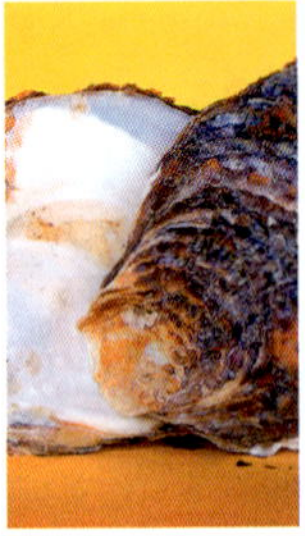

Die eigentlich eher schwächlichen, erschöpften und frostigen Patienten mit kalten Füßen sind von klammem, klebrigem Schweiß bedeckt, der sich besonders an Kopf und Nacken sauer riechend zeigt.
Die partiellen Schweiße treten verstärkt nachts auf. Die exsudative, lymphatische Diathese hat eine Neigung zu verschleppten Krankheiten.

< Anstrengung, nachts, Kälte
> Ruhe, Wärme und Geborgenheit

Jaborandi (Jaborandistrauch)

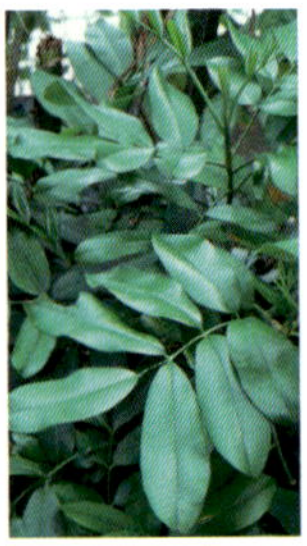

Pilocarpus jaborandi ist funktiotrop zum zentralen Nervensystem, zu den Schleimhäuten und zur Haut. Es zeigt Symptome von Vagusreizung wie reichlicher Speichel- und Tränenfluss und Hitzewallungen sowie starke Schweißausbrüche. Einsetzbar ist das Mittel auch bei nächtlichen klimakterischen Schweißen mit starkem Herzklopfen und Angst.

Mercurius solubilis Hahnemanni (Quecksilber)

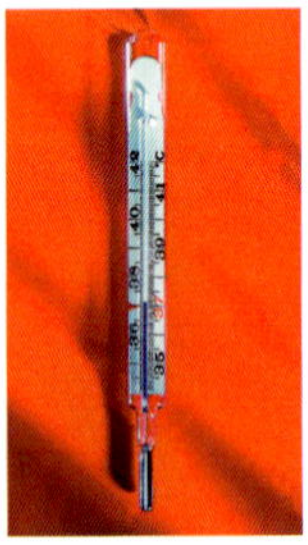

Menschen, die Mercurius solubilis Hahnemanni benötigen, weisen eine generelle Tendenz zu schwitzen auf, haben somit ständig eine feuchte Haut ohne Besserung dadurch zu erlangen. Die übel riechenden, schwächenden Schweißausbrüche können die Wäsche gelb färben. Ein Leitsymptom für den Einsatz von Mercurius solubilis Hahnemanni ist der starke Speichelfluss mit üblem Mundgeruch.

< nachts, Bettwärme, Bewegung, nasse Kälte
> Ruhe, durch kalte Getränke

Silicea (Kieselsäure)

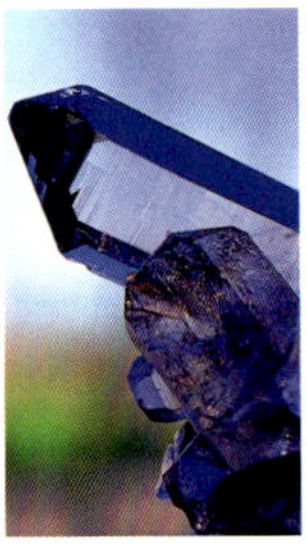

Die frostigen, überempfindlichen, zur Erkältung neigenden Menschen, die Silicea benötigen, haben partielle kalte Schweiße, besonders stinkende Fußschweiße. Die übel riechenden Schweiße sind aggressiv, ätzend, wund machend.

< Kälte, morgens
> Wärme in jeder Form

9.8 Panaritium

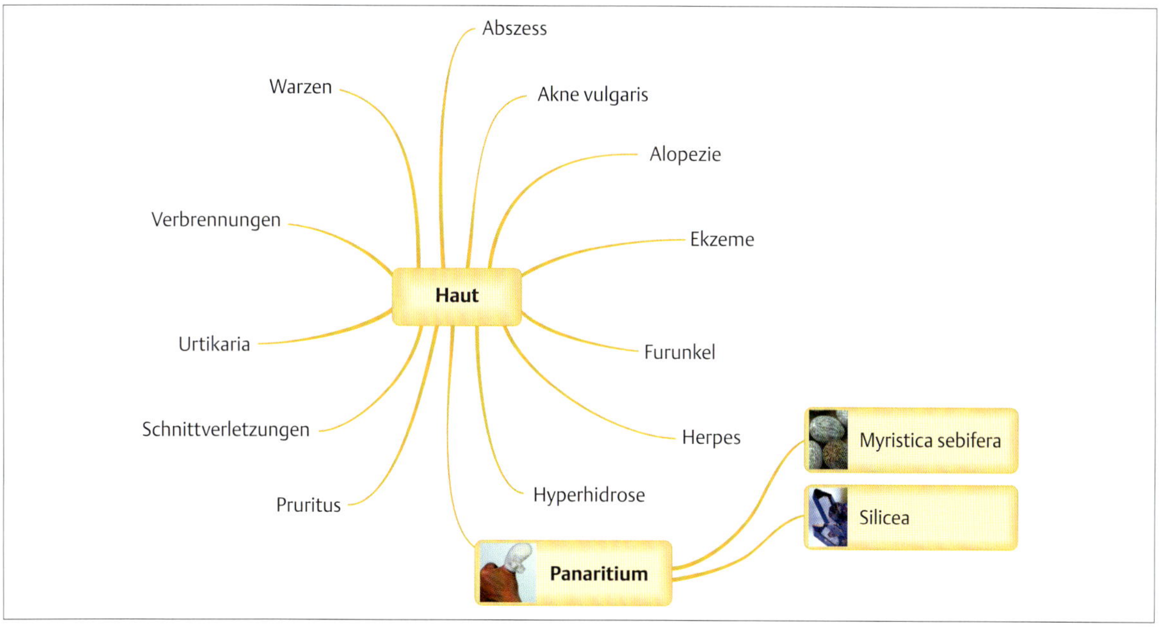

Myristica sebifera (Talgmuskatnussbaum)

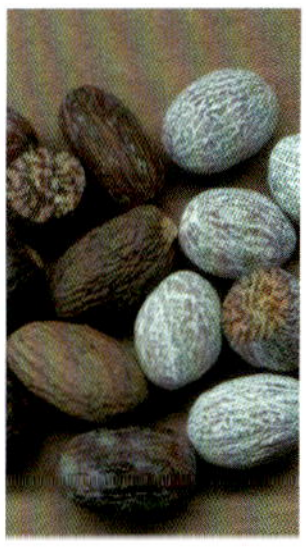

„Das homöopathische Messer“ vermag den entzündlich-eitrigen Prozess des Panaritiums aufzulösen und den Einsatz des Chirurgen zu ersparen. Die Kombination mit Echinacea angustifolia (s. Furunkel) verstärkt den therapeutischen Effekt.

Silicea (Kieselsäure)

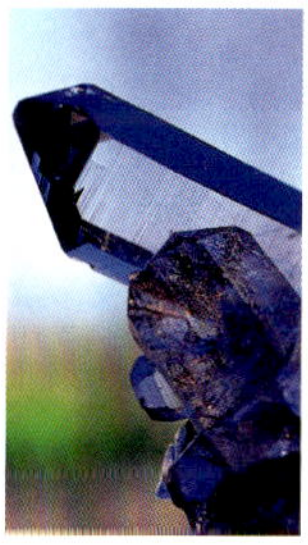

Chronisch-rezidivierende Eiterungen, wie sie häufig an den Großzehen in Form eingewachsener Nägel zu finden sind, lassen an den Einsatz von Silicea denken. Brüchige Nägel mit weißen Flecken, Nagelbettentzündungen und stinkende, kalte Fußschweiße vervollständigen das Bild.

< Kälte
> Wärme in jeder Form

9.9 Pruritus

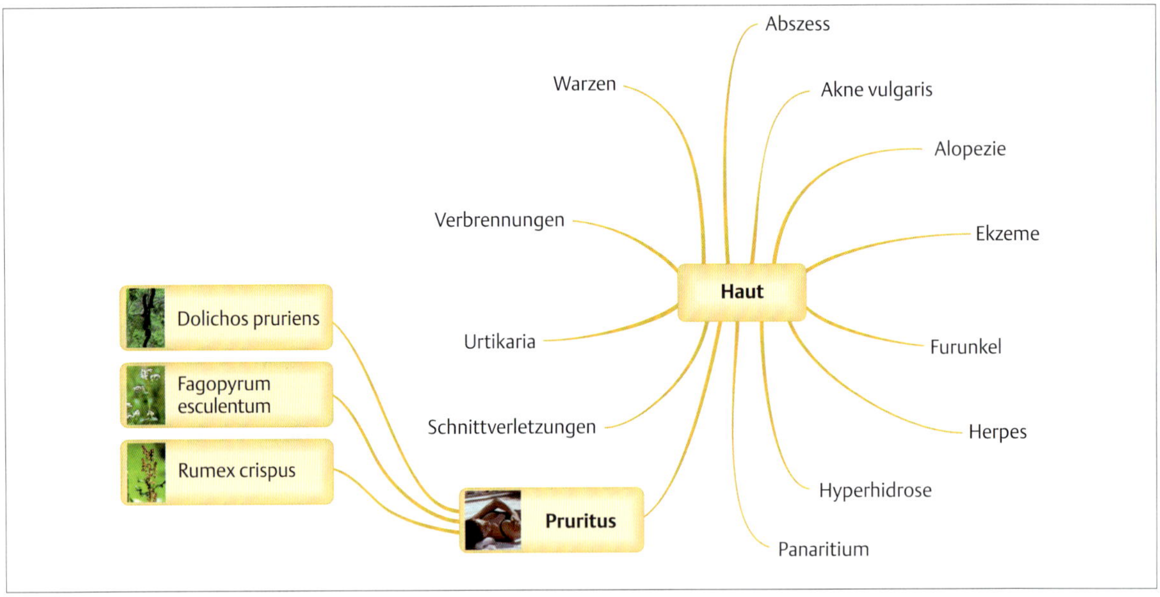

Dolichos pruriens (Juckbohne)

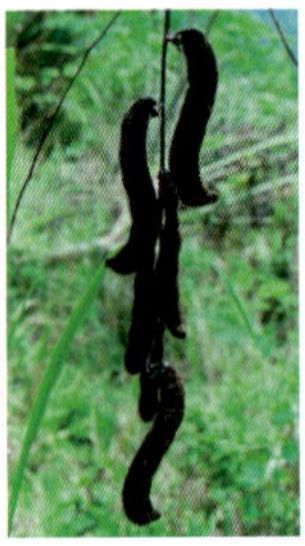

Dolichos pruriens hat einen funktiotropen Bezug zu Leber und Haut. Charakteristisch ist ein unspezifischer Juckreiz der Haut ohne Ausschlag. Es kann sich um einen unerträglichen Pruritus senilis, einen ikterischen oder Schwangerschafts-Pruritus handeln.

< Kratzen, Bettwärme, nachts

Fagopyrum esculentum (Buchweizen)

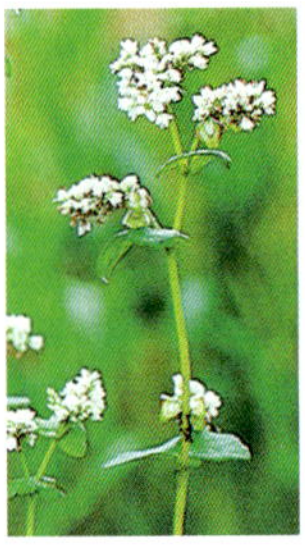

Ein sinnvoller Einsatz von Fagopyrum esculentum ist beim allgemeinen Juckreiz, bei Sonnenallergie, beim senilen Pruritus, bei Ekzemen und Urtikaria gegeben. Prädestinierte Lokalisationen sind die behaarte Haut, Juckreiz in Händen, Ellenbogen und Knien.

< Sonne, am Nachmittag
> Anwendung von kaltem Wasser, im Freien

Rumex crispus (Krauser Ampfer)

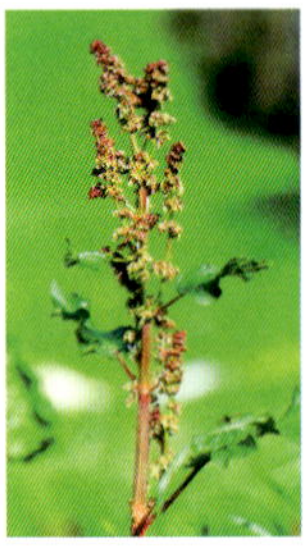

Das Hauptsymptom von Rumex crispus ist Urtikaria mit starkem Juckreiz besonders beim Entkleiden. Es handelt sich dabei um rote juckende Bläschen und Knötchen am ganzen Körper. Ohrenjucken kann auch vorkommen und ist ein Begleitsymptom der Katarrhe der oberen Luftwege.

< Temperaturwechsel, Ausziehen, Kälte, Kratzen
> Wärme

9.10 Schnittverletzungen

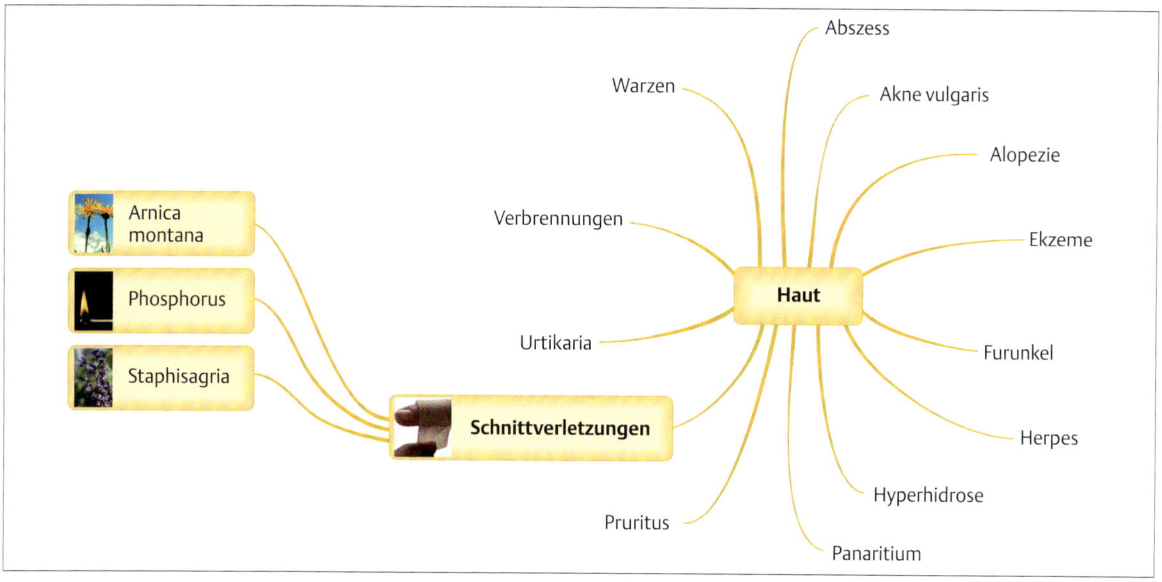

Arnica montana (Bergwohlverleih)

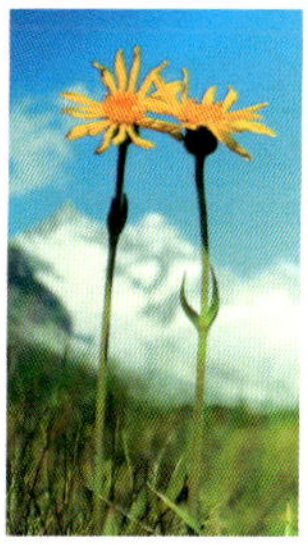

Arnica montana ist das Heilmittel für alle Arten von Verletzungen. Um operative Eingriffe herum gegeben, verhindert es Nachblutungen und setzt den Heilungsvorgang schneller in Gang.

< durch die geringste Berührung, Erschütterung und Bewegung
> im Liegen und Ruhe

Phosphorus (Gelber Phosphor)

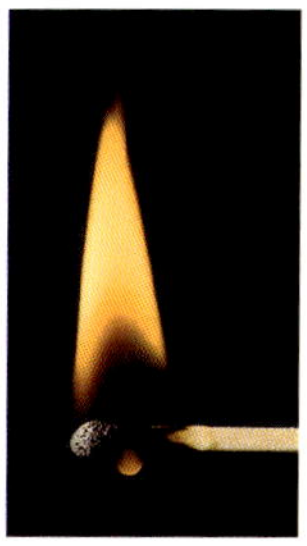

Wenn kleine Wunden stark bluten und eine Neigung zur Schwäche und Ohnmacht besteht, ist die Indikation für den Einsatz von Phosphorus gegeben. Hämorrhagische Diathese mit hellrotem Blut und eine Hyperästhesie aller Sinne sind vorhanden.

< psychische und physische Ereignisse, abends und nachts
> im Liegen, kurze Ruhephasen

Staphisagria (Stephanskraut)

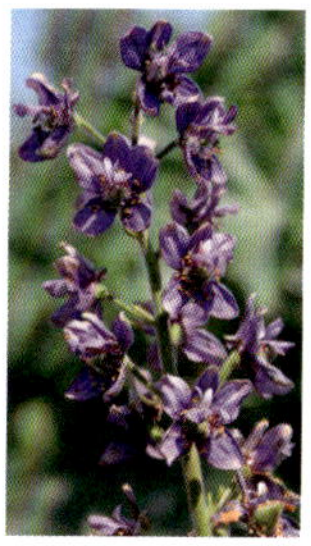

Staphisagria hat als bewährte Indikation den Einsatz bei Stich- und Schnittverletzungen und Bauchoperationen. Die Wunden zeigen eine große Empfindlichkeit und heilen zu langsam. Eine Leitsymptomatik ist die Hypochondrie.

< morgens, nach Schlaf, Beleidigung, Demütigung.
> Ruhe

9.11 Urtikaria

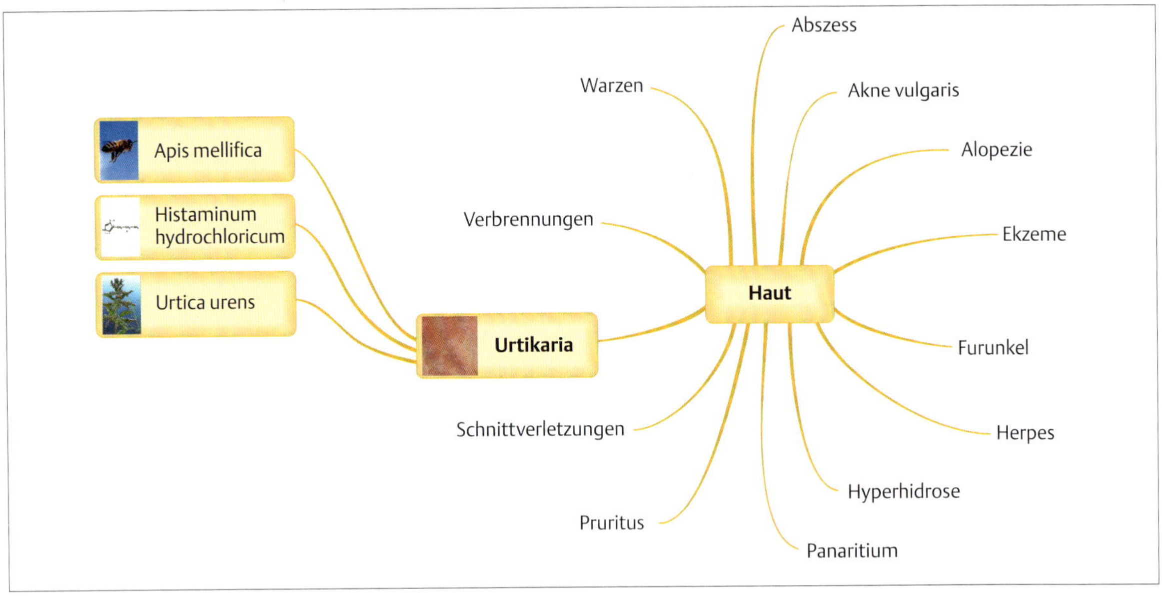

Apis mellifica (Honigbiene)

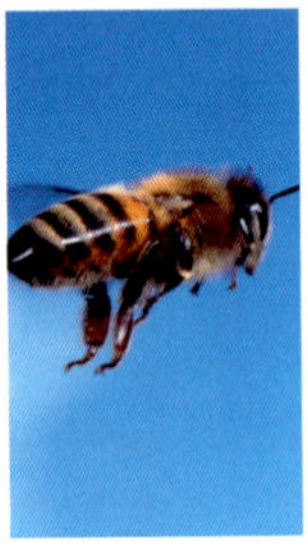

Das plötzliche und sehr heftige Auftreten der Urtikaria wird von einer großen Unruhe und stechenden, brennenden Beschwerden begleitet. Die Haut zeigt eine starke Berührungsempfindlichkeit und ödematöse, rosarote, wachsartig-transparente Schwellungen.
Gegenanzeigen: bei oraler Anwendung bis D4, bei parenteraler Anwendung bis D7.

< Berührung, Wärme, warme Räume
> frische Luft, Abkühlung, kalte Anwendungen

Urtica urens (Brennnessel)

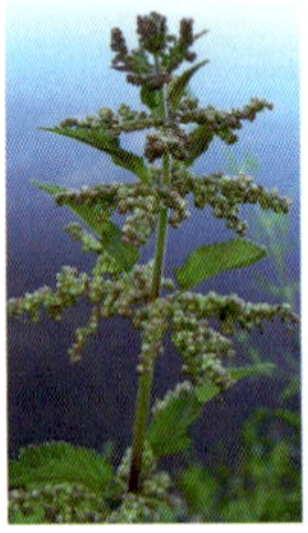

Die Brennnessel ist auch ein Mittel für frieselähnliche, nesselsuchtartige Hautausschläge mit Hitze, Brennen und Juckreiz und Quaddelbildung. Allergische Exantheme nach Insektenstichen können ebenso mit Urtica urens behandelt werden wie eine Intoxikation durch Muscheln und Rheumatismus mit Urtikaria.

< feuchte Kälte, Berührung

Histaminum hydrochloricum (Histamin)

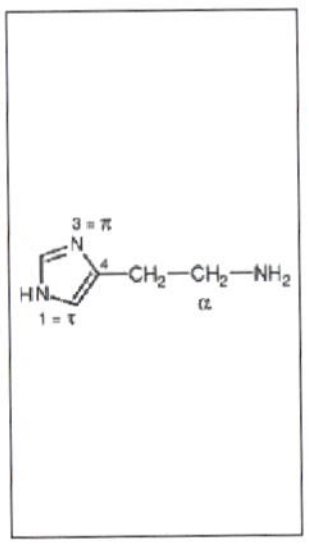

Die Histamin-Nosode kann empirisch bei allen allergischen und juckenden Haut- und Schleimhauterkrankungen angewendet werden.

9.12 Verbrennungen

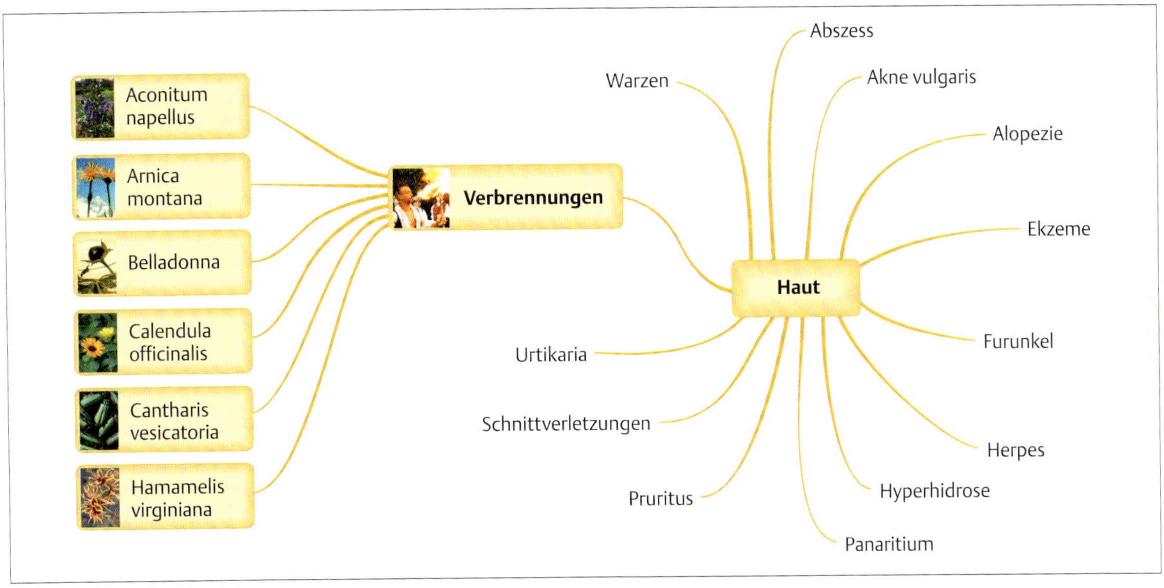

Aconitum napellus (Sturmhut)

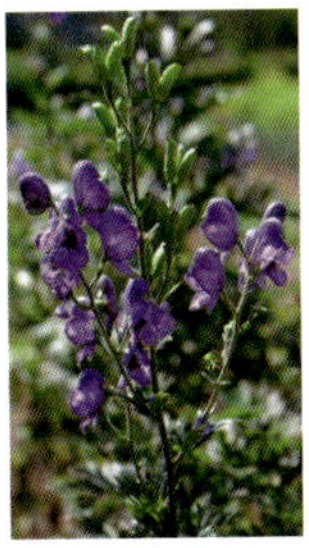

„Starr vor Schreck" oder durch die Verbrennung geschockt, ist Aconitum napellus ein gutes Mittel zu Beginn der Therapie. Die Beschwerden sind typischerweise von Angst, Ruhelosigkeit und Panikzuständen begleitet, wobei die Arznei auch Anwendung bei Sonnenstich findet.

< abends, durch Reizung der Sinnesorgane, Berührung und Kälte
> Ruhe, Eintritt der Schweißsekretion

Belladonna (Tollkirsche)

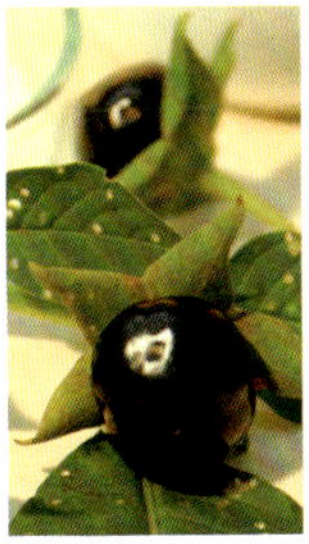

Die Indikation für Belladonna sind die Zustände nach Sonnenbrand und Insolatio mit Röte und Hitze der Haut. Hitzewallungen, Blutandrang und Brennen im Kopf, der knallrot ist und eventuell pulsierende, klopfende Schmerzen hat. Charakteristisch sind große, glänzende Pupillen.

< Hitze, Sonne, Erschütterung, Berührung, Licht, abends und nachts
> Ruhe, Wärme, Druck

Arnica montana (Bergwohlverleih)

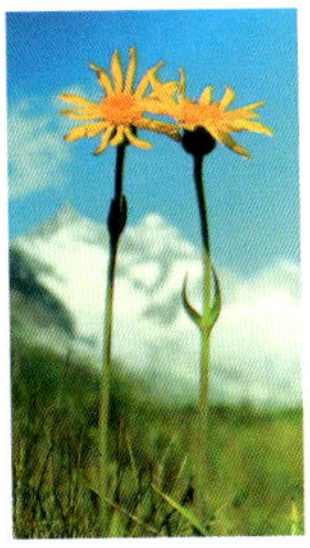

Die rote, heiße, geschwollene Haut nach Verbrennung kann nässen und ist äußerst berührungsempfindlich. Es kann sich um Sonne-, Hitze-, Frost- und Bestrahlungsschäden handeln. Der Körper des Patienten fühlt sich müde, gequetscht und zerschlagen an, so dass Unterlage oder Bett zu hart erscheinen.

< Hitze, Berührung, Druck, Erschütterung, nachts
> Erholung und Ruhe, Ausstrecken in horizontaler Lage mit tiefer liegendem Kopf

Calendula officinalis (Ringelblume)

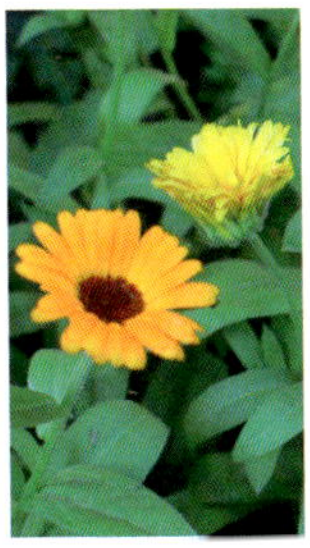

Calendula officinalis ist bei allen Verletzungen, besonders bei Wundheilungsstörungen, wie sie auch nach Verbrennungen auftreten können, einzusetzen. Die Differenzialdiagnose zu Arnica montana ist die deutlich stärkere Reizbarkeit der Patienten. Vorteilhaft ist auch ein mehrfaches Angebot der Ringelblume zur Anwendung in lokaler Form wie Gel, Salbe, Creme und Tinktur ad usum externum (1 : 10).

< Bewegung, feuchtes Wetter

Cantharis vesicatoria (Spanischer Käfer)

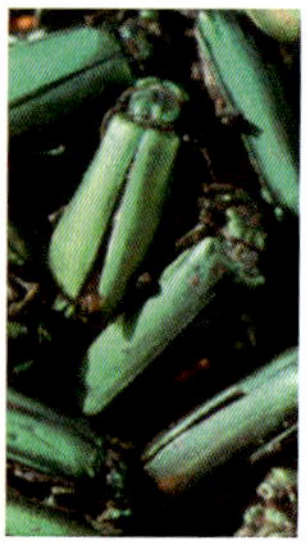

Das Arzneimittelbild von Cantharis vesicatoria weist brennende, stechende und schneidende Schmerzen auf. Es ist bei Verbrennungen ersten und zweiten Grades einzusetzen, bei Verbrühungen und Verbrennungen – auch Sonnenbrand – mit Blasenbildung.
Erfahrungsgemäß kommt es jedoch bei frühem Einsatz von Cantharis vesicatoria direkt nach der Verbrennung gar nicht erst zu Blasenbildungen.

< ruhiges Liegen, Berührung
> kalte Anwendungen

Hamamelis virginiana (Virginische Zaubernuss)

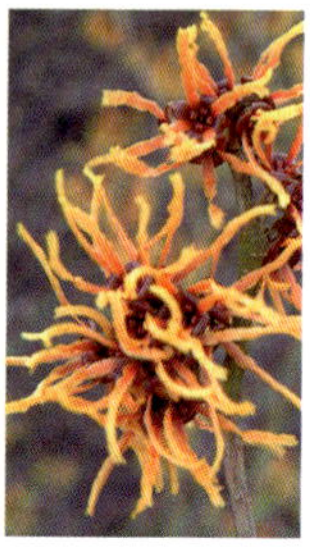

Bei Verbrennungen können sich venöse Stauungen bilden. Hamamelis virginiana ist dabei sinnvoll zur Entstauung und Wundbehandlung der Hautverletzungen.

< Berührung, Erschütterung, feuchte Wärme
> kühle Umschläge

9.13 Warzen

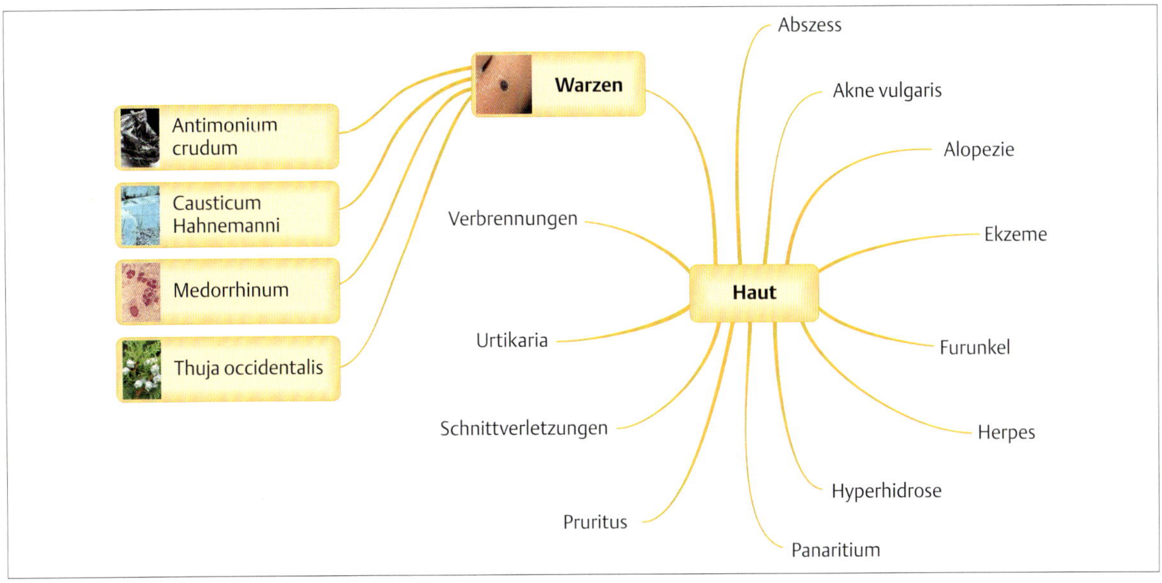

Antimonium crudum (Stibium sulfuratum nigrum, Schwarzer Spießglanz)

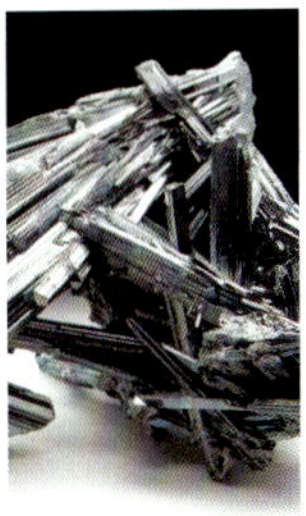

Typischerweise findet man Warzen an den Fußsohlen mit einer ausgeprägten Empfindlichkeit der mit dicker schwieliger Hornhaut belegten Sohlen. Oft haben die Füße sehr empfindliche, hornige Stellen bis hin zu schmerzhaften Schrunden und Clavi. Die langsam wachsenden Nägel sind verdickt, gespalten, hart, hornig und trocken. Nebenbefundlich findet man eine dick-weißlich belegte Zunge sowie eine Unverträglichkeit von sauren Speisen.

< nach dem Essen, feuchtkaltes Wetter, Hitze, Berührung
> Ruhe

Causticum Hahnemanni (Löschwasser von Kalk)

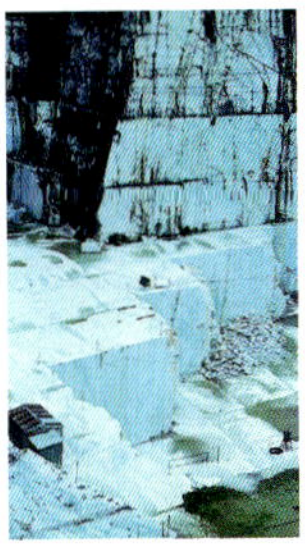

Die Warzen treten besonders an Gesicht und Fingern auf und sind groß, häufig gestielt, sondern Feuchtigkeit ab und bluten. Es kann sich aber auch um kleine, nicht gestielte Warzen am ganzen Körper sowie an den Augenlidern handeln.

< trockene Kälte, Darandenken
> feuchtes Wetter, Wärme und Bettwärme

Medorrhinum (gonorrhoischer Eiter/Nosode)

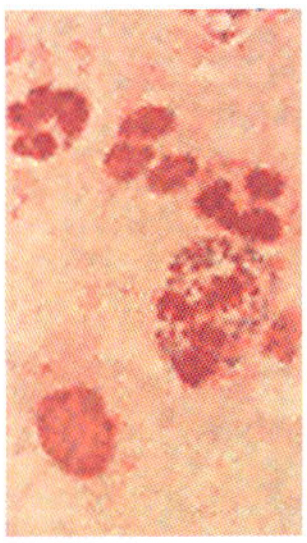

Die Nosode Medorrhinum kann als Reaktionsmittel zum Einsatz kommen, wenn u.a. eine Unterdrückung von Ausscheidungen bei dem Patienten stattgefunden hatte bzw. eine Gonorrhöe in der eigenen oder Familienanamnese zu finden ist. Man kann kleine gestielte Warzen und brüchige, deformierte Nägel vorfinden.

< Berührung
> durch Absonderungen

Thuja occidentalis (Orientalischer Lebensbaum)

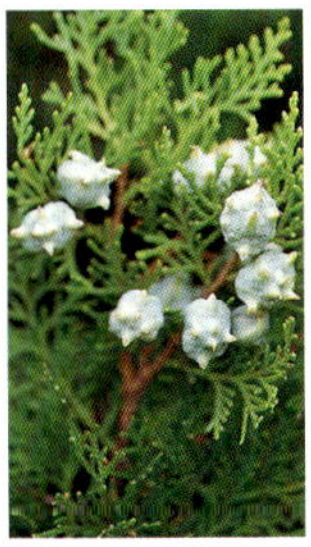

Wucherungen und pathologische Bildungen wie Warzen, Kondylome und Polypen zeichnen das bunte Bild von Thuja occidentalis. Die Haut selbst ist fettig mit übel riechenden süßlichen Schweißen besonders an unbedeckten Stellen. Die Patienten haben eine allgemeine Frostigkeit mit einem Mangel an Lebenswärme.

< nasskaltes Klima
> Einsetzen der Absonderungen

10 Verletzungen/Notfälle

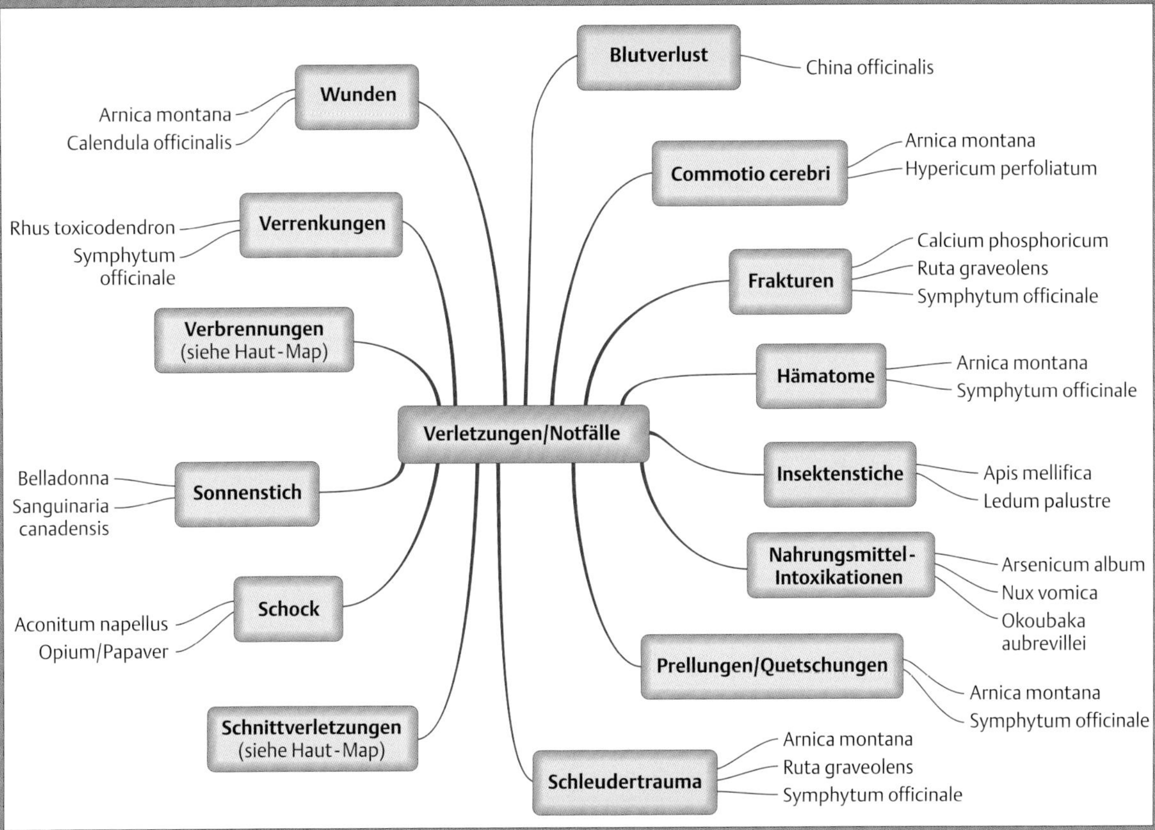

10.1 Blutverlust

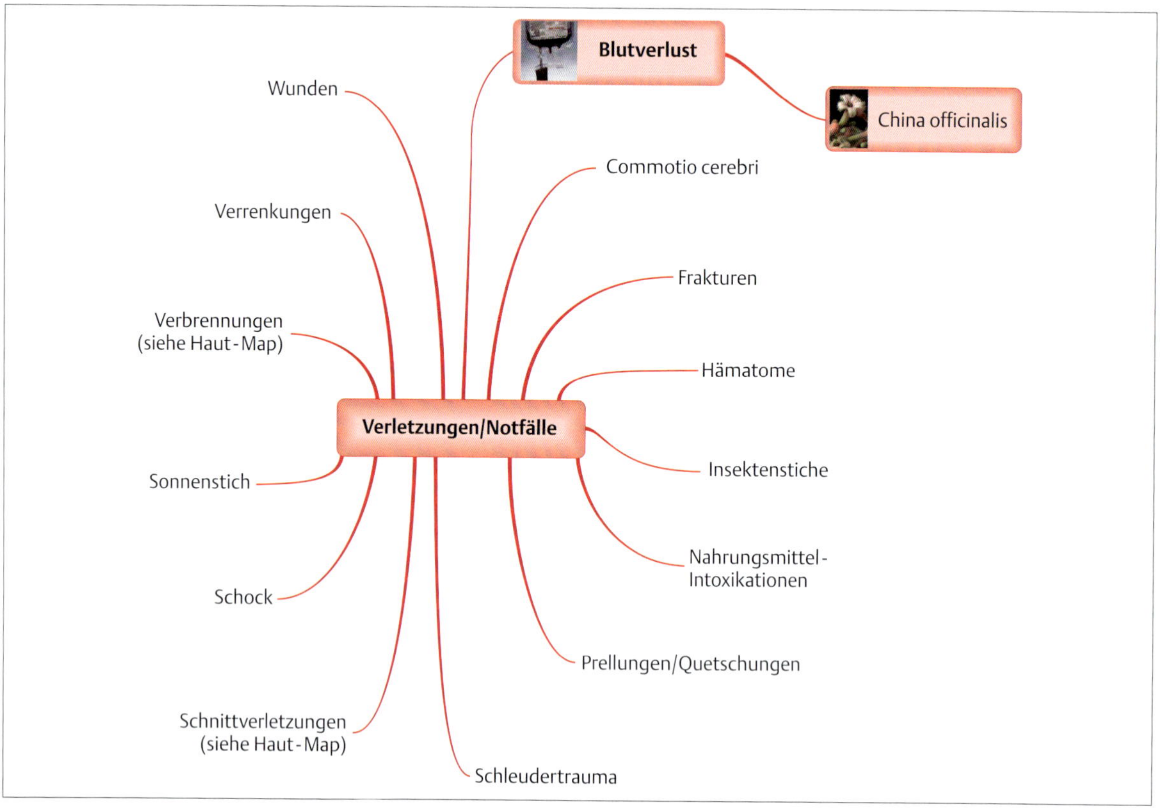

China officinalis (Chinarindenbaum)

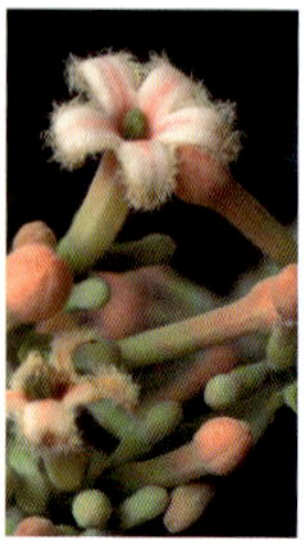

China officinalis findet seinen Einsatz u. a. bei Schwäche durch erschöpfende Absonderungen wie Blut, länger anhaltende Diarrhöen, Milch, Samen etc. Die Patienten sind sehr erschöpft bis hin zur Apathie und haben eine Überempfindlichkeit der Sinne bei einer nervösen Gereiztheit.

< Kälte, Nässe, nachts
> Wärme, frische Luft

10.2 Commotio cerebri

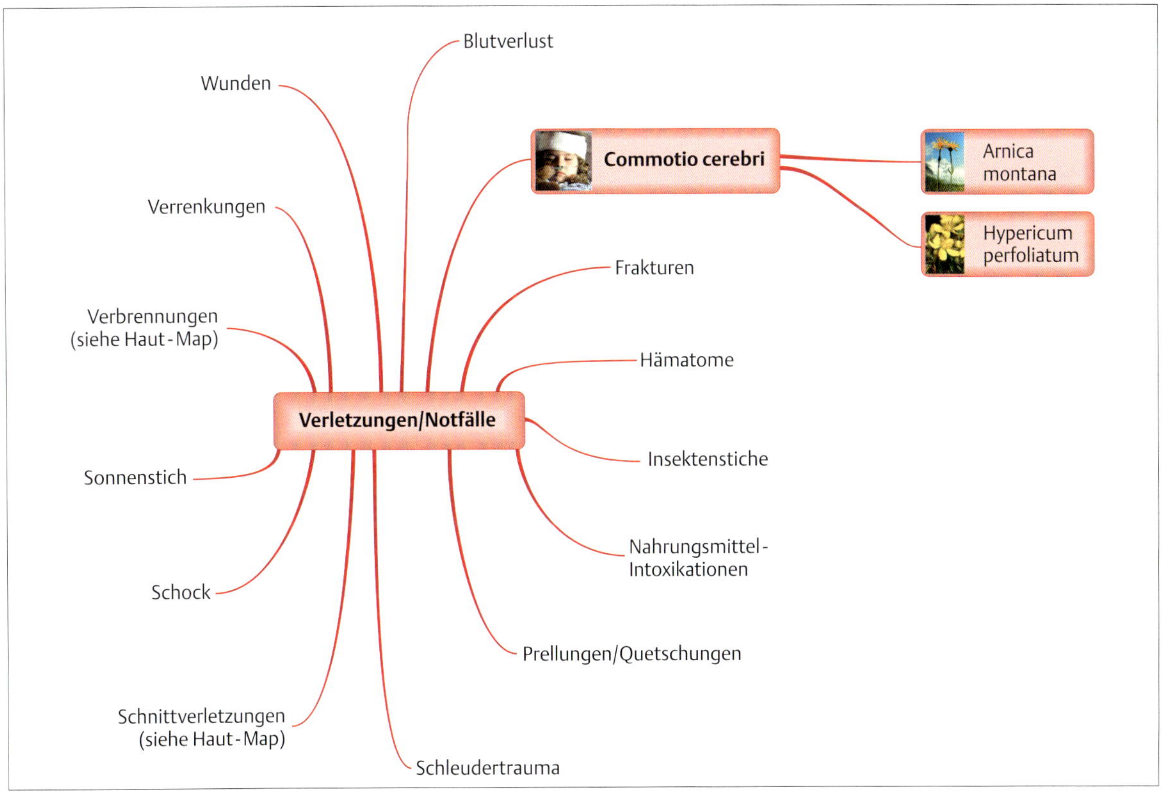

Arnica montana (Bergwohlverleih)

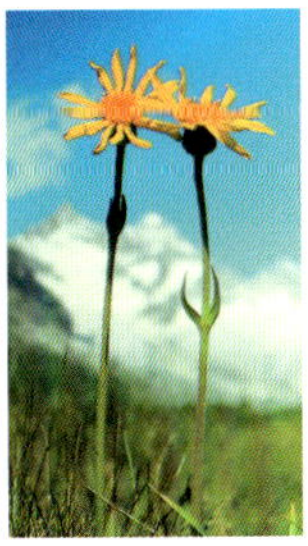

Nach Trauma findet sich als Indikation für Arnica montana Blutandrang zum Kopf mit Hitze, dumpfe, drückende Kopfschmerzen bei Commotio mit dem Gefühl, dass das Kissen, auf dem man liegt, zu hart sei. Der Körper ist kühl, empfindlich und schmerzt wie zerschlagen.

< durch die geringste Berührung, Erschütterung, Bewegung
> im Liegen, Ruhe

Hypericum perfoliatum (Johanniskraut)

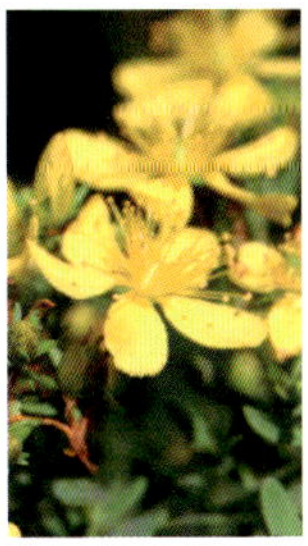

Der traumatische Kopfschmerz nach Kontusion und Commotio sowie alle Nervenläsionen mit Wund- und Nervenschmerz erfordern die Therapie mit Hypericum perfoliatum. Es ist auch ein hervorragendes Heilmittel bei Wunden in nervenreichem Gewebe wie Fingerspitzen, Fußzehen, Augen, Genitalien und Steißbein, wenn die Schmerzen unerträglich erscheinen. Die Schmerzen ziehen und schießen die Nervenbahnen entlang.

< Anstrengung, Kälte, Berührung
> Strecken, Ruhe, hartes Liegen

10.3 Frakturen

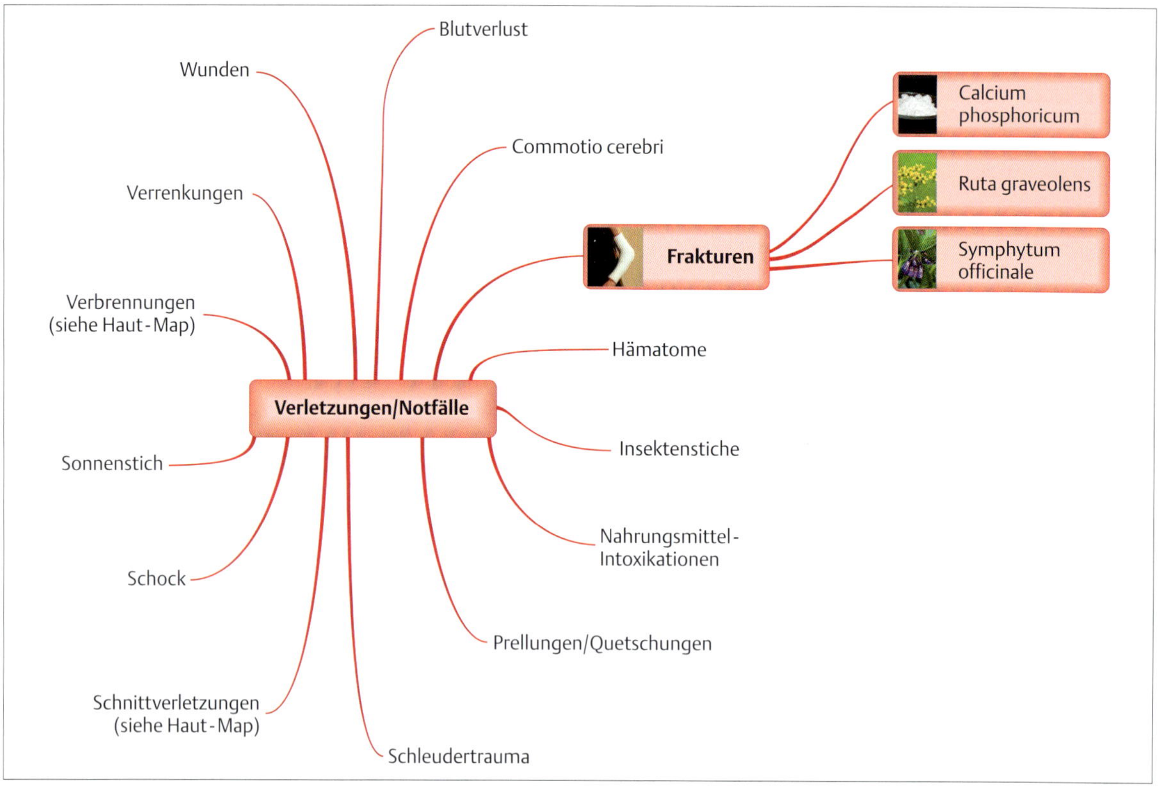

Calcium phosphoricum (Kalziumhydrogenphosphat)

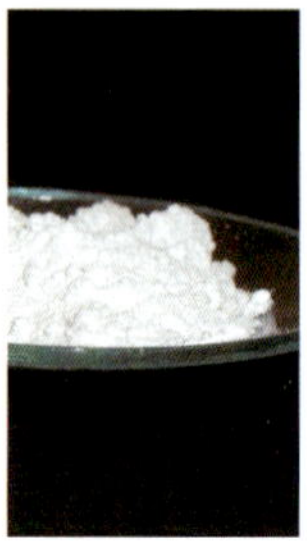

Der sensible Calcium-phosphoricum-Typ zeigt eine verzögerte Rekonvaleszenz und schlecht heilende Frakturen. Er hat Wachstums-, Entwicklungs- und Ernährungsstörungen. Der Behandlungsversuch ist ebenso bei Morbus Sudeck, Ostitis und Osteomyelitis sinnvoll.

< feuchtkaltes Wetter, Anstrengung
> Wärme

Ruta graveolens (Gartenraute)

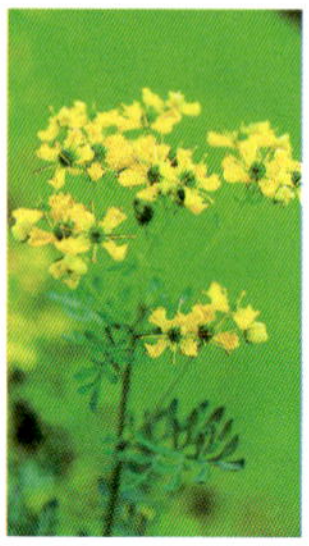

Ruta graveolens hat einen Bezug zum Stütz- und Bewegungsapparat und zum Nervensystem. Die Beschwerden spielen sich an Knochen, Knochenhaut, Sehnen und Gelenken ab und beinhalten eine venöse Stauung.

< nasskaltes Wetter, Ruhe
> Bewegung, durch Absonderungen

Symphytum officinale (Beinwell)

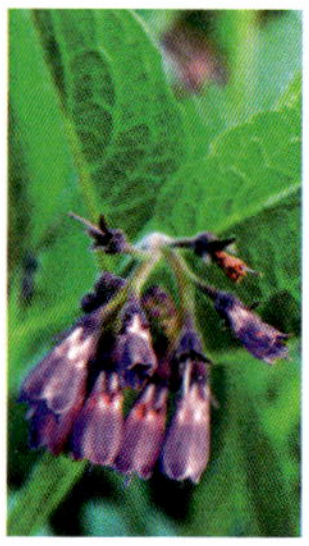

Symphytum officinale gehört zu den Verletzungsmitteln und findet Einsatz bei schlecht heilenden Knochenbrüchen mit reduzierter Kallusbildung. Günstiger ist es natürlich, das Medikament zeitnah so einzusetzen, dass es gar nicht erst zu den Heilungsstörungen kommt. Eine weitere Indikation ist die Periostitis. Neben der oralen Einnahme sind die lokale Anwendung in Salbenform wie auch Umschläge mit der Symphytum-Tinktur möglich.

10.4 Hämatome

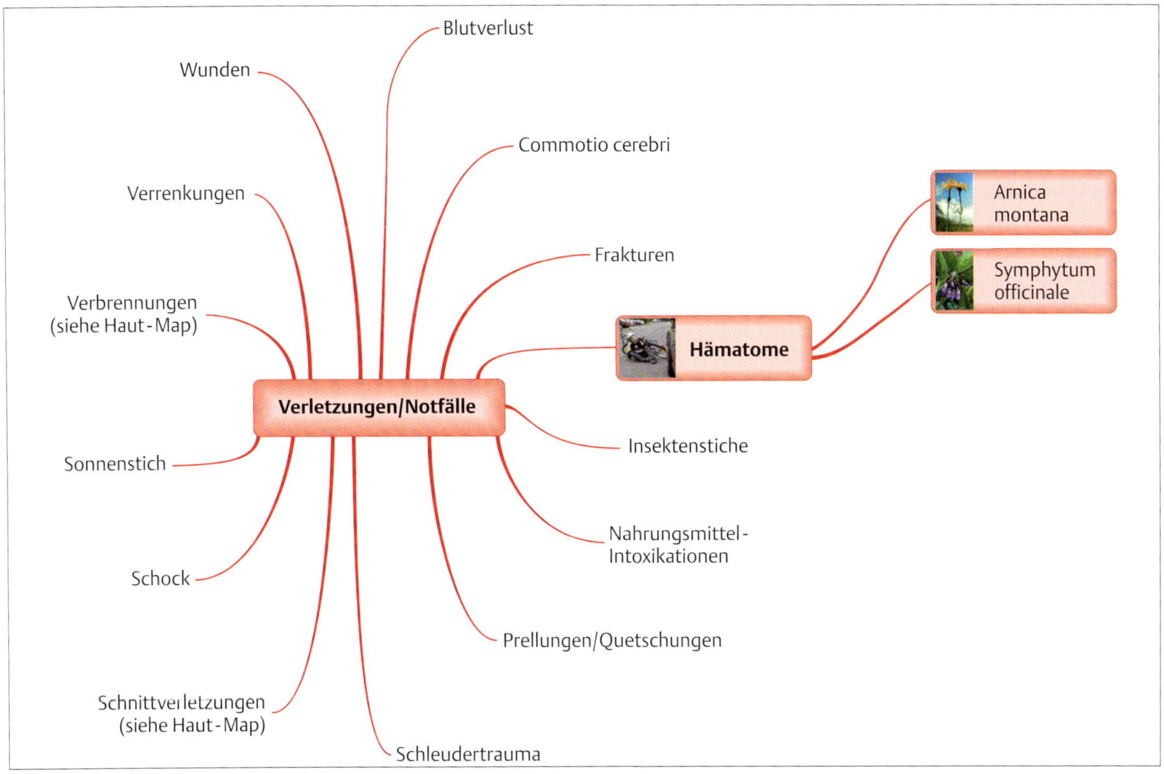

Arnica montana (Bergwohlverleih)

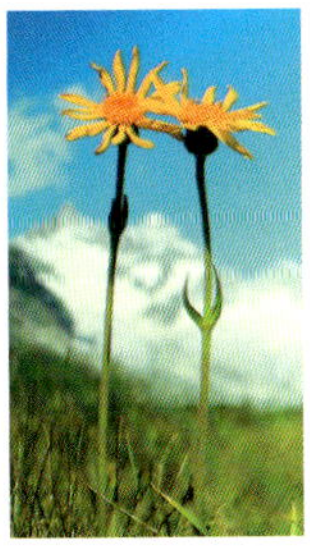

Arnica montana sollte bei allen Verletzungen (Hämatome/zur Resorption, Druck, Gefäßschädigungen, Quetschungen, Distorsionen, Frakturen) immer zuerst gegeben werden.

< Bewegung, Berührung
> Ruhe, Wärme

Symphytum officinale (Beinwell)

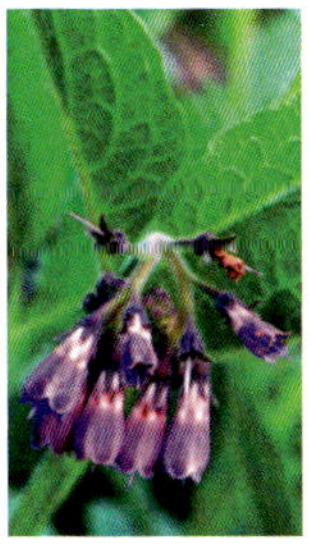

Symphytum officinale wird bei den Folgen von Distorsion, Kontusion und Frakturen gegeben und dient u. a. zur Resorption von Hämatomen.

10.5 Insektenstiche

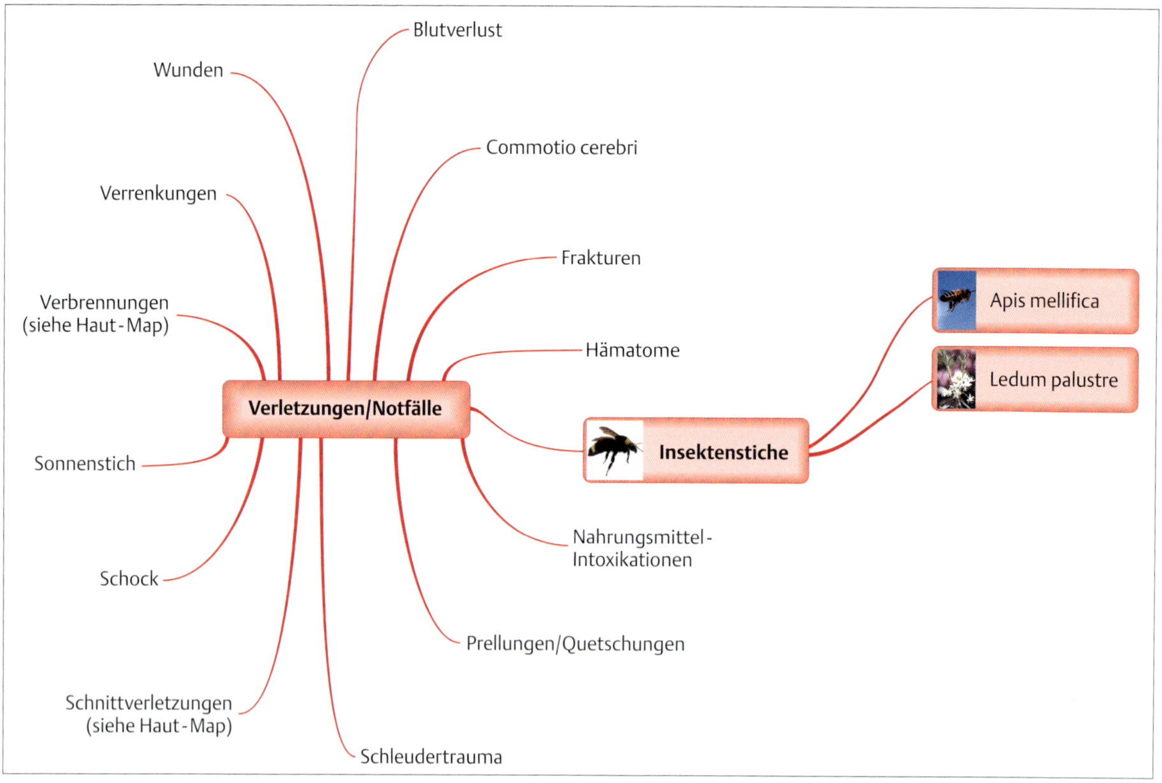

Apis mellifica (Honigbiene)

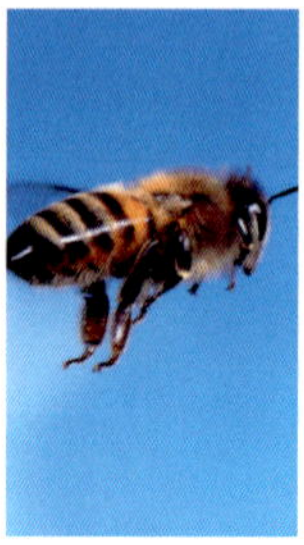

Wie nach Bienenstich kommt es aus vielerlei Gründen zu einer ödematösen Entzündung, Hämolyse und Zellgewebsschädigung an Haut oder Schleimhaut. Es ist eine stechende, sehr schmerzhafte Empfindung mit starker Berührungsempfindlichkeit, brennender Hitze und großem Verlangen nach Abkühlung. Epidermis und Corium sind gerötet und kann zu einer Lymphadenitis bzw. Lymphangitis führen.
Cave: Einsatz bei Allergikern in Tiefpotenzen!

< Wärme und Hitze, Berührung, Druck, nachmittags
> Kühlung, kalte Umschläge, frische Luft

Ledum palustre (Sumpfporst)

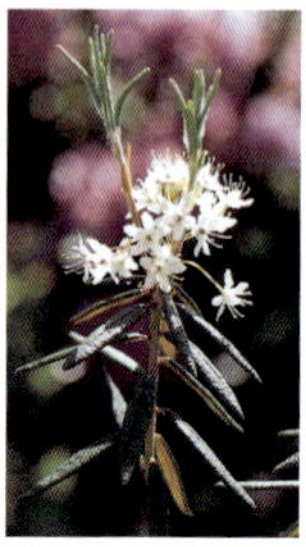

Ledum palustre ist indiziert, wenn die Stichstelle kalt, aufgedunsen und marmoriert ist und kann ebenso gut bei Biss- und Stichwunden verwendet werden. Die blasse, ödematöse Schwellung wird durch eiskalte Anwendungen gebessert.

< nachts, jede Form von Wärme, Bewegung
> lokale Kälte

10.6 Nahrungsmittel-Intoxikationen

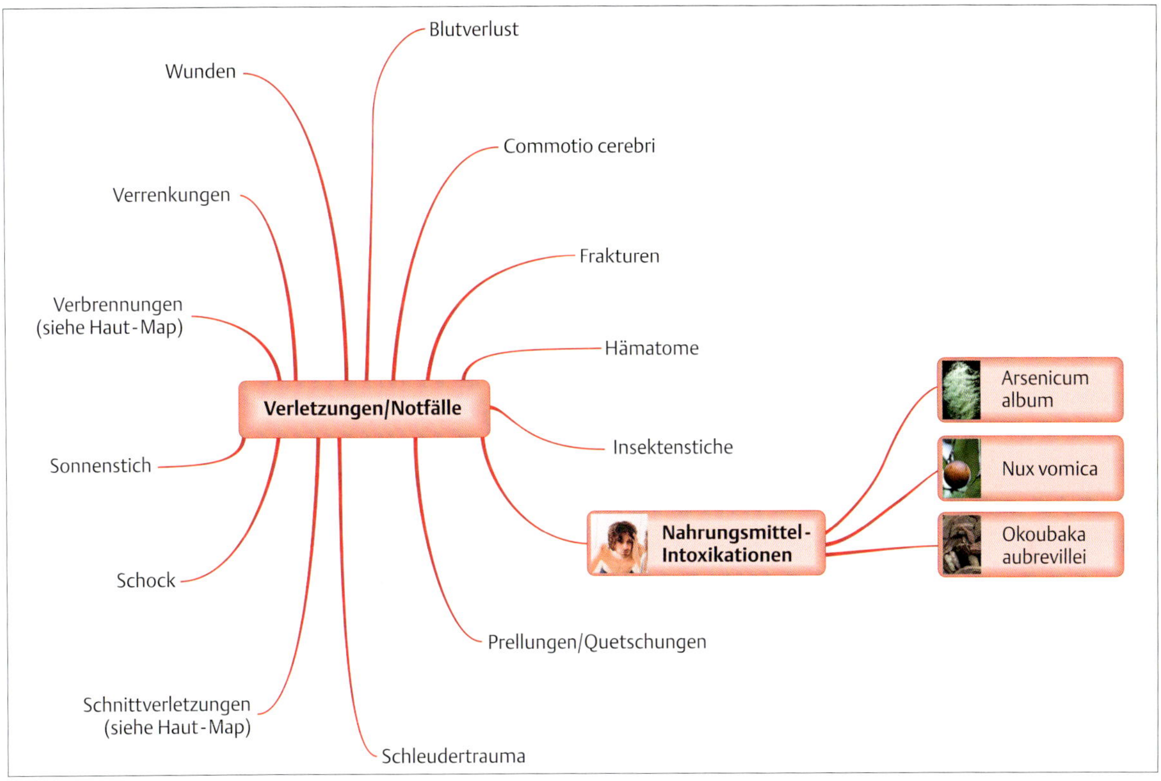

Arsenicum album (Weißes Arsenik)

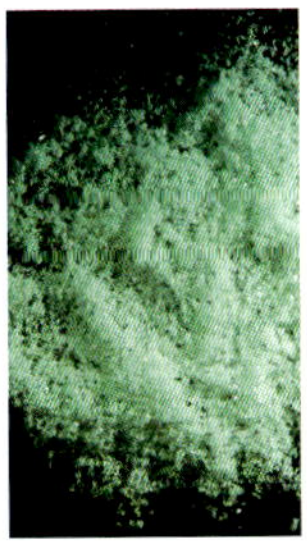

Die Causa für den Einsatz von Arsenicum album ist verdorbene Nahrung mit der meist nach Mitternacht beginnenden Gastroenteritis. Das Erbrechen und die Durchfälle können eine große Schwäche hervorrufen. Es besteht dabei Ekel durch Speisengeruch und ein großer Durst auf kalte Getränke, die in kleinen Schlucken genommen werden. Angst und Ruhelosigkeit begleiten die Kranken.

< nach Mitternacht
> Wärme

Nux vomica (Brechnuss)

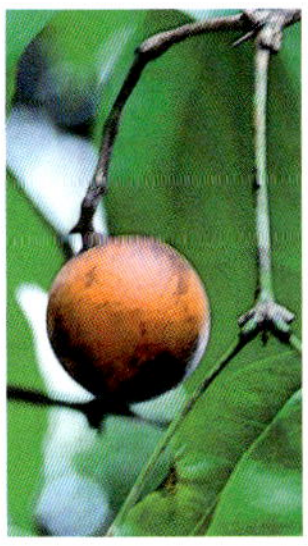

Die akute Gastroenteritis setzt meist mit morgendlichem Erbrechen und krampfartigen Magen- und Bauchschmerzen nach dem Essen ein. Leitsymptome sind ein Völlegefühl und häufig Kopfschmerzen als Begleitsymptom.

< morgens, nach Essen, nach Reizmitteln
> nach Erbrechen, abends, in Wärme

Okoubaka aubrevillei (Okoubaka-Baum)

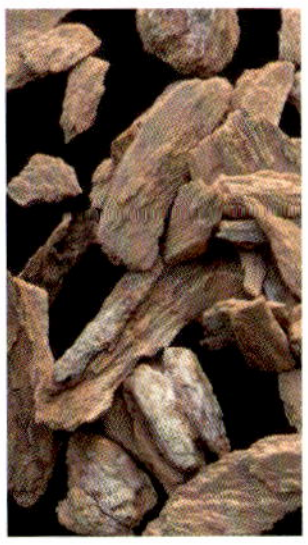

Okoubaka aubrevillei findet seinen Einsatz bei Vergiftungen jeder Art, bei Veränderungen der gewohnten Nahrung, wie z. B. auf Reisen, Lebensmittelunverträglichkeiten und bei akuten Lebensmittelintoxikationen. Appetitlosigkeit, Übelkeit, Erbrechen und Durchfall zeichnen das Erscheinungsbild gefolgt von einer starken Abgeschlagenheit.

< Tabakgenuss
> Nahrungsmittelkarenz

10.7 Prellungen/Quetschungen

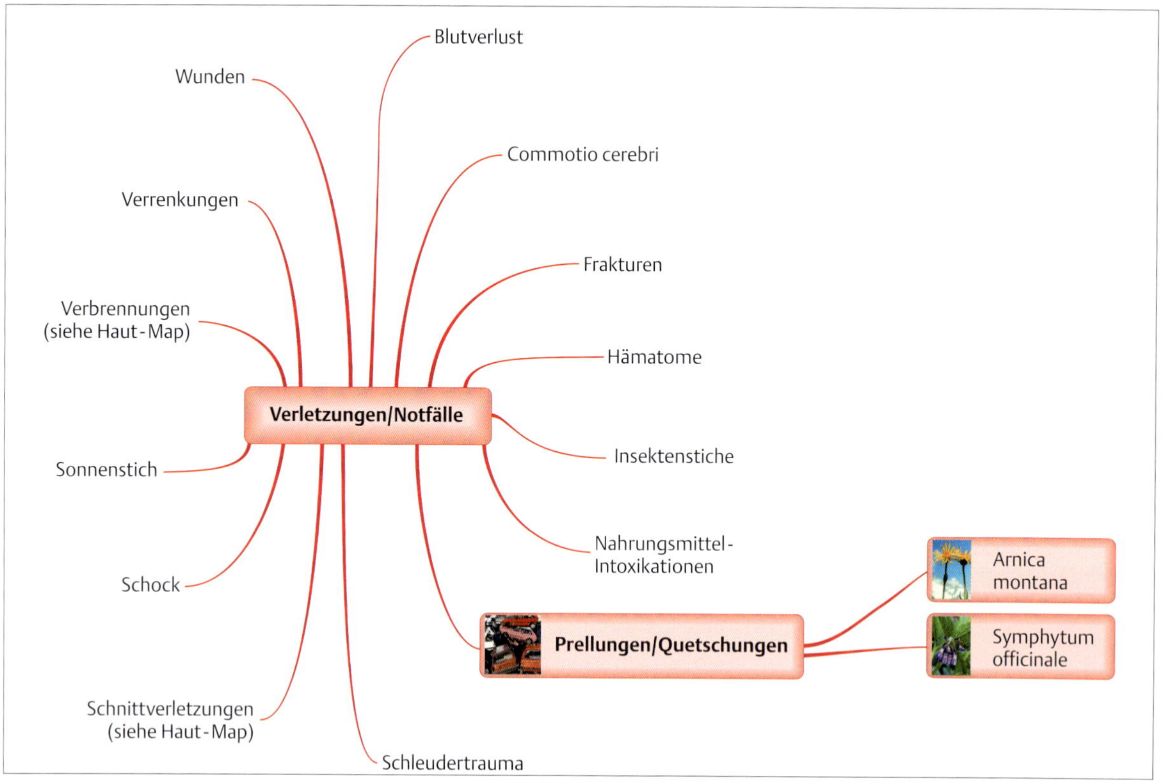

Arnica montana (Bergwohlverleih)

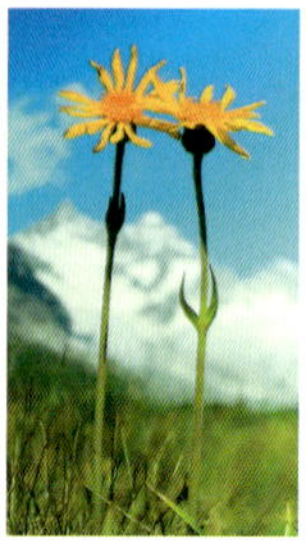

Arnica montana ist das erste Medikament, das bei Verletzungen und Blutungen – wie auch Prellungen und Quetschungen – einzusetzen ist. Es sorgt u.a. für eine gute Resorption der Hämatome.

< Druck, Berührung, hartes Liegen, Erschütterung
> Ruhe, Liegen

Symphytum officinale (Beinwell)

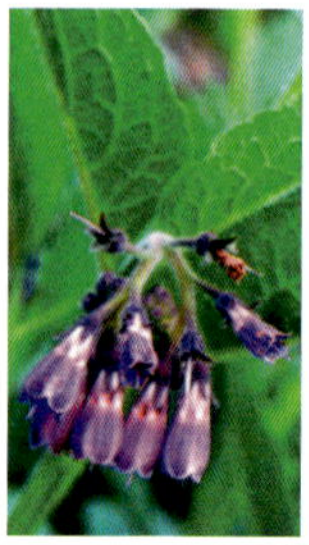

Symphytum officinale hat einen Bezug zum Stütz- und Bewegungsapparat. Es ist gut und wichtig einsetzbar bei traumatischen Verletzungsfolgen wie Distorsionen und Kontusionen und beispielsweise auch zur Resorption von Hämatomen.

10.8 Schleudertrauma

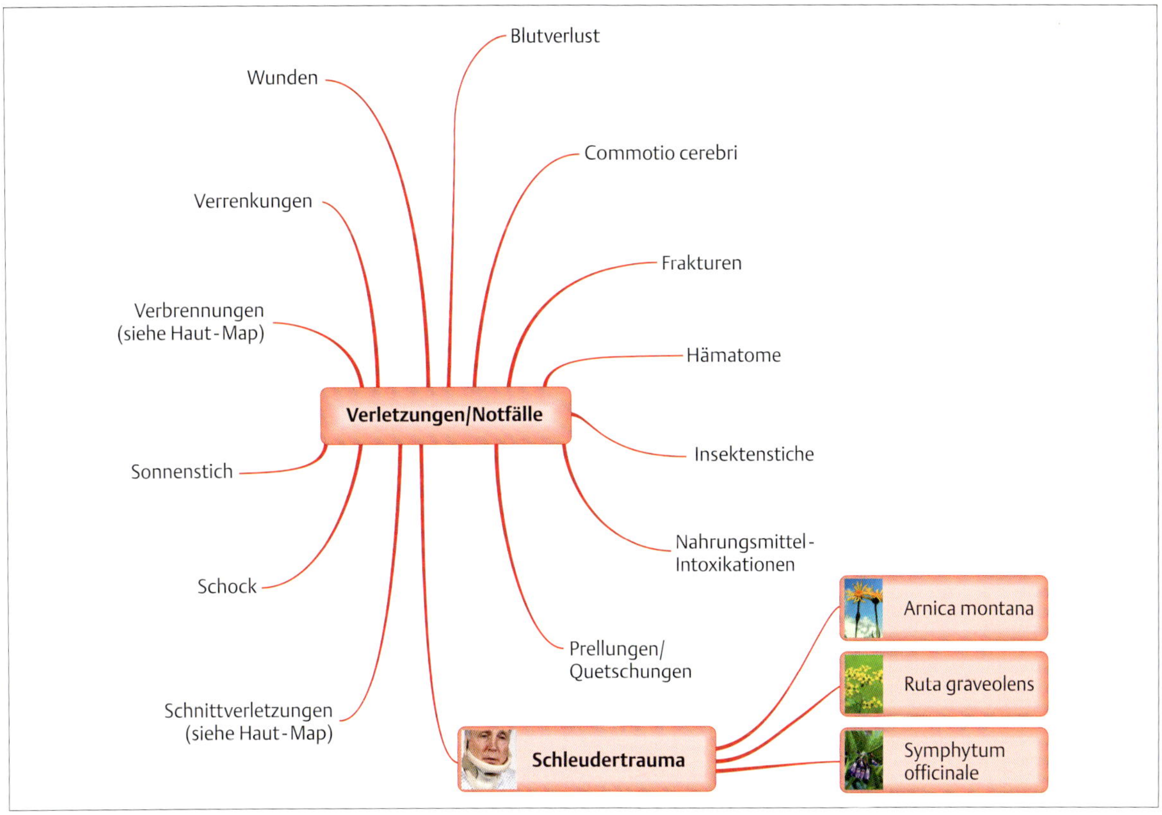

Arnica montana (Bergwohlverleih)

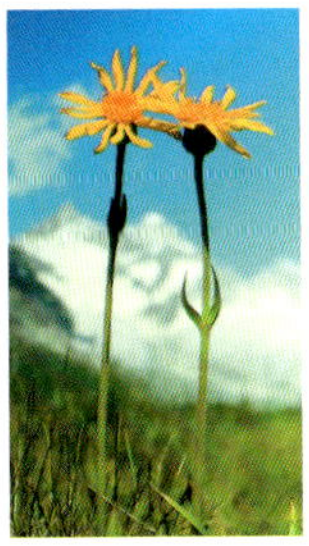

Arnica montana ist „das" Verletzungsmittel und sollte primär bei Hämatomen, Druck, Quetschung, Gefäßschädigungen etc. eingesetzt werden. Schmerzen in der HWS mit Schweregefühl sowie ein Zerschlagenheitsgefühl im ganzen Körper. Die Nackenmuskeln sind schwach mit dem Gefühl, den Kopf nicht mehr tragen zu können.

< Berührung, Bewegung
> im Liegen und in Ruhe

Ruta graveolens (Gartenraute)

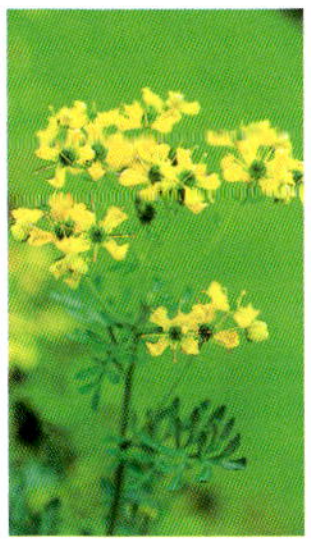

Ruta graveolens wirkt auf Sehnen, Knochenhaut, Knochen, Gelenke und venöse Stauungen, die sich bei der Verletzung ergeben. Die Schmerzen im Nacken sind dabei wie verstaucht oder wie zerschlagen und lahm.

< nasse Kälte, nachts und in Ruhe
> Bewegung

Symphytum officinale (Beinwell)

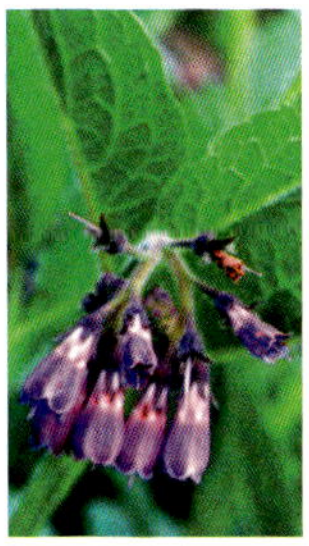

Symphytum officinale wirkt resorptiv auf Hämatome und positiv auf alle Verletzungen, bei denen Knochen, Sehnen und Bänder beteiligt sind.

10.9 Schnittverletzungen der Haut

Siehe Haut-Map

10.10 Schock

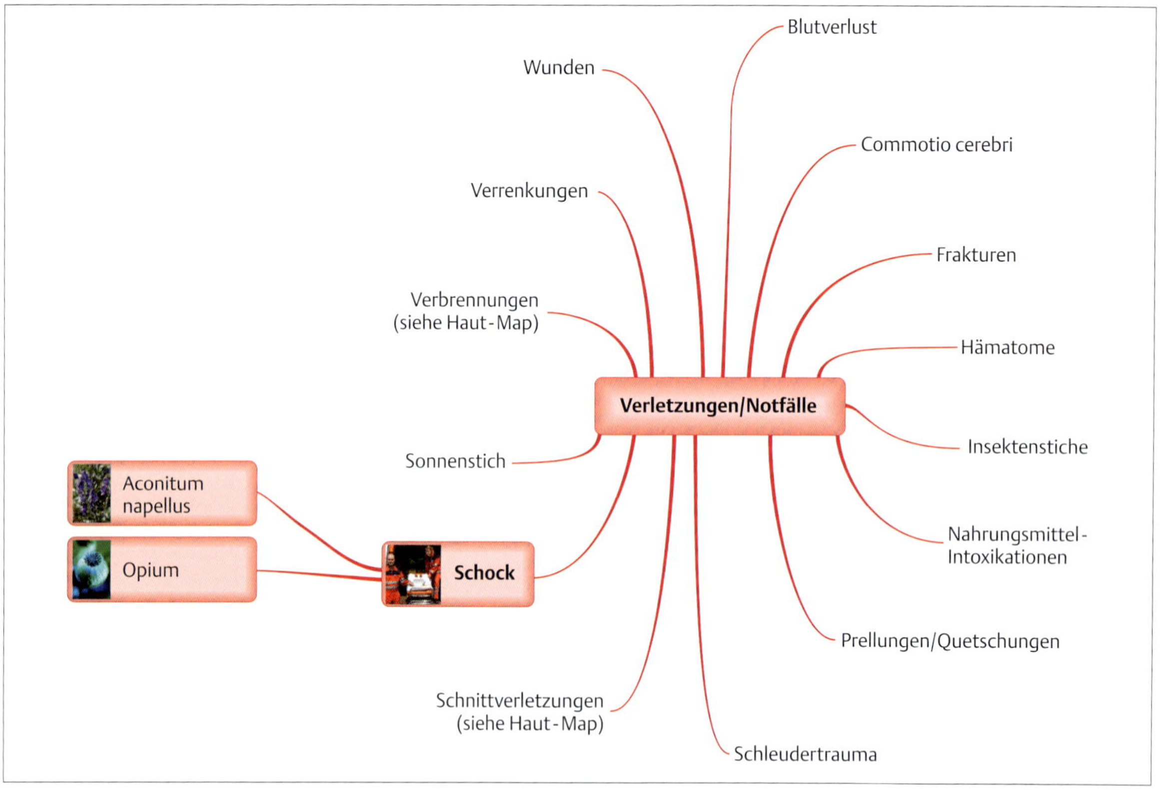

Aconitum napellus (Sturmhut)

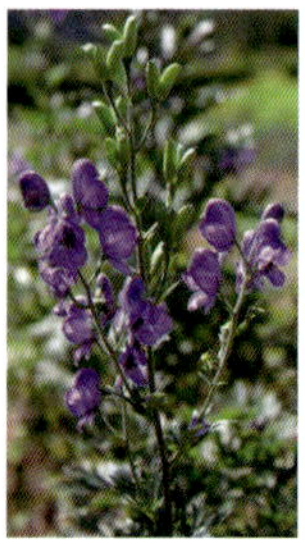

Aconitum napellus hat eine organotrope Wirkung auf das zentrale Nervensystem und wirkt auf plötzliche, heftig einsetzende Ereignisse, wie es beim Schock der Fall ist. Unruhe und Angstzustände mit hartem Puls und kalten Schweißen an Stirn und Wangen tauchen auf. Die Patienten können eventuell noch nach Jahren diese Medikament benötigen, wenn sie rezidivierend vom Schockerlebnis berichten und Beschwerden durch die einstigen Folgen behalten haben.

< Schreck, Angst, Sinneseindrücke, Kälte, Berührung
> im Freien

Opium (Schlafmohn)

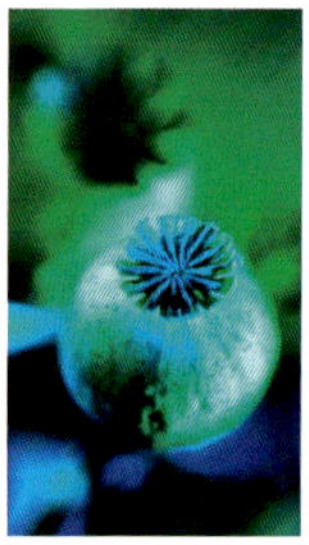

Die Leitsymptome für Opium nach psychischen Ereignissen wie Schreck, Angst und Ärger sind ein Zustand „wie betäubt", reduzierte Schmerzempfindlichkeit und Somnolenz. Starke Phantasien und Erregungszustände können ebenfalls auftreten. Die retrograde Amnesie nach Commotio und Insolatio gehören zu den Indikationen von Opium.

< Wärme, Schlaf, Licht, Alkohol
> Abkühlung

10.11 Sonnenstich

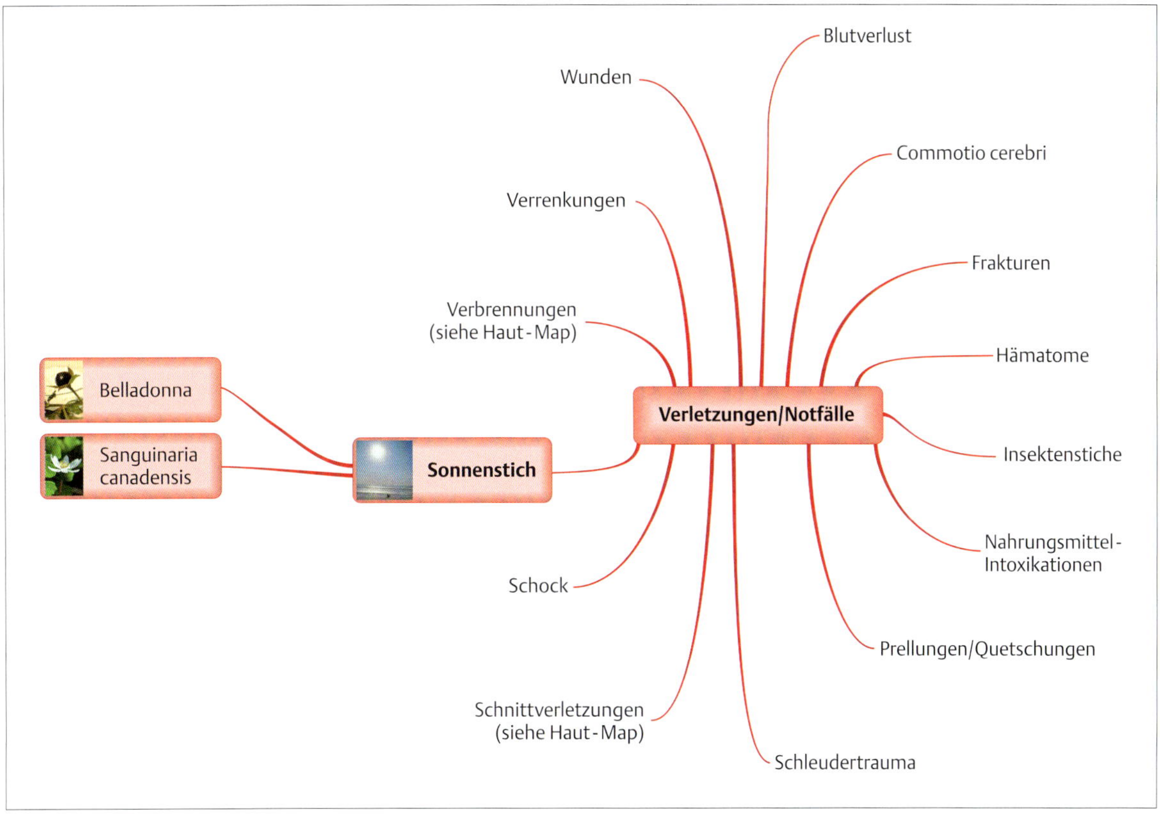

Belladonna (Tollkirsche)

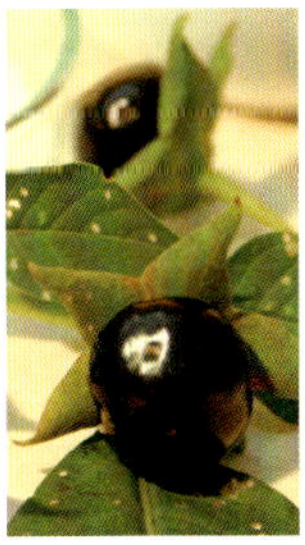

Die organotrope Beziehung zum zentralen Nervensystem erfordert den Einsatz von Belladonna, wenn dieses – wie bei Insolatio mit Reizung der Meningen – betroffen ist. Dabei finden sich Hitze am Kopf, Rötung, weite Pupillen, ein heißer Schweiß und trockene Schleimhäute. Hämmernde Kopfschmerzen sowie eine große Unruhe mit Angst, Delirien mit Wahnvorstellungen, Halluzinationen und Wutanfällen können das Erscheinungsbild abrunden.

< Sinneseindrücke wie Licht und Geräusche, Berührung, Bewegung, Erschütterung, Sonnenhitze
> Wärme, Ruhe, Druck

Sanguinaria canadensis (Kanadische Blutwurz)

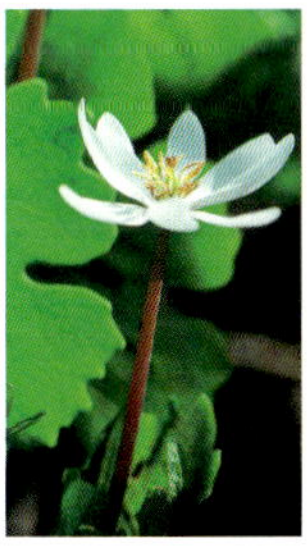

Kopfschmerzen, als ob der Kopf zerspringe und die Augen herausgepresst würden, als ob ein Band quer über die Stirn gespannt wäre, oder als ob Schläfen und Kopfhaut von unterdrückbarem Pulsieren lebendig seien, sind als charakteristische Symptome für den Einsatz von Sanguinaria canadensis zu finden. Typisch sind Gesichtsröte, Wallungen und Kongestionen mit trockenen, brennenden Schleimhäuten. Im Unterschied zu Belladonna sind auch Hände und Füße brennend heiß.

< Kälte, Sonne, tagsüber

10.12 Verbrennungen

Siehe Haut-Map

10.13 Verrenkungen

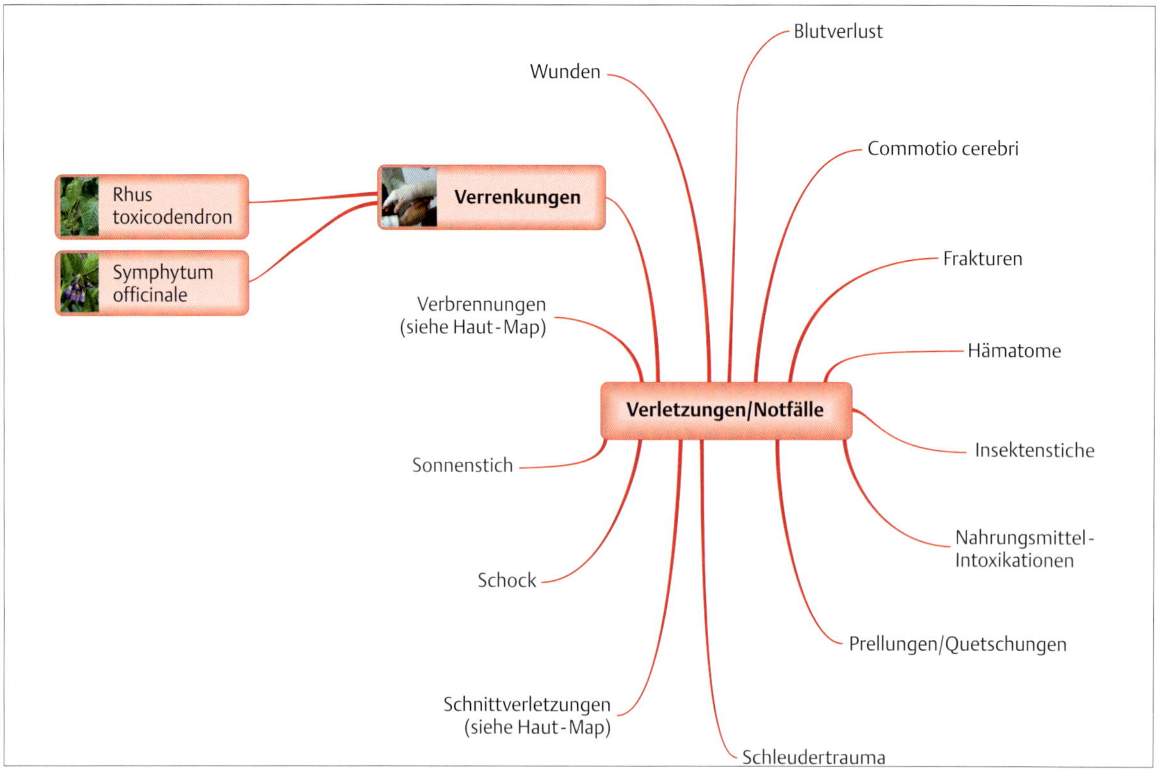

Rhus toxicodendron (Giftsumach)

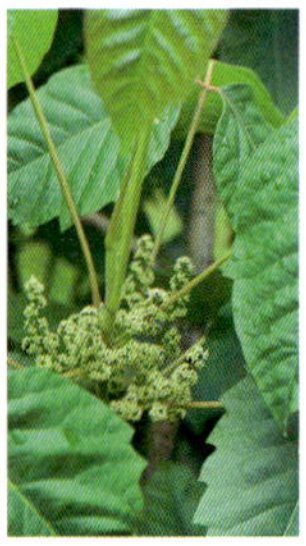

Rhus toxicodendron wirkt auf Gelenk-, Muskel- und Knochenschmerzen als Folge von Verrenkungen, Verstauchungen, Überanstrengung, Durchnässung und Unterkühlung. Es handelt sich um reißende, ziehende Beschwerden, die besonders schlimm bei der Anfangsbewegung sind. Als Begleitsymptome müssen Ruhelosigkeit, Benommenheit und Bewegungsdrang, Kribbeln und Taubheit genannt werden.

< Ruhe, nachts, Anfangs-Bewegung
> fortgesetzte Bewegung, Wärme, nach Schweißausbrüchen

Symphytum officinale (Beinwell)

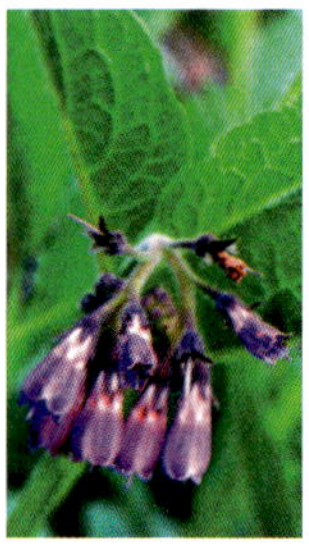

Der organotrope Bezug zum Stütz- und Bewegungsapparat verlangt bei Distorsionen unter der Beteiligung von Periost, Sehnen und Bändern den Einsatz von Symphytum officinale. Neben der oralen oder parenteralen Gabe haben sich Umschläge und Salbenverbände sehr bewährt.

10.14 Wunden

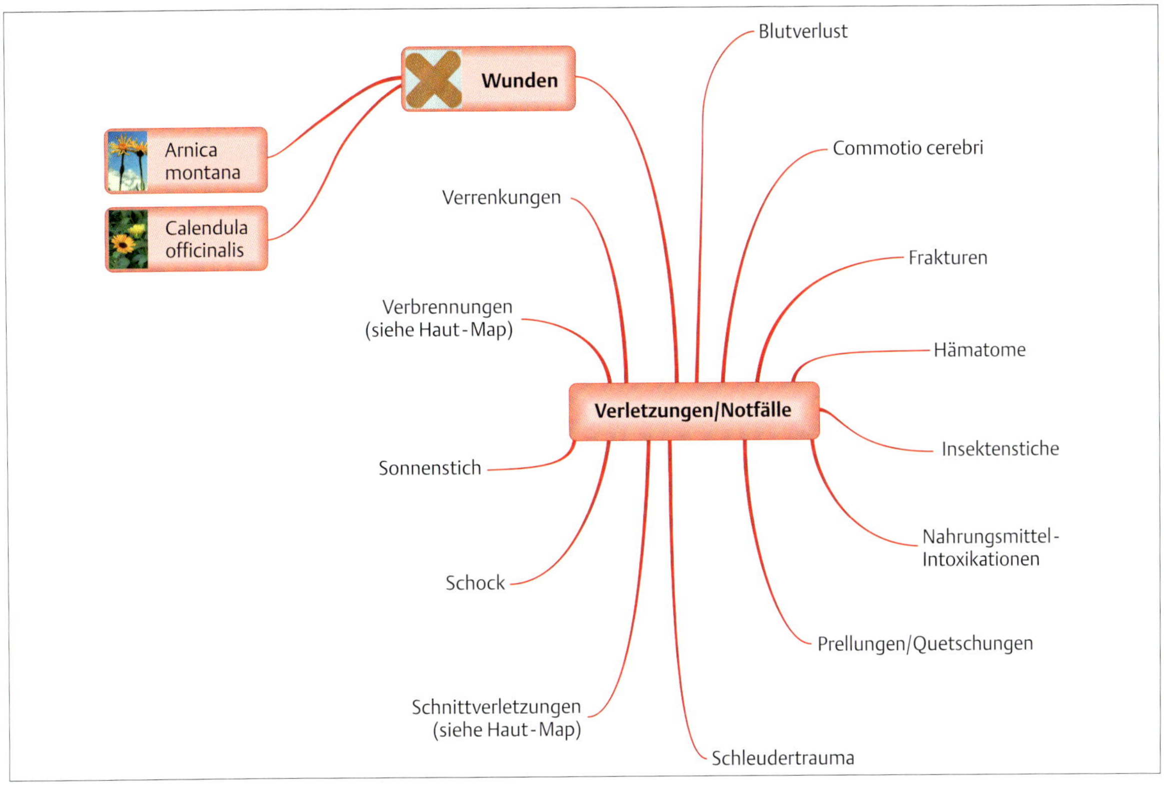

Arnica montana (Bergwohlverleih)

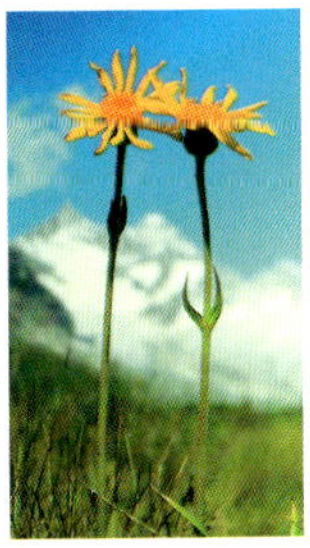

„Das" erste und wichtigste Medikament bei Wunden, Verletzungen und Blutungen aller Art ist Arnica montana. Hämatome werden resorbiert, (Haut-) Blutungen, Dermatitiden und andere Wunden positiv beeinflusst. Nach Operationen und Zahnextraktionen wird die Heilung beschleunigt.

< Berührung, Erschütterung, Bewegung
> Liegen, in Ruhe

Calendula officinalis (Ringelblume)

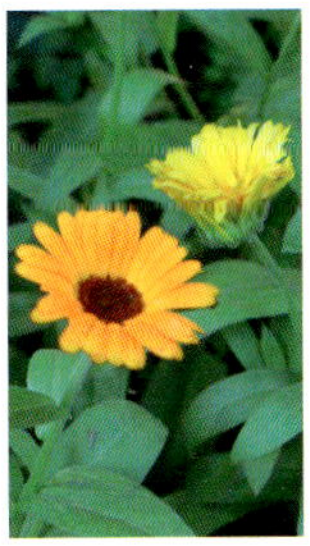

Brennende Wundschmerzen begleiten schlecht heilende Wunden, Geschwüre oder Narben. Indikationen sind auch Mundwinkelrhagaden, Ohrekzeme, Ulcus cruris, Analekzeme und -fissuren, Windeldermatitis, Skrotalekzeme und Dekubitus. Die Anwendung ist oral und lokal sinnvoll.

11 Infekte/Fieber/Grippe

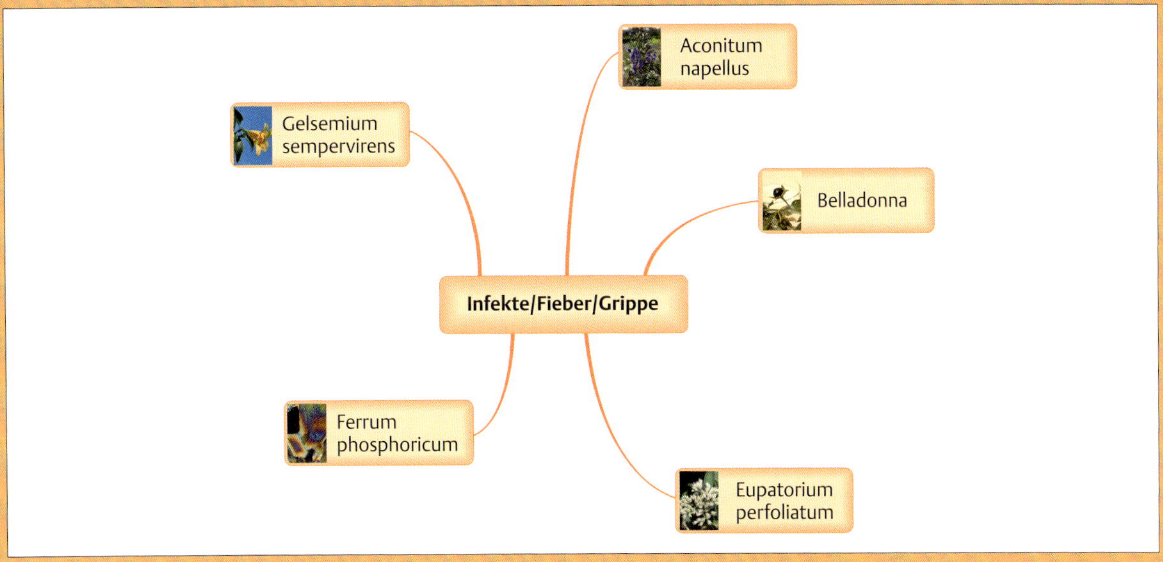

Aconitum napellus (Sturmhut)

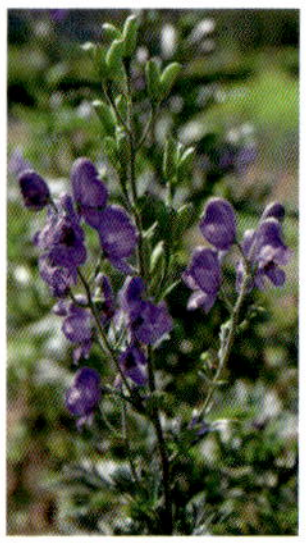

Aconitum napellus ist ein Anfangsmittel bei Entzündungen und Erkältungen. Die Symptome beginnen meist abends oder nachts als Folge von trocken-kaltem Wind. Unruhe und Angst begleiten den Patienten, der eine trockene, heiße Haut, einen harten Puls und evtl. eine Kaltschweißigkeit der Wangen und Stirn bei abwechselnder Gesichtsröte und Blässe aufweist. Typisch ist ein Frösteln in der Fieberhitze. Bei Infekten der Atemwege stehen ein wässriger, scharfer Fließschnupfen, eine Geruchsempfindlichkeit, ein trockener, heiserer, schmerzhafter Husten aus dem Kehlkopf mit Stichen in der Brust und plötzlicher Atemnot im Vordergrund.

< abends, vor Mitternacht, Kälte, Berührung

> nach Beginn der Schweißabsonderung, frische Luft, Ruhe, Absonderung von Körpersekreten

Belladonna (Tollkirsche)

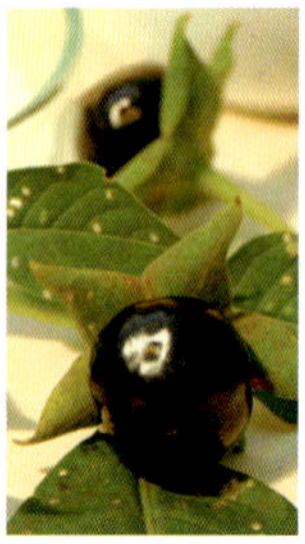

Belladonna zeigt Symptome großer Intensität und Heftigkeit, die plötzlich kommen und gehen; mit Hitze, leuchtender Röte, Klopfen und Brennen. Hohes Fieber mit trockener oder schweißnasser Haut, roten Augen, weiten Pupillen, heißem Kopf und kalten Extremitäten. Charakteristisch ist eine extreme Überempfindlichkeit, besonders gegen Geräusche, Schmerzen und Erschütterung sowie eine Trockenheit der Schleimhäute mit großem Durst oder Durstlosigkeit. Es kann zu einem Fieberdelirium mit Geschwätzigkeit, Wutanfällen, furchterregenden Wahnvorstellungen und Halluzinationen von Hunden, Wölfen, Ungeheuern und Gespenstern kommen. Zu den Infektindikationen zählen Otitiden, Rhinitis, Laryngitis, Pharyngitis, Tonsillitis, Pseudokrupp und Bronchitis mit krampfartigen, trockenen Hustenanfällen.

< abends und nachts, Kälte, Sonnenhitze, Erschütterung, Geräusche, Berührung

> Ruhe, Druck

Eupatorium perfoliatum (Wasserhanf)

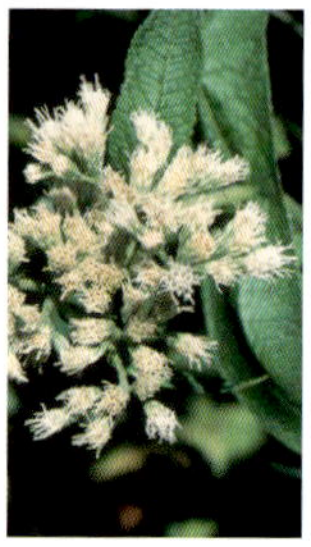

Typisch sind ein schmerzhaftes Zerschlagenheitsgefühl im ganzen Körper mit Kopf- und Augenschmerzen sowie tief liegende, heftige Knochenschmerzen bei Fieber, als ob die Knochen gebrochen wären. Das hohe Fieber mit vorangehendem Schüttelfrost ist von 7–9 Uhr morgens am höchsten. Wenig Schweiß und eine große Schwäche begleiten die Grippesymptome.

< Bewegung, Nässe, Kälte, Husten

> Ablenkung, Wärme

Ferrum phosphoricum (Eisenphosphat)

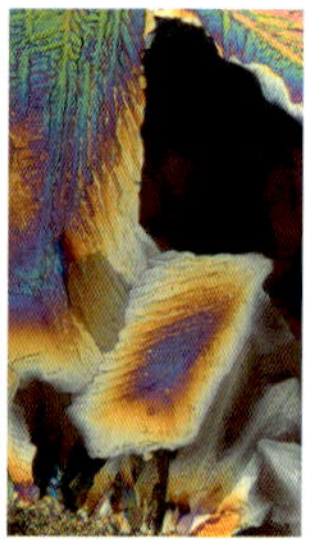

Fieber im Initialstadium mit weichem Puls und heftigen lokalen Kongestionen lässt an Ferrum phosphoricum denken. Die Indikationen sind Erkältungskrankheiten, grippale Infekte, beginnende Otitis media, Pharyngitis, Pleuritis, Pneumonie. Als Leitsymptomatik findet man eine Rechtsseitigkeit der Beschwerden und bei Befall der Atemwege eine große Beklemmung, Atemnot und stechende Schmerzen in der Brust beim tiefen Einatmen. Der trockene, krampfige Husten ist besonders im Liegen schlimm. Es kann eine hellrote Hämoptysis vorkommen.

< nachts, Bewegung, kalte Luft, beim Angesprochenwerden

> mäßige Bewegung, Alleinsein

Gelsemium sempervirens (Gelber Jasmin)

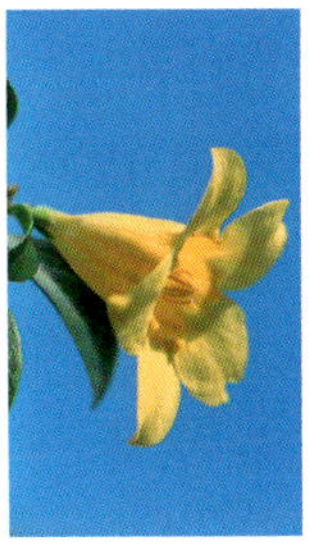

Der Gelsemium-Fieber-Patient zeigt mit seinem dunkelroten Gesicht, Schläfrigkeit und Benommenheit, dem weichen, langsamen, schwachen Puls ein adynamisches Fieber, das sich langsam entwickelt und nicht über 38,7 Grad ansteigt, wobei die Haut heiß mit kaltem Extremitäten ist, sich Frieren und Zittern mit Schüttelfrost einstellen. Die Symptomatik wird oft von einem dumpfen Hinterkopfschmerz begleitet. Die Erkältungssymptome entwickeln sich erst ein paar Tage nach der Kälteexposition und können sich in Form einer Konjunktivitis, Rhinitis, Pharyngitis mit scharfen, dünnen Sekreten, Trockenheit und Heiserkeit im Rachen darstellen.

< Aufregungen, seelische Erschütterungen, feucht-warmes Wetter, Bewegung
> in frischer Luft, Schwitzen

Anhang

Über die Autorin

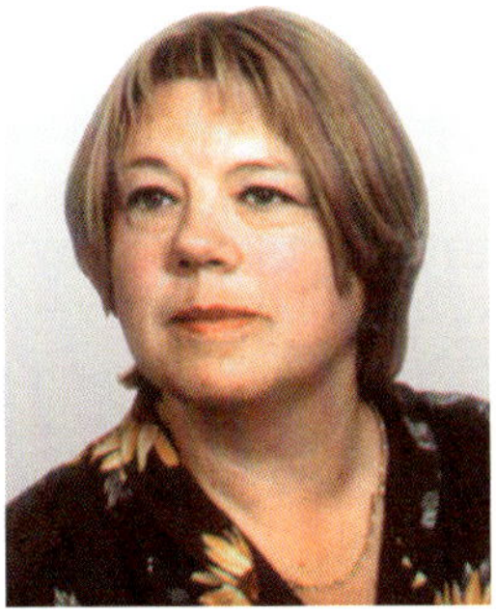

Dr. med. Dr. h.c. Ute Boeddrich

Seit 1986 in eigener Praxis als Ärztin niedergelassen mit den Zusatzbezeichnungen Homöopathie und Naturheilverfahren.

Funktionen

seit 1990 1. Vorsitzende des Hessischen Ärzteverbandes-Naturheilverfahren-e.V.

seit 1993 Mitglied der Arzneimittelkommission der Hufelandgesellschaft

seit 1997 Vorstandsmitglied der Hufelandgesellschaft e.V.

seit 2002 2. Vorsitzende der Ärztegesellschaft für Erfahrungsheilkunde e.V.
Mitglied der Leitlinienkommission der Hufelandgesellschaft

seit 2003 Stellvertretende Vorsitzende der Hufelandgesellschaft e.V. Dachverband der Ärztegesellschaften für Naturheilverfahren und Komplementärmedizin

seit 2005 Mitglied der Kommission D des Bundesinstitutes für Arzneimittel und Medizinprodukte in Bonn (BfArM)

Mitverfasserin des Hufeland-Leistungsverzeichnisses der Besonderen Therapierichtungen (Haug Verlag/4. Auflage 2005)

Regelmäßige Fort- und Weiterbildungstätigkeit – sowie Teilnahme an Arbeitskreisen und Qualitätszirkeln für Homöopathie, Naturheilverfahren und Ayurveda.

Literatur

Boericke WC: Handbuch der homöopathischen Materia medica. 2. Auflage. Heidelberg: Haug; 1996.

Boeddrich HJ: Erfolgsfaktor Ideenmanagement. In: Jahrbuch Wirtschaftswissenschaften FH Mainz. University of Applied Sciences Mainz; 2002.

Boeddrich HJ: Idea Management – The Secret of Success. International Symposium of Creative Studies Academic. Shanghai; 2002.

Boeddrich HJ, Jöstingmeier B: Cross-Cultural Innovation, Results of the 8th European Conference on Creativity and Innovation. Wiesbaden: Deutscher Universitäts-Verlag; 2005.

Buzan T, Buzan B: Das Mind-Map-Buch. Die beste Methode zur Steigerung ihres geistigen Potentials. Heidelberg: Mvg; 2002.

Buzan T: Das kleine Mind-Map-Buch. Fürth: Goldmann; 2002.

Clarke JH: A dictionary of practical materia medica. Neu Dehli: Jain Publishers Pvt. Ltd; 1992.

Dorcsi M: Lernbuchreihe Homöopathie. Heidelberg: Haug; 1983.

Gawlik W: Arzneimittelbild und Persönlichkeitsportrait. 4. Aufl. Stuttgart: Hippokrates; 1990.

Hering C: Leitsymptome unserer Materia Medica. 1. Aufl. Aachen: Reneé von Schlick; 1995.

Kent JT: Kent's Final General Repertory of the Homeopathic Materia Medica. 2nd Edition New Delhi: M/S Universal Offset Printers (Pvt.) Ltd; 1982.

Köhler G: Lehrbuch der Homöopathie. 3. Aufl. Stuttgart: Hippokrates; 1994.

Phatak SR: Materia Medica of Homeopathic Medicines. Indian Books & Periodicals syndicate. Neu Dehli: Jain Publishers Pvt. Ltd; 1999.

Stauffer K: Homöotherapie. 5. Aufl. Regensburg: Sonntag; 1965.

Tyler ML: Homöopathische Arzneimittelbilder. Göttingen: Burgdorf; 1993.

Wiesenauer M, Elies M: Praxis der Homöopathie. 4. Aufl. Stuttgart: Hippokrates 2004.

Zur Linden V: Kreativität als bedeutsamer Faktor für Gesundheit: Plädoyer für einen neuen Denkansatz. In: Signal, Leben mit dem Krebs. 1996; 4: 13–19.

Zur Linden V: Kreativität als bedeutsamer Faktor für Gesundheit: Plädoyer für einen neuen Denkansatz. In: Signal, Leben mit dem Krebs. 1997; 1: 22–24.

Abbildungsnachweis

Einführung

Heinz-Jürgen Boeddrich: Gedankenbaum

Christian Moritz Engelhardt, Herrad von Landsberg, Äbtissin zu Hohenbourg oder St. Odilien, im Elsass, im zwölften Jahrhundert und Ihr Werk: Hortus Deliciarum, Stuttgart, Tübingen, 1818 (Coll. Bibliothèque Alsatique du Crédit Mutuel, Strasbourg): Die sieben freien Künste von Herrad von Landsberg

Institut für Geschichte der Medizin der Robert Bosch Stiftung, Stuttgart: Hahnemann-Porträt

Arzneien

Heinz Günter Beer, Labor für experimentelle Mikroskopie, Oberasbach: Amylum nitrosum, Aurum chloratum natronatum, Barium jodatum, Calcium silicatum, Cuprum aceticum, Ferrum phosphoricum, Jodum, Kalium bichromicum, Kalium chloratum, Magnesium phosphoricum, Mercuris jodatus flavus, Pertussinum, Pyrogenium, Thyreoidinum

Angelika Brauner, Hohenpreißenberg: Calcium stibiatosulfuratum

Jeanine Davis, NCSU, North Carolina: Helonias dioica

Frank Hecker, Naturfotografie, Panten-Hammer: Tarantula hispanica, Naja tripudians, Latrodectus mactans

Homöopathisches Labor Gudjons, Stadtbergen: Ignatia amara

Institut für anorganische Chemie, Universität Stuttgart: Argentum nitricum, Barium carbonicum, Calcium phosphoricum, Magnesium carbonicum

Aus: Kayser FH, Bienz KA, Eckert J & Zinknagel: Medizinische Mikrobiologie. Verstehen – Lernen – Nachschlagen. 10. Aufl. Stuttgart: Thieme; 2001: Medorrhinum

Christian Nockemann, Halver, www.mineralium.com: Antimonium crudum

PixelQuelle.de: Aloe, Carbo animalis, Coffea cruda, Colchicum autumnale, Formica rufa, Fucus vesiculosus, Hamamelis virginiana, Iberis amara, Lilium tigrinum, Petroleum, Sinapis nigra, Solidago virgaurea, Tabacum, Urtica urens

Olaf Richter, Butzbach, und Michael Hadulla, Heidelberg: Lachesis muta, Sepia officinalis

RÖMPP online, Thieme Verlagsgruppe, Stuttgart: Nitricum acidum, Glonoinum, Histaminum hydrochloricum

RÖMPP Online, Staatliche Naturhistorische Sammlungen Dresden, Museum für Mineralogie und Geologie, Prof. Dr. Helmut Sitzmann, TU Kaiserslautern: Cinnabaris

Dr. Roland Spohn, Uhingen-Holzhausen: Apocynum canabinum, Aralia racemosa, Arum triphyllum, Badiaga, Cantharis vesicatoria, Caulophyllum thalictroides, China officinalis, Cocculus indicus, Dolichos pruriens, Eupatorium perfoliatum, Eupatorium purpureum, Gelsemium sempervirens, Guajacum officinale, Harpagophytum procumbens, Ipecacuanha, Luffa operculata, Lycopodium clavatum, Pilocarpus jaborandi, Okoubaka aubrevillei, Rhus toxicodendron, Sabal serrulata, Sarsaparilla officinalis, Senecio aureus, Spigelia anthelmia, Plantago major, Myristica fragrans

Staufen-Pharma, Göppingen: Arsenicum album

Archiv der Thieme-Verlagsgruppe, Stuttgart: Acidum aceticum, Acidum phosphoricum, Aconitum napellus, Aesculus hippocastanum, Agaricus muscarius, Allium cepa, Alumina, Ambra grisea, Apis mellifica, Asterias rubens, Aurum metallicum, Avena sativa, Belladonna, Bryonia alba aut dioica, Calendula officinalis, Carbo vegetabilis, Carduus marianus, Chamomilla, Chelidonium majus, Cimicifuga racemosa, Convallaria majalis, Crocus sativus, Digitalis purpurea, Dulcamara, Echinacea angustifolia, Ferrum metallicum, Hekla lava, Hypericum perforatum, Lac caninum, Mercurius solubilis Hahnemanni, Millefolium, Natrium chloratum, Opium, Paeonia officinalis, Passiflora incarnata, Petroselinum, Phosphorus, Platinum metallicum, Populus tremuloides, Pulsatilla pratensis, Rhododendron chrysanthum, Spongia tosta, Staphisagria, Stramonium, Symphytum officinale, Taraxacum officinalis, Valeriana officinalis, Verbascum thapsiforme, Viola tricolor, Zincum metallicum

Bruno Vonarburg, Schweiz: Arnica montana, Berberis vulgaris, Cactus grandiflorus, Calcium carbonicum, Cardiospermum halicacabum, Causticum, Colocynthis, Conium maculatum, Crataegus, Daphne mezereum, Drosera rotundifolia, Equisetum hiemale, Euphrasia officinalis, Fagopyrum esculentum, Graphites, Hepar sulfuris, Hyoscyamus, Iris versicolor, Kreosotum, Ledum palustre, Nux vomica, Phytolacca decandra, Ranunculus bulbosus, Robinia pseudacacia, Rumex crispus, Ruta graveolens, Sanguinaria canadensis, Silicea, Sulfur, Thuja occidentalis

Ulrich Wähling, www.feenkraut.de: Dioscorea villosa

Indikationen

Ute Boeddrich, Rüsselsheim: Abszess, Schock

Angelika Brauner, Hohenpreißenberg: Amenorrhöe

Aus: Faller A, Schünke M: der Körper des Menschen. Einführung in Bau und Funktion. 14. Auflage. Stuttgart: Thieme; 2004: Leber/Galle, Nephritis, Lochialfluss

Aus: Greenspan A, Remagen W: Knochentumoren. Differentialdiagnose in Radiologie und Pathologie. Stuttgart: Thieme; 2002: Exostose

Aus: Miehel W: Rheumatoide Arthritis. Klinik, Diagnostik, Therapie. 2. Aufl. Stuttgart: Thieme; 1999: Rheumatischer Formenkreis

Aus: Oestmann JW: Radiologie. Vom Fall zur Diagnose. 2. Aufl. Stuttgart: Thieme; 2005: Arthrose

Aus: Pfleiderer A, Breckwoldt M, Martius G: Gynäkologie und Geburtshilfe. 4. Aufl. Stuttgart: Thieme; 2001: Myom, Zyste

Aus: Schünke M, Schulte E, Schumacher Udo, Voll M, Wesker K: Prometheus. Hals und innere Organe. Stuttgart: Thieme; 2005: Cystitis, Portio-Rigidität, Schilddrüsenerkrankungen/Kloßgefühl

Aus: Schünke M, Schulte E, Schumacher Udo, Voll M, Wesker K: Prometheus. Allgemeine Anatomie und Bewegungssystem. Stuttgart: Thieme; 2006: Tendopathie

Archiv der Thieme-Verlagsgruppe, Stuttgart: alle übrigen Abbildungen

Aus: White G: Levenes Farbatlas der Dermatologie. 5. Aufl. 2004, mit freundlicher Genehmigung von Elsevier: Akne vulgaris, Aphthen, Ekzeme, Furunkel, Herpes, Herpes labialis, Urtikaria, Warzen

Arzneimittelverzeichnis

A

Acidum aceticum 83
Acidum phosphoricum 13, 111
Aconitum napellus 10, 41, 121, 134, 140
Aesculus hippocastanum 54
Agaricus muscarius 102
Allium cepa 20, 30
Aloe 53
Alpenrose 104
Alumina 33, 61
Ambra grisea 17
Amerikanische Narde 39
Amylenum nitrosum 83
Antimonium crudum 123
Apis mellifica 8, 41, 64, 78, 92, 103, 120, 130
Apocynum cannabinum 48
Aralia racemosa 39
Argentum nitricum 12, 15, 24
Arnica montana 28, 29, 91, 119, 121, 127, 129, 132, 133, 137
Arsenicum album 10, 52, 53, 115, 131
Arum triphyllum 39, 41
Asterias rubens 88
Augentrost 20, 30
Aurum chloratum natronatum 90
Aurum metallicum 95
Austernschalenkalk 10, 33, 84, 112, 116
Avena sativa 17

B

Badiaga 42
Baldrian 9
Barium carbonicum 22, 40, 71
Barium jodatum 40
Bariumjodid 40
Bariumkarbonat 22, 40, 71
Bärlapp 11, 37, 58, 60, 70
Basisches Magnesiumkarbonat 80
Beinwell 96, 128, 129, 132, 133, 136
Belladonna 24, 32, 33, 36, 42, 56, 78, 84, 88, 121, 135, 140
Berberis vulgaris 58, 69, 70, 94
Berberitze 58, 69, 70, 94
Bergwohlverleih 28, 29, 91, 119, 121, 127, 129, 132, 133, 137
Bilsenkraut 47
Bittersüß 65
Blasentang 42
Brechnuss 16, 26, 30, 34, 52, 61, 82, 131
Brechwurzel 47
Breitblättriger Wegerich 23
Brennnessel 120
Bryonia alba aut dioica 46, 88, 94, 98, 103
Buchenholzteerkreosot 37, 91
Buchweizen 118
Buntfarbige Schwertlilie 25
Buschmeister 8, 25, 37, 49, 79, 85, 87, 89, 108

C

Cactus grandiflorus 48
Calcium carbonicum 10, 33, 84, 112, 116
Calcium phosphoricum 10, 128
Calcium silicatum 110
Calcium stibiato-sulfuratum 54, 90
Calendula officinalis 28, 121, 137
Cantharis vesicatoria 64, 122
Carbo animalis 60
Carbo vegetabilis 33, 60
Cardiospermum halicacabum 112
Carduus marianus 58
Caulophyllum thalictroides 81
Causticum Hahnemanni 39, 46, 64, 66, 67, 123
Chamomilla 28, 56, 82
Chelidonium majus 58
China officinalis 126
Chinarindenbaum 126
Cimicifuga racemosa 25, 82, 84, 89
Cinnabaris 31
Cocculus indicus 16, 25, 34, 76
Coffea cruda 17
Colchicum autumnale 76
Colocynthis 52, 56, 79, 92, 98
Conium maculatum 22, 34, 71, 89
Convallaria majalis 49
Crataegus oxyacantha et monogyna 49
Crocus sativus 79
Cuprum aceticum 101

D

Daphne mezereum 27, 112, 115
Digitalis purpurea 49
Dioscorea villosa 56, 98
Dolichos pruriens 118
Drosera rotundifolia 39, 47
Dulcamara 65

E

Echinacea angustifolia 100, 114
Echte Kamille 28, 56, 82
Eisen 34, 79, 84
Eisenphosphat 32, 140
Equisetum hiemale 66, 67
Essigsäure 83
Eupatorium perfoliatum 140
Eupatorium purpureum 65
Euphrasia officinalis 20, 30

F

Fagopyrum esculentum 118
Falsche Einkornwurzel 55, 79
Ferrum metallicum 34, 79, 84
Ferrum phosphoricum 32, 140
Fingerhut 49
Fliegenpilz 102
Formica rufa 94
Frauenwurzel 81
Fucus vesiculosus 42

G

Gartenraute 105, 128, 133
Gefleckter Schierling 22, 34, 71, 89
Gelber Jasmin 15, 25, 34, 81, 82, 141
Gelber Phosphor 30, 119
Gelbes Quecksilberjodid 37
Gelsemium sempervirens 15, 25, 34, 81, 82, 141
Gemeiner Stechapfel 18
Gerösteter Meerschwamm 43, 47
Giftsumach 8, 96, 99, 101, 104, 115, 136
Glonoinum 34, 84
Goldrute 69
gonorrhoischer Eiter/Nosode 123

Graphites 61, 79
Grauer Amber 17
Guajacum officinale 37

H

Hafer 17
Hamamelis virginiana 29, 54, 79, 122
Harpagophytum procumbens 95
Harz des Guajak-Baumes 37
Hekla lava 97
Helonias dioica 55, 79
Hepar sulfuris 32, 37, 47, 100, 108, 110, 114
Herbstzeitlose 76
Herzsame 112
Hg-Gemisch 28, 38
Histamin 120
Histaminum hydrochloricum 120
Holzkohle 33, 60
Honigbiene 8, 36, 41, 64, 78, 92, 103, 120, 130
Hundemilch 37, 86, 87
Hyoscyamus niger 47
Hypericum perfoliatum 127

I

Iberis amara 49
Ignatia amara 13, 17, 25, 74, 79, 82, 84
Ignazbohne 13, 17, 25, 74, 79, 82, 84
Indische Kockelskörner 16, 25, 34, 76
Ipecacuanha 47
Iris versicolor 25

J

Jaborandi 116
Jod 42
Johanniskraut 127
Juckbohne 118

K

Kaffee 17
Kalium bichromicum 31, 37
Kalium chloratum 31
Kaliumchlorid 31
Kaliumdichromat 31, 37
Kalkschwefelleber 32, 37, 47, 100, 108, 110, 114
Kalziumhydrogenphosphat 10, 128
Kalziumsilikat 110
Kanadische Blutwurz 85, 89, 135
Kanadischer Hanf 48
Kermesbeere 38, 86, 87, 89
Kieselsäure 11, 21, 32, 34, 61, 109, 111, 116, 117
Knolliger Hahnenfuß 115
Kobra 49
Kohlensaurer Kalk 10, 33, 84, 112, 116
Koloquinte 52, 56, 79, 92, 98
Königin der Nacht 48
Königskerze 47
Krauser Ampfer 47, 118
Kreosotum 37, 91
Kreuzkraut 75
Küchenzwiebel 20, 30
Kupferazetat 101

L

Lac caninum 37, 86, 87
Lachesis muta 8, 25, 37, 49, 79, 85, 87, 89, 108
Latrodectus mactans 49
Ledum palustre 104, 130
Liliengewächs 53
Lilium tigrinum 49, 80
Löschwasser von Kalk 39, 46, 64, 66, 67, 123
Löwenzahn 59
Luffa operculata 30
Lycopodium clavatum 11, 37, 58, 60, 70

M

Magnesium 57
Magnesium carbonicum 80
Magnesium phosphoricum 57
Maiglöckchen 49
Mariendistel 58
Medorrhinum 123
Mercurius jodatus flavus 37
Mercurius solubilis Hahnemanni 28, 38, 114, 116
Metallisches Gold 95
Metallisches Zink 9, 18, 102
Millefolium 55
Myristica sebifera 108, 117

N

Naja tripudians 49
Natrium chloratum 14, 26, 74, 112
Natriumchloraureat 90
Natriumchlorid 14, 26, 74, 112
Nitricum acidum 27
Nitroglyzerin 34, 84
Nosode aus getrockneter Schilddrüse 43
Nosode von Keuchhusten-Auswurf 47
Nux vomica 16, 26, 30, 34, 52, 61, 82, 131

O

Okoubaka aubrevillei 131
Opium 134
Orientalischer Lebensbaum 123

P

Paeonia officinalis 55
Pappel 68
Passiflora incarnata 18
Passionsblume 18
Pertussinum 47
Petersilie 65
Petroleum 16
Petroselinum 65
Pfingstrose 55
Phosphorsäure 13, 111
Phosphorus 30, 119
Phytolacca decandra 38, 86, 87, 89
Plantago major 23
Platin 80, 90
Platinum metallicum 80, 90
Populus tremuloides 68
Pulsatilla pratensis 12, 14, 20, 21, 75, 80, 82, 91
Pyrogenium 100
Pyrogenium-Nosode 100

Q

Quecksilber 114, 116

R

Ranunculus bulbosus 115
Reißblei 61, 79
Rhododendron chrysanthum 104
Rhus toxicodendron 8, 96, 99, 101, 104, 115, 136
Ringelblume 28, 121, 137
Robinia pseudacacia 77
Robinie 77
Rosskastanie 54, 90
Rote Waldameise 94
Roter Seestern 88
Roter Wasserhanf 65
Rotes Quecksilbersulfid 31
Rumex crispus 47, 118
Ruta graveolens 105, 128, 133

S

Sabal serrulata 68, 71
Safran 79
Sägepalme 68, 71
Salpetersäure 27
Salpetrigsäureamylester 83
Sanguinaria canadensis 85, 89, 135
Sarsaparilla officinalis 70
Schöllkraut 58
Schafgarbe 55
Schlafmohn 134
Schleifenblume 49
Schwammgurke 30
Schwarze Witwe 49
Schwarzer Senf 30
Schwefel 31, 53, 85, 110, 113
Schwefel-Spießglanz 123
Seidelbast 27, 112, 115
Senecio aureus 75
Sepia 9, 77, 85
Silbernitrat 12, 15, 24
Silicea 11, 21, 32, 34, 61, 109, 111, 116, 117
Sinapis nigra 30
Solidago virgaurea 69
Sonnenhut 100, 114
Sonnentau 39, 47
Spanischer Käfer 64, 122
Spigelia anthelmia 26
Spongia tosta 43, 47
Staphisagria 21, 119
Stechwinde 70
Stephanskraut 21, 119
Stiefmütterchen 113
Stramonium 18
Sturmhut 10, 41, 121, 134, 140
Sulfur 31, 53, 85, 110, 113
Sumpfporst 104, 130
Süßwasserschwamm 42
Symphytum officinale 96, 128, 129, 132, 133, 136

T

Tabacum 16
Tabak 16
Talgmuskatnussbaum 108, 117
Tarantel 9
Tarantula hispanica 9
Taraxacum officinale 59
Teufelskralle 95
Thuja occidentalis 123
Thyreoidinum 43
Tierkohle 60
Tigerlilie 49, 80
Tintenfisch 9, 77, 85
Tollkirsche 24, 32, 33, 36, 42, 56, 78, 84, 88, 121, 135, 140
Tonerde 33, 61

U

Urtica urens 120

V

Valeriana officinalis 9
Verbascum thapsiforme 47
Viola tricolor 113

W

Wanzenkraut 25, 82, 84, 89
Wasserhanf 140
Weißdorn 49
Weiße und rote Zaunrübe 46, 88, 94, 98, 103
Weißes Arsenik 10, 52–53, 115, 131
Wiesenküchenschelle 12, 14, 20, 21, 75, 80, 82, 91
Winter-Schachtelhalm 66, 67
Wurmkraut 26

Y

Yamswurzel 56, 98

Z

Zaubernuss 29, 54, 79, 122
Zehrwurzel 39, 41
Zincum metallicum 9, 18, 102

Sachverzeichnis

A

Abszess 108
Ähnlichkeitsregel 2
Akne vulgaris 110
Akute Gastroenteritis 52
Allgemeine Nervosität 8
Allgemeinsymptome 2
Alopezie 111
Amenorrhöe 74
Anamnese 2
Angina tonsillaris 36
Angst 10
Aphthen 27
Applikationsformen 2
Arthrose 95
Arzneimittelprüfung 2
Ätiologie 2
Augen 20

B

Beschwerden in der Schwangerschaft 76
Blutverlust 126
Bronchien/Lunge 46 ff

C

Commotio cerebri 127
Computer 5
Conjunctivitis 20
Cystitis 64

D

Darstellung der sieben freien Künste 4
Diarrhöe 53
Distorsion 96
Dosierung 3
Dynamis 1
Dysmenorrhöe 78

E

Ekzeme 112
Entweder-oder-Logik 5
Enuresis nocturna 66
Exostose 97

F

Fieber 139 ff.
Frakturen 128
Furunkel 114

G

Geburt 81
Gedächtnisschwäche 22
Gehirn 5
Gerstenkorn 21
Gesichtsneuralgien 23
Grippe 139 ff.
Großhirnrinde 5

H

Hämatome 129
Hämorrhoiden 54
Höhenangst 12
Harninkontinenz 67
Harnverhalten 68
Herpes 115
Herpes labialis 27
Herz-Kreislauf-Erkrankungen 48
Hochpotenz 3
Husten 46
Hyperhidrose 116

I

Infekte 139 ff.
Insektenstiche 130
Ischialgie 98

K

Klimakterium 83
Knochenhautentzündung 100
Kolik 56
Kopfschmerzen 24
kreativer Denkansatz 5
Kummer 13

L

Lampenfieber/Prüfungsangst 15
Laryngitis 39
Leber-/Galle-Erkrankungen 58
linear analytischer Denkansatz 5
Lochialfluss 91
Lokalbefund 2
Lymphknotenschwellung 40

M

Mastitis 86
Mastodynie 87
Mastopathie 88
Meteorismus 60
Migräne 24
Mittlere Potenz 3
Modalitäten 2
Mund 27
Muskelkater 101
Muskelkrämpfe 101
Muskeln 101
Muskelzuckungen 102
Myome 90

N

Nachwehen 91
Nahrungsmittel-Intoxikationen 131
Nase 29
– Nasenbluten 29
Nephritis 69
Nierengrieß/Nierensteine 70

O

Obstipation 61
Ohrenschmerzen 32
organotrope/histiotrope Arzneimittel 2

P

Panaritium 117
personotrope/konstitutionelle Arzneimittel 2
Pharyngitis/Heiserkeit 41
Phytotherapie 2
Portio-Rigidität 81
Potenz 3
Potenzierung 3
Prellungen/Quetschungen 132
Problem 5
Problemlösungsprozess 5
Prostata-Adenom 71
Pruritus 118
psychosoziale Kompetenz 5

R

Regulationsmedizin 1
Reisekrankheit 16
Rheumatischer Formenkreis 103
Rhinitis 30
Rhinitis sicca 30

S

Schilddrüsenerkrankungen/Kloßgefühl 42 ff.
Schlaflosigkeit 17
Schleudertrauma 133
Schnittverletzungen 119, 134
Schock 134
Schwindel 33
Sinusitis 31
Sonnenstich 135

T

Tendopathie 105
Tiefpotenz 3

U

Urtikaria 120

V

Verbrennungen 121, 136
Verrenkungen 136

W

Warzen 123
Wehenschmerzen 82
Wehenschwäche 82
Wirkprinzip 1
Wochenbett 91
Wunden 137

Z

Zahnfleischentzündung 28
Zahnungsbeschwerden 28
Zysten 92

Was ist das Gegenstück zu einer Zitrone?

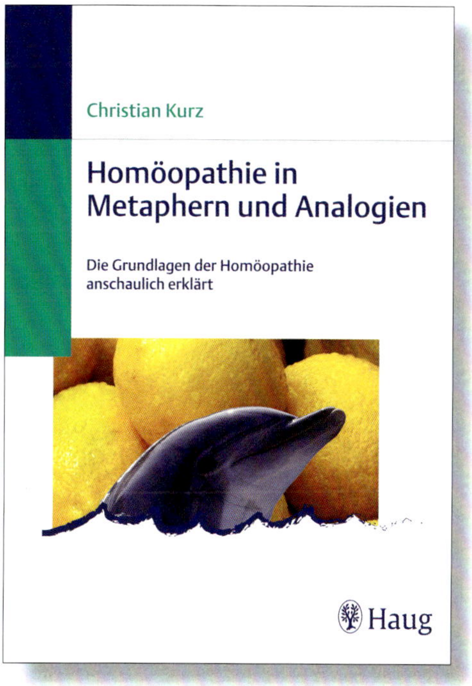

C. Kurz

Homöopathie in Metaphern und Analogien

Die Grundlagen der Homöopathie anschaulich erklärt

2006, 181 S., 40 Abb., 5 Tab., geb.
€ [D] 29,95 CHF 50,90
ISBN-10: 3-8304-7224-2
ISBN-13: 978-3-8304-7224-7

Was ist das Gegenstück zu einer Zitrone? Ein Delphin? Eine Melone? Und was bedeutet das für das Ähnlichkeitsgesetz und die Grundlagen des Heilens? Dieses Buch liefert Ihnen neue, oft verblüffende Einsichten in die Grundlagen der Homöopathie. Jedes Kapitel widmet sich einer konzeptionellen Säule der Homöopathie – anschaulich erklärt in einer Analogie, einem Bild oder einem kleinen Experiment. Die oft schwer greifbaren Grundlagen der Homöopathie lassen sich so besser verstehen.

MVS Medizinverlage Stuttgart GmbH & Co. KG
Oswald Hesse Str. 50, 70469 Stuttgart
Telefon 0711-8931-906, Fax 0711-8931-901
kunden.service@thieme.de · www.medizinverlage.de

Haug

Worauf Sie sich verlassen können.

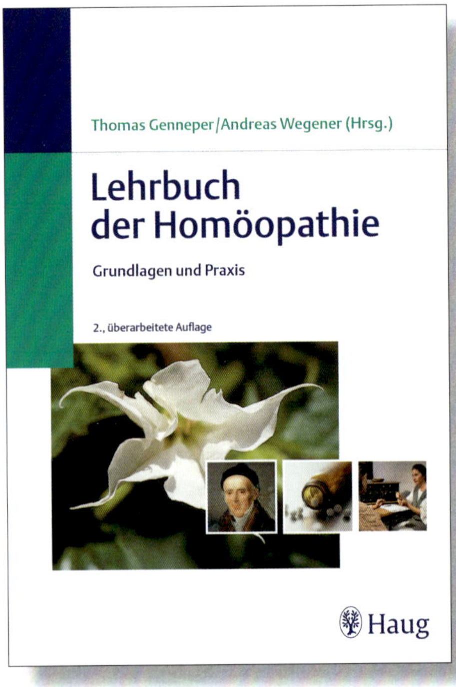

Th. Genneper, A. Wegener (Hrsg.)

Lehrbuch der Homöopathie

Grundlagen und Praxis

Unter Mitarbeit von H. Eppenich, U. Friedrich und A. Grimm
2., überarbeitete Auflage 2004
485 S., 43 Abb., geb.
€ [D] 99,95 CHF 160,00
ISBN-10: 3-8304-7188-2
ISBN-13: 978-3-8304-7188-2

Als Einsteiger erhalten Sie eine systematische und umfassende Einführung in die Homöopathie. Von der Anamnese über die Symptomgewichtung, die Mittelfindung bis zur Verordnung wird jeder methodische Schritt prägnant definiert und beschrieben.

Sie profitieren darüber hinaus von der fundierten Darstellung der historischen, philosophischen, pharmazeutischen und wissenschaftlichen Grundlagen. Dieses Lehrbuch basiert auf dem Weiterbildungskonzept des Deutschen Zentralvereins homöopathischer Ärzte. Es ist von erfahrenen Kursleitern konzipiert und überzeugt durch das didaktisch ausgereifte und in sich geschlossene Gesamtkonzept.

MVS Medizinverlage Stuttgart GmbH & Co. KG
Oswald Hesse Str. 50, 70469 Stuttgart
Telefon 0711-8931-906, Fax 0711-8931-901
kunden.service@thieme.de · www.medizinverlage.de

Haug